U0238751

# 妇科⊙与产科
## 常见病

FUKE YU CHANKE CHANGJIANBING

郑美玲　王晓丽　马忠青　皮望星　靳明兰　主编

山东大学出版社
SHANDONG UNIVERSITY PRESS
·济南·

**图书在版编目（CIP）数据**

妇科与产科常见病／郑美玲等主编. —济南：山
东大学出版社，2021.9
　　ISBN 978-7-5607-6008-7

　　Ⅰ.①妇…　Ⅱ.①郑…　Ⅲ.①妇产科病－常见病－诊
疗　Ⅳ.①R71

中国版本图书馆 CIP 数据核字（2021）第 194900 号

策划编辑　徐　翔
责任编辑　徐　翔
文案编辑　毕玉璇
封面设计　宗　宁

出版发行　山东大学出版社
社　　址　山东省济南市山大南路20号
邮政编码　250100
发行热线　（0531）88363008
经　　销　新华书店
印　　刷　山东麦德森文化传媒有限公司
规　　格　787毫米×1092毫米　1/16
　　　　　　18印张　4彩插　458千字
版　　次　2021年9月第1版
印　　次　2021年9月第1次印刷
定　　价　158.00元

# 编 委 会

**主  编**

郑美玲  王晓丽  马忠青  皮望星
靳明兰

**副主编**

周立岩  张  芳  雷  磊  李  涛
祁亚芬  文  祯  卜彩霞  王  娜

**编  委**（按姓氏笔画排序）

卜彩霞（赵县人民医院）

马忠青（青岛市即墨区妇幼保健计划生育服务中心）

王  娜（德州市第七人民医院）

王宏兵（湖北省肿瘤医院）

王晓丽（青岛市第八人民医院）

文  祯（湄潭县妇幼保健院）

邓蕊芳（威海卫人民医院）

皮望星（赤壁市人民医院）

祁亚芬（渭源县中医医院）

李  涛（邯郸市中心医院）

张  芳（金塔县幼儿园）

周立岩（青岛市第八人民医院）

郑美玲（淄博市第一医院）

靳明兰（齐河县妇幼保健院）

雷  磊（陕西省肿瘤医院）

# F oreword 前 言

随着科学技术的进步、基础理论和临床诊疗的发展,妇科与产科从理论到技术、从方法到手段都有了深刻的变化。这就要求我们妇科与产科临床医务人员夯实理论基础,丰富临床经验。出于以上目的,我们特组织编写了《妇科与产科常见病》一书,以期能够提高广大妇科与产科临床医务人员对本科室常见病的诊疗能力,并为医学院校的在校学生提供指导,为我国妇科与产科医学事业的发展尽一点微薄之力。

本书邀请了众多在妇科与产科领域有着丰富理论知识和临床实践经验的学者进行编写,具有很强的指导性和实用性。本书包括妇产科学基础,妇科常见病的诊疗,产科常见病的诊疗、保健、护理三部分内容,在兼顾妇科与产科基础理论的同时,着重强调临床实际诊疗应用,集中反映近年来与妇产科常见病相关的新观点、新技术,针对妇科与产科临床常见病给予细致叙述,包括病因、病理、临床表现、相关检查及结果、鉴别诊断、治疗及预防等内容。本书逻辑清晰、内容翔实、深入浅出、资料可靠、科学实用,适合各级医院的妇科与产科临床医务人员及医学院校的学生阅读使用。

由于妇科学与产科学发展迅速、内容繁多,编者现有学识和临床经验有限,加之时间仓促,书中疏漏在所难免,恳请广大读者不吝赐教,以期再版时修正。

《妇科与产科常见病》编委会

2021 年 5 月

# Contents 目录

# 第一章 女性生殖生理及内分泌调节

## 第一节 女性生殖生理特点

### 一、卵巢功能的兴衰

卵巢的生理功能是产生卵子和女性激素(雌二醇和孕酮),两种功能与卵巢内连续、周而复始的卵泡发育成熟、排卵和黄体形成相伴随,成为卵巢功能期不可分割的整体活动。在女性一生中,卵巢的大小和功能随着促性腺激素刺激的强度改变而有所变化,其功能的兴衰还与卵巢本身所含卵子的数量及伴随排卵的卵泡消耗有关。女性一生卵巢功能的兴衰,在下文将按胎儿期、新生期、儿童期与成人期四个时期分述。

(一)胎儿期卵巢

人类胎儿期卵巢的发生分四个阶段,包括:①性腺未分化阶段;②性腺分化阶段;③卵原细胞有丝分裂及卵母细胞形成阶段;④卵泡形成阶段。

1.性腺未分化阶段

大约在胚胎的第5周,中肾之上的体腔上皮及其下方的间充质增生,凸向腹腔形成生殖嵴。生殖嵴的上皮细胞向内增生伸入间充质(髓质),形成指状上皮索即原始生殖索,此为性腺内支持细胞的来源,此后原始生殖索消失。原始生殖细胞来自卵黄囊壁内,胚胎第4周仅有1 000～2 000个细胞,胚胎第6周移行到生殖嵴。

生殖细胞在移行过程增殖,至胚胎第6周原始生殖细胞有丝分裂至10 000个,至胚胎第6周末性腺含有生殖细胞和来自体腔上皮的支持细胞及生殖嵴的间充质。生殖细胞是精子和卵子的前体,此时性腺无性别差异,称为原始性腺。

2.性腺分化阶段

胚胎第6～8周,性腺向睾丸或向卵巢分化取决于性染色体。Y染色体上存在一个性别决定区(sex-determining region of Y chromosome,SRY),它使原始性腺分化为睾丸。当性染色体为XX时,体内无决定睾丸分化的基因,原始性腺在胚胎第6～8周向卵巢分化,生殖细胞快速有丝分裂为卵原细胞为卵巢分化的第一征象,至第16～20周卵原细胞数目达到600万～700万。

3.卵母细胞形成

胚胎第11~12周，卵原细胞开始进入第一次减数分裂，此时卵原细胞转变为卵母细胞。至出生时，全部卵母细胞处减数分裂前期的最后阶段——双线期，并停留在此阶段，抑制减数分裂向前推进的因子可能来自颗粒细胞。卵母细胞减数分裂的激活第一次是在排卵时（完成第一次减数分裂），第二次是在精子穿入时（完成第二次减数分裂）。卵母细胞经历二次减数分裂，每次排出一个极体，最后形成成熟卵细胞。

4.卵泡形成阶段

第18~20周卵巢髓质血管呈指状，逐渐伸展突入卵巢皮质。随着血管的侵入，皮质细胞团被分割成越来越小的片段。随血管进入的血管周围细胞（间充质或上皮来源为颗粒细胞前体）包绕卵母细胞形成始基卵泡。始基卵泡形成过程与卵母细胞减数分裂是同步的，出生时所有处在减数分裂双线期的卵母细胞均以始基卵泡的形式存在。但卵母细胞一旦被颗粒细胞前体包绕，卵泡即以固定速率进入自主发育和闭锁的轨道。

至出生时卵巢内生殖细胞总数下降至100万~200万个，生殖细胞的丢失发生在生殖细胞有丝分裂、减数分裂各个阶段以及最后卵泡形成阶段。染色体异常将促进生殖细胞的丢失，一条X染色体缺失（45,X）者的生殖细胞移行及有丝分裂均正常，但卵原细胞不能进入减数分裂，致使卵原细胞迅速丢失，出生时卵巢内无卵泡，性腺呈条索状。

（二）新生儿期卵巢

出生时卵巢直径1 cm，重量250~350 mg，皮质内几乎所有的卵母细胞均包含在始基卵泡内；可以看到不同发育程度的卵泡，卵巢可呈囊性，这是因为出生后1年内垂体促性腺素中的卵泡刺激素（FSH）持续加强对卵巢的刺激，出生1~2年时促性腺激素水平下降至最低点。

（三）儿童期卵巢

儿童期的特点是血浆垂体促性腺激素水平低下，下丘脑功能活动处抑制状态，垂体对促性腺激素释放激素不反应。但是儿童期卵巢并不是静止的，卵泡仍以固定速率分期分批自主发育和闭锁。当然，由于缺乏促性腺素的支持，卵泡经常是发育到窦前期即闭锁，因此，此期卵泡不可能有充分的发育和功能表现。但卵泡闭锁使卵泡的残余细胞加入卵巢的间质部分，并使儿童期卵巢增大。

（四）成年期（青春期-生殖期-围绝经期-绝经后期）

至青春期启动时，生殖细胞下降到30万~50万个。在以后35~40年的生殖期，将有400~500个卵泡被选中排卵，每一个卵泡排卵将有1 000个卵泡伴随生长，随之闭锁丢失。至绝经期，卵泡仅剩几百个；在绝经前的最后10~15年，卵泡丢失加速，这可能与该期促性腺素逐渐升高有关。

在女性生殖期，由卵泡成熟、排卵及黄体形成组成的周而复始的活动是下丘脑-垂体-卵巢之间相互作用的结果。下丘脑神经激素、垂体促性腺素及卵泡和黄体产生的甾体激素，以及垂体和卵巢的自分泌/旁分泌共同参与排卵活动的调节。

## 二、女性一生各阶段的生理特点

女性一生根据生理特点可按年龄划分为新生儿期、儿童期、青春期、性成熟期、围绝经期、绝经后期及老年期6个阶段。掌握女性各个生理阶段的特点，对各个生理时期的生殖健康保健十分重要。

（一）新生儿期

出生后 4 周内称新生儿期。女性胎儿在母体内受胎盘及母体性腺所产生的女性激素影响，出生时新生儿可见外阴较丰满，乳房隆起或有少许泌乳；出生后脱离胎盘循环，血中女性激素水平迅速下降，可出现少量阴道流血，这些生理变化短期内均自然消退。

（二）儿童期

从出生 4 周到 12 岁左右称儿童期。此期生殖器由于无性激素作用，呈幼稚型，阴道狭长，约占子宫全长的 2/3，子宫肌层薄。在儿童期后期（8 岁以后），下丘脑促性腺激素释放激素（GnRH）抑制状态解除，GnRH 开始分泌，垂体合成和分泌促性腺激素，卵巢受垂体促性腺激素作用开始发育并分泌雌激素。机体在雌激素作用下逐步出现第二性征发育和女性体态，卵巢内卵泡在儿童期由于自主发育和后期在促性腺激素的作用下耗损，至青春期生殖细胞下降至30 万个。

（三）青春期

青春期是自第二性征开始发育至生殖器官逐渐发育成熟获得生殖能力（性成熟）的一段生长发育期。世界卫生组织（WHO）将青春期年龄定为 10～19 岁。这一时期的生理特点如下。

1.第二性征发育和女性体态

乳房发育是青春期的第一征象（平均 9.8 岁），以后阴毛腋毛生长（平均 10.5 岁），至 13～14 岁女孩第二性征发育基本达成年型。骨盆横径发育大于前后径；脂肪堆积于胸部、髋部、肩部形成女性特有体态。

2.生殖器官发育（第一性征）

由于促性腺激素作用卵巢逐渐发育增大，卵泡开始发育和分泌雌激素，促使内外生殖器开始发育。外生殖器从幼稚型变为成人型，大小阴唇变肥厚，色素沉着，阴阜隆起，阴毛长度和宽度逐渐增加，阴道黏膜变厚并出现皱襞，子宫增大，输卵管变粗。

3.生长突增

在乳房发育开始 2 年以后（11～12 岁），女孩身高增长迅速，每年增高 5～7 cm，最快可达11 cm。这一现象称生长突增，与卵巢在促性腺激素作用下分泌雌激素，以及与生长激素、胰岛素样生长因子的协同作用有关。直至月经来潮后，生长速度减缓，与此同时卵巢分泌的雌激素量增多，具有促进骨骺愈合的作用。

4.月经来潮

女孩第一次月经来潮称月经初潮，为青春期的一个里程碑，标志着卵巢产生的雌激素已足以使子宫内膜增殖，在雌激素达到一定水平而有明显波动时，引起子宫内膜脱落即出现月经。月经初潮为卵巢具有产生足够雌激素能力的表现，但由于此时中枢对雌激素的正反馈机制尚未成熟，因而卵泡即使能发育成熟也不能排卵。因此，初潮后一段时期内因排卵机制未臻成熟，月经一般无一定规律，甚至可反复发生无排卵性功能失调性子宫出血。

5.生殖能力

规律的周期性排卵是女性性成熟并获得生殖能力的标志。多数女孩在初潮后需 2～4 年建立规律性周期性排卵，此时女孩虽已初步具有生殖能力，但整个生殖系统的功能尚未完善。

（四）性成熟期

性成熟期一般在 18 岁左右开始，历时 30 年。每个生殖周期，生殖器官各部及乳房在卵巢分泌的性激素周期性作用下发生利于生殖的周期性变化。

（五）围绝经期

1994年,世界卫生组织将围绝经期定义为始于卵巢功能开始衰退直至绝经后1年内的一段时期。

卵巢功能开始衰退一般始于40岁以后,该期以无排卵月经失调为主要症状,可伴有阵发性潮热、出汗等,历时短至1～2年,长至10余年。若长时间无排卵,子宫内膜长期暴露于雌激素作用,因无孕激素保护,此时期妇女为子宫内膜癌的高发人群。至卵巢功能完全衰竭时,则月经永久性停止,称绝经。中国妇女的平均绝经年龄为50岁左右。

绝经后卵巢内卵泡发育及雌二醇的分泌停止,此期因体内雌激素的急剧下降,血管舒缩症状加重,并可出现神经精神症状,表现为潮热出汗、情绪不稳定、不安、抑郁或烦躁、失眠等。

（六）绝经后期及老年期

绝经后期是指绝经1年后的生命时期。绝经后期的早期虽然卵巢内卵泡耗竭,卵巢分泌雌激素的功能停止,但卵巢间质尚有分泌雄激素功能,此期经雄激素外周转化的雌酮成为循环中的主要雌激素。肥胖者雌酮转化率高于消瘦者。由于绝经后体内雌激素明显下降,特别是循环中雌二醇降低,出现低雌激素相关症状及疾病,如心血管疾病、骨矿含量丢失等。但由于雌酮升高,以及其对子宫内膜的持续刺激作用,该期仍可能发生子宫内膜癌。妇女60岁以后机体逐渐老化,进入老年期。卵巢间质的内分泌功能逐渐衰退,生殖器官逐渐萎缩,此时骨质疏松症甚至骨折发生率增加。

（张　芳）

# 第二节　女性生殖内分泌调节

在脑部存在两个调节生殖功能的部位,即下丘脑和垂体。多年来的科学研究已揭示了下丘脑-垂体-卵巢激素的相互作用与女性排卵周期性的动态关系。这种动态关系涉及下丘脑-垂体生殖激素对卵巢功能的调节,以及卵巢激素对下丘脑-垂体分泌生殖激素的反馈调节,此为下丘脑-垂体-卵巢(hypothalamus-pituitary-ovary,H-P-O)的内分泌调节轴。近年研究还发现垂体和卵巢的自分泌/旁分泌在卵巢功能的调节中起重要作用。

在女性生殖周期中卵巢激素的周期性变化对生殖器官的作用,使生殖器官出现有利于生殖的周期性变化。在灵长类,雌性生殖周期若未受孕,则最明显的特征是周期性的子宫内膜脱落所引起的子宫周期性出血,称月经。因而,灵长类雌性生殖周期也称月经周期。

## 一、中枢生殖调节激素

中枢生殖调节激素包括下丘脑和腺垂体分泌的与生殖调节有关的激素。

（一）下丘脑促性腺激素释放激素

1.化学结构

GnRH是控制垂体促性腺激素分泌的神经激素,其化学结构由10个氨基酸(焦谷氨酸、组氨酸、色氨酸、丝氨酸、酪氨酸、甘氨酸、亮氨酸、精氨酸、脯氨酸及甘氨酸)组成。

2.产生部位及运输

GnRH 主要是由下丘脑弓状核的 GnRH 神经细胞合成和分泌。GnRH 神经元分泌的 GnRH 经垂体门脉血管输送到腺垂体。

3.GnRH 的分泌特点及生理作用

下丘脑 GnRH 的生理分泌称持续的脉冲式节律分泌,其生理作用为调节垂体卵泡刺激素(FSH)和促黄体生成素(LH)的合成和分泌。

4.GnRH 分泌调控

GnRH 的分泌受来自血流的激素信号的调节,如垂体促性腺激素和性激素的反馈调节,包括促进作用的正反馈和抑制作用的负反馈。控制下丘脑 GnRH 分泌的反馈有长反馈、短反馈和超短反馈。长反馈是指性腺分泌到循环中的性激素的反馈作用;短反馈是指垂体激素的分泌对下丘脑 GnRH 分泌的负反馈;超短反馈是指 GnRH 对其本身合成的抑制。另外,来自中枢神经系统更高中枢的信号还可以通过多巴胺、去甲肾上腺素、儿茶酚胺、内啡肽及五羟色胺和褪黑素等一系列神经递质调节 GnRH 的分泌。

(二)垂体生殖激素

腺垂体分泌的直接与生殖调节有关的激素有促性腺激素和催乳素。

1.促性腺激素

促性腺激素包括 FSH 和 LH,它们是由腺垂体促性腺激素细胞分泌的。FSH 和 LH 均为由 α 和 β 两个亚基组成的糖蛋白激素,LH 的相对分子量约为 28 000,FSH 的相对分子量约为 33 000。FSH、LH、人绒毛膜促性腺激素(HCG)和促甲状腺激素(TSH)4 种激素的 α 亚基完全相同,β 亚基不同。α 亚基和 β 亚基均为激素活性所必需的,单独的 α 亚基或 β 亚基不具有生物学活性,只有两者结合形成完整的分子结构才具有活性。

2.催乳素

催乳素主要由垂体前叶催乳素细胞合成分泌,催乳素细胞占垂体细胞总数的 1/3~1/2。另外,子宫内膜的蜕膜细胞或蜕膜样间质细胞也可分泌少量的催乳素。催乳素能影响下丘脑-垂体-卵巢轴,正常水平的催乳素对卵泡的发育非常重要。过高的催乳素水平会抑制 GnRH、LH 和 FSH 的分泌,抑制卵泡的发育和排卵,导致排卵障碍。因此,高催乳素血症患者会出现月经稀发和闭经。

垂体催乳素的分泌主要受下丘脑分泌的激素或因子调控。多巴胺是下丘脑分泌的最主要的催乳素抑制因子,它与催乳素细胞上的 $D_2$ 受体结合后发挥作用。多巴胺能抑制催乳素 mRNA 的表达、催乳素的合成及分泌,是目前已知的最强的催乳素抑制因子。一旦下丘脑多巴胺分泌减少或下丘脑-垂体间多巴胺转运途径受阻,就会出现高催乳素血症。下丘脑分泌的催乳素释放因子包括促甲状腺素释放激素(TRH)、血管升压素、缩宫素等。TRH 能刺激催乳素 mRNA 的表达,促进催乳素的合成与分泌。原发性甲状腺功能减退者发生的高催乳素血症就与患者体内的 TRH 升高有关。血管升压素和缩宫素对催乳素分泌的影响很小,可能不具有临床意义。

许多生理活动都可影响体内的催乳素水平。睡眠后催乳素分泌显著增加,直到睡眠结束;醒后分泌减少。一般说来,人体内催乳素水平在早晨 5:00~7:00 最高,9:00~11:00 最低,下午较上午高。精神状态也影响催乳素的分泌,激动或紧张时催乳素分泌显著增加。另外,高蛋白饮食、性交和哺乳等也可使催乳素分泌增加。

（三）卵巢生理周期及调节

本部分将阐述卵巢内卵泡发育、排卵及黄体形成至退化的生理周期变化及调节，以及垂体促性腺激素与卵巢激素相互作用关系；卵巢内激素关系与形态学和自分泌/旁分泌活动的关系使卵巢活动周而复始。

1. 卵泡的发育

近年来随着生殖医学的发展，人们对卵泡发育的过程有了进一步的了解。目前认为卵泡的发育成熟过程跨越的时间很长，仅从有膜的窦前卵泡发育至成熟卵泡就需要 85 天。

始基卵泡直径约 $30\ \mu m$，由一个卵母细胞和一层扁平颗粒细胞组成。新生儿两侧卵巢内共有 100 万～200 万个始基卵泡，青春期启动时有 20 万～40 万个始基卵泡。性成熟期每月有 1 个卵泡发育成熟，女性一生中共有 400～500 个始基卵泡最终发育成成熟卵泡。

初级卵泡是由始基卵泡发育而来的，直径大于 $60\ \mu m$，此期的卵母细胞增大，颗粒细胞也由扁平变为立方形，但仍为单层。初级卵泡的卵母细胞和颗粒细胞之间出现了一层含糖蛋白膜，称为透明带。透明带是由卵母细胞和颗粒细胞共同分泌形成的。

初级卵泡进一步发育，形成次级卵泡。次级卵泡的直径小于 $120\ \mu m$，由卵母细胞和多层颗粒细胞组成。

初级卵泡和次级卵泡均属窦前卵泡。随着次级卵泡的进一步发育，卵泡周围的间质细胞生长分化成卵泡膜，卵泡膜分为内泡膜层和外泡膜层两层。古根（Gougen）根据卵泡膜内层细胞和颗粒细胞的生长，把有膜卵泡的生长分成 8 个等级。

次级卵泡在第 1 个月经周期的黄体期进入第 1 级，1 级卵泡仍为窦前卵泡。约 25 天后在第 2 个月经周期的卵泡期发育成 2 级卵泡，此时颗粒细胞间积聚的卵泡液增加融合成卵泡腔，因此这种卵泡被称为窦腔卵泡，从此以后的卵泡均为窦腔卵泡。卵泡液中含有丰富的类固醇激素、促性腺激素和生长因子，它们对卵泡的发育具有极其重要的意义。20 天后在黄体期末转入第 3 级，14 天后转入第 4 级，4 级卵泡直径约 2 mm。10 天后，在第 3 个月经周期的黄体晚期转入第 5 级。5 级卵泡为卵泡募集的对象，被募集的卵泡从此进入第 6、7、8 级，每级之间间隔 5 天。

（1）初始募集：静止的始基卵泡进入到卵泡生长轨道的过程称为初始募集，初始募集的具体机制尚不清楚。目前认为静止的始基卵泡在卵巢内同时受到抑制因素和刺激因素的影响，当刺激因素占上风时就会发生初始募集。FSH 水平升高可导致初始募集增加，这说明 FSH 能刺激初始募集的发生。但是始基卵泡上没有 FSH 受体，因此 FSH 对初始募集的影响可能仅仅是一种间接影响。

一些局部生长因子在初始募集的启动中可能起关键作用，如生长分化因子-9（growth differentiation factor-9，GDF-9）和配体等。GDF-9 是转化生长因子/激活素家族中的一员，由卵母细胞分泌，对大鼠的初始募集至关重要。GDF-9 发生基因突变时，大鼠的始基卵泡很难发展到初级卵泡。kit 配体是由颗粒细胞分泌的，它与卵母细胞和颗粒细胞上的 kit 受体结合。kit 配体是初始募集发生的关键因子之一。

（2）营养生长阶段：从次级卵泡到 4 级卵泡的生长过程很缓慢，次级卵泡及其以后各期卵泡的颗粒细胞上均有 FSH、雌激素和雄激素受体。卵泡膜层也是在次级卵泡期形成，卵泡膜细胞上有 LH 受体。由于卵泡上存在促性腺激素受体，所以促性腺激素对该阶段的卵泡生长也有促进作用。

不过促性腺激素对该阶段卵泡生长的影响较小。即使没有促性腺激素的影响，卵泡也可以发展成早期窦腔卵泡。与促性腺激素水平正常时的情况相比,缺乏促性腺激素时卵泡生长得更慢,生长卵泡数更少。

由于该阶段卵泡的生长对促性腺激素的依赖性很小,可能更依赖卵巢的局部调节,如胰岛素样生长因子和转化生长因子β等,因此 Gougen 称为营养生长阶段。

(3)周期募集:在黄体晚期,生长卵泡发育成直径 2～5 mm 的 5 级卵泡。绝大部分 5 级卵泡将发生闭锁,只有少部分 5 级卵泡在促性腺激素(主要是 FSH)的作用下,可以继续生长发育并进入到下个月经周期的卵泡期。这种少部分 5 级卵泡被募集到继续生长的轨道的过程,就称为周期募集。

4 级卵泡以后的各级卵泡的生长对促性腺激素的依赖很大,如果促性腺激素水平比较低,这些卵泡将发生闭锁。另外,雌激素也能促进这些卵泡的生长,因此雌激素有抗卵泡闭锁的作用。在青春期前也有卵泡生长,但是由于促性腺激素水平低,这些生长卵泡在周期募集发生前都闭锁了。在青春期启动后下丘脑-垂体-卵巢轴被激活,促性腺激素分泌增加,周期募集才开始成为可能。

在黄体晚期,黄体功能减退,雌孕激素水平下降,促性腺激素水平轻度升高。在升高的促性腺激素的作用下,一部分 5 级卵泡被募集,从而可以继续生长。由此可见,周期募集的关键因素是促性腺激素。

(4)促性腺激素依赖生长阶段:周期募集后的卵泡的生长依赖促性腺激素,目前认为 5 级以后卵泡的生长都需要一个最低水平的 FSH,即"阈值"。只有 FSH 水平达到或超过阈值时,卵泡才能继续生长,否则卵泡将闭锁。因此 5 级及其以后的卵泡生长阶段被称为促性腺激素依赖生长阶段。雌激素对该阶段卵泡的生长也有促进作用,雌激素可使卵泡生长所需的 FSH 阈值水平降低。

(5)优势卵泡的选择:周期募集的卵泡有多个,但是最终只有一个卵泡发育为成熟卵泡并发生排卵。这个将来能排卵的卵泡被称为优势卵泡,选择优势卵泡的过程称为优势卵泡的选择。

优势卵泡的选择发生在卵泡早期(月经周期的第 5～7 天)。目前认为优势卵泡的选择与雌激素的负反馈调节有关,优势卵泡分泌雌激素的能力强,其卵泡液中的雌激素水平高。一方面,雌激素能在卵泡局部协同 FSH,促进颗粒细胞的生长,提高卵泡对 FSH 的敏感性。另一方面,雌激素对垂体 FSH 的分泌具有负反馈抑制作用,使循环中的 FSH 水平下降。卵泡中期,随着卵泡的发育和雌激素分泌的增加,FSH 分泌减少。优势卵泡分泌雌激素能力强,对 FSH 敏感,因此其生长对 FSH 的依赖较小,可继续发育。分泌雌激素能力低的卵泡,其卵泡液中的雌激素水平低,对 FSH 不敏感,生长依赖于高水平的 FSH,FSH 水平下降时它们将闭锁。

(6)排卵:成熟卵泡也被称为格拉夫卵泡,直径可达 20 mm 以上。成熟卵泡破裂,卵母细胞排出,这个过程称为排卵。排卵发生在卵泡晚期,此时雌二醇水平迅速上升并达到峰值,该峰值水平可达 350 pg/mL 以上。高水平的雌二醇对下丘脑-垂体产生正反馈,诱发垂体 LH 峰性分泌,形成 LH 峰。LH 峰诱发排卵,在 LH 峰出现 36 小时后发生排卵。

排卵需要孕酮和前列腺素。排卵前的 LH 峰诱导颗粒细胞产生孕激素受体,孕激素受体缺陷者存在排卵障碍,这说明孕激素参与排卵的调节。排卵前的 LH 峰激活环氧合酶(cyclooxy-genase-2,COX-2)的基因表达,COX-2 合成增加,前列腺素生成增多。前列腺素缺乏会导致排卵障碍,这说明前列腺素也参与排卵的调节。

排卵过程的具体机制尚不清楚,下面把目前的一些认识做一简介。LH 峰激活卵丘细胞和颗粒细胞内的透明质酸酶的基因表达,透明质酸酶的增加使卵丘膨大,目前认为卵泡膨大是排卵的必要条件之一。LH峰还激活溶酶体酶,在溶酶体酶的作用下排卵斑形成。孕激素的作用是激活排卵相关基因的转录,前列腺素参与排卵斑的形成过程。排卵斑破裂是蛋白水解酶作用的结果,这些酶包括纤溶酶原激活物和基质金属蛋白酶等。

(7)卵泡闭锁:在每一个周期中都有许多卵泡生长发育。但是,最终每个月只有1个卵泡发育为成熟卵泡并排卵,其余的绝大多数(99.9%)卵泡都闭锁了。在卵泡发育的各个时期都可能发生卵泡闭锁。卵泡闭锁属于凋亡范畴,一些生长因子和促性腺激素参与其中。

2.卵母细胞的变化

在卵泡发育的过程中,卵母细胞也发生了重大变化。随着卵泡的增大,卵母细胞的体积也不断增大。始基卵泡的卵母细胞为处于减数分裂前期 I 的初级卵母细胞,LH峰出现后进入到减数分裂中期 I,排卵前迅速完成第一次减数分裂,形成2个子细胞:次级卵母细胞和第一极体。次级卵母细胞很快进入到减数分裂中期 II,且停止于该期。直到受精后才会完成第二次减数分裂。

3.卵泡发育的调节

FSH是促进卵泡发育的主要因子之一,窦前期卵泡和窦腔卵泡的颗粒细胞膜上均有FSH受体,FSH本身能上调FSH受体的基因表达。FSH能刺激颗粒细胞的增殖,激活颗粒细胞内的芳香化酶。另外FSH还能上调颗粒细胞上LH受体的基因表达。LH受体分布于卵泡膜细胞和窦期卵泡的颗粒细胞上,对卵泡的生长发育也很重要。LH的主要作用是促进卵泡膜细胞合成雄激素,后者是合成雌激素的前体。

雌激素参与卵泡生长发育各个环节的调节,颗粒细胞和卵泡膜细胞均为雌激素的靶细胞。雌激素能刺激颗粒细胞的有丝分裂,促进卵泡膜细胞上FSH受体和LH受体的基因表达。雌激素在窦腔形成和优势卵泡选择的机制中居重要地位。雄激素在卵泡发育中的作用目前尚不清楚,但临床上有证据提示,雄激素过多可导致卵泡闭锁。

(四)卵巢的自分泌/内分泌

蛋白因子这三种卵泡内还有许多蛋白因子,如抑制素、激活素、胰岛素样生长因子等,它们也参与卵泡发育的调节,但是具体作用还有待于进一步的研究。

1.抑制素、激活素和卵泡抑素

这三种蛋白因子属同一家族的肽类物质,由颗粒细胞在FSH作用下产生。抑制素是抑制垂体FSH分泌的重要因子。激活素的作用是刺激FSH释放,在卵巢局部起增强FSH的作用。卵泡抑素具有抑制FSH活性的作用,可能通过与激活素结合来发挥作用。

抑制素是由 $\alpha$、$\beta$ 两个亚单位组成,其中 $\beta$ 亚单位主要有两种,即 $\beta_A$ 和 $\beta_B$。$\alpha$ 亚单位和 $\beta_A$ 亚单位组成的抑制素称为抑制素 A($\alpha\beta_A$),$\alpha$ 亚单位和 $\beta_B$ 亚单位组成的抑制素称为抑制素 B($\alpha\beta_B$)。激活素是由构成抑制素的 $\beta$ 亚单位两两结合而成,由两个 $\beta_A$ 亚单位组成的称为激活素 A($\beta_B\beta_A$),由两个 $\beta_B$ 亚单位组成的称为激活素 B($\beta_B\beta_B$),由一个 $\beta_A$ 亚单位和一个 $\beta_B$ 亚单位组成的称为激活素 AB($\beta_A\beta_B$)。近年又有一些少见的 $\beta$ 亚单位被发现,目前尚不清楚它们的分布和作用。

在整个卵泡期抑制素 A 水平都很低,随着 LH 的出现,抑制素 A 的水平也开始升高,黄体期达到峰值,其水平与孕酮水平平行。黄体晚期抑制素水平很低,此时 FSH 水平升高,5级卵泡募集。卵泡早期,FSH 水平升高,激活素和抑制素 B 水平也升高。卵泡中期抑制素 B 达到峰值,此时由于卵泡的发育和抑制素 B 水平的升高,FSH 水平下降,因此发生了优势卵泡的选择。优势卵泡主要分泌抑制素 A。排卵后,黄体形成,黄体主要分泌激活素 A 和抑制素 A。因此卵泡晚期和黄体期,抑制素 B 水平较低。绝经后,卵泡完全耗竭,抑制素分泌也停止。除卵巢外,体内其他一些组织器官也分泌激活素,因此绝经后妇女体内的激活素水平没有明显的变化。由于抑制素 B 主要由早期卵泡分泌,因此它可以作为评估卵巢储备功能的指标。同样的道理,抑制素 A 可以作为评估优势卵泡发育情况的指标。

2.胰岛素样生长因子(insulin-like growth factor,IGF)

IGF 为低分子量的单链肽类物质,其结构和功能与胰岛素相似,故以胰岛素样生长因子称之。IGF 有两种:IGF-Ⅰ和 IGF-Ⅱ。循环中的 IGF-Ⅰ由肝脏合成(生长激素依赖),通过循环到达全身各组织发挥生物效应。近年,大量研究表明,体内多数组织能合成 IGF-Ⅰ,其产生受到生长激素或器官特异激素的调节。卵巢产生的 IGF 量仅次于子宫和肝脏。在卵巢,IGF 产生于卵泡颗粒细胞和卵泡膜细胞,促性腺素对其产生具有促进作用。

IGF 对卵巢的作用已经阐明,IGF 受体在人卵巢的颗粒细胞和卵泡膜细胞均有表达。已证明 IGF-Ⅰ具有促进促性腺素对卵泡膜和颗粒细胞的作用,包括颗粒细胞增殖、芳香化酶活性、LH 受体合成及抑制素的分泌。IGF-Ⅱ对颗粒细胞有丝分裂也有刺激作用。在人类卵泡细胞,IGF-Ⅰ协同 FSH 刺激蛋白合成和类固醇激素合成。在颗粒细胞上出现 LH 受体时,IGF-Ⅰ能提高 LH 的促孕酮合成作用及刺激颗粒细胞黄体细胞的增殖。IGF-Ⅰ与 FSH 协同促进排卵前卵泡的芳香化酶活性。因此,IGF-Ⅰ对卵巢雌二醇和孕酮的合成均具有促进作用。另外,IGF-Ⅰ的促卵母细胞成熟和促受精卵卵裂的作用在动物实验中得到证实,离体实验表明,IGF-Ⅰ对人未成熟卵具有促成熟作用。

有 6 种 IGF 结合蛋白(insnlin like growth binding proteins,IGFBPs),即 IGFBP-1 到 IGFBP-6,其作用是与 IGF 结合,调节 IGF 的作用。游离状态的 IGFs 具有生物活性,与 IGFBP 结合的 IGFs 无生物活性。另外,IGFBPs 对细胞还具有与生长因子无关的直接作用。卵巢局部产生的 IGFBP 其基本功能是通过在局部与 IGFs 结合,从而降低 IGFs 的活性。

IGF 的局部活性还可受到蛋白水解酶的调节,蛋白水解酶可调节 IGFBP 的活性。雌激素占优势的卵泡液中 IGFBP-4 浓度非常低;相反,雄激素占优势的卵泡液中有高浓度的 IGFBP-4。蛋白水解酶可降低 IGFBP 的活性及提高 IGF 的活性,这是保证优势卵泡正常发育的另一机制。

3.抗米勒激素

抗米勒激素由颗粒细胞产生,具有抑制卵母细胞减数分裂和直接抑制颗粒细胞和黄体细胞增殖的作用,并可抑制表皮生长因子对细胞增殖的刺激。

4.卵母细胞成熟抑制因子(oocyte maturation inhibitor,OMI)

OMI 由颗粒细胞产生,具有抑制卵母细胞减数分裂的作用,卵丘的完整性是其活性的保证,LH 排卵峰能克服或解除其抑制作用。

5.内皮素-1

内皮素-1 是肽类物质,产生于血管内皮细胞,以前称之为黄素化抑制因子,可以抑制 LH 促进的孕酮分泌。

(五)黄体

排卵后卵泡壁塌陷,卵泡膜内的血管和结缔组织伸入到颗粒细胞层。在 LH 的作用下,颗粒细胞继续增大,空泡化,积聚黄色脂质,形成黄色的实体结构,称为黄体。颗粒细胞周围的卵泡膜细胞也演化成卵泡膜黄体细胞,成为黄体的一部分。如不受孕,黄体仅维持 14 天,以后逐渐被结缔组织取代,形成白体。受孕后黄体可维持 6 个月,以后也将退化成白体。

LH 是黄体形成的关键因素,研究表明它对黄体维持也有重要的意义。在黄体期,黄体细胞膜上的 LH 受体数先进行性增加,以后再减少。但是即使在黄体晚期,黄体细胞上也含有大量的 LH 受体。缺少 LH 时,黄体酮分泌会明显减少。

在非孕期,黄体的寿命通常只有 14 天左右。非孕期黄体退化的机制目前尚不清楚,用 LH 及其受体的变化无法解释。有研究者认为可能与一些调节细胞凋亡的基因有关。

### 二、下丘脑-垂体-卵巢轴激素的相互关系

下丘脑-垂体-卵巢轴是一个完整而协调的神经内分泌系统。下丘脑通过分泌 GnRH 控制垂体 LH 和 FSH 的释放,从而控制性腺发育和性激素的分泌,卵巢在促性腺激素作用下,发生周期性排卵并伴有卵巢性激素分泌的周期性变化,而卵巢性激素对中枢生殖调节激素的合成和分泌又具有反馈调节作用,从而使循环中 LH 和 FSH 呈密切相关的周期性变化。

性激素反馈作用于中枢使下丘脑 GnRH 和垂体促性腺激素合成或分泌增加时,称正反馈;反之,使下丘脑 GnRH 和垂体促性腺激素合成或分泌减少时,称负反馈。

当循环中雌激素低于 200 pg/mL 时对垂体 FSH 的分泌起抑制作用(负反馈),因此,在卵泡期,随卵泡发育,由于卵巢雌激素分泌的增加,垂体释放 FSH 受到抑制,使循环中 FSH 下降。当卵泡接近成熟,卵泡分泌雌激素使循环中雌激素达到高峰,当循环中雌激素浓度达到或高于 200 pg/mL时,即刺激下丘脑 GnRH 和垂体 LH、FSH 大量释放(正反馈),形成循环中的 LH、FSH 排卵峰。然后成熟卵泡在 LH、FSH 排卵峰的作用下排卵,继后黄体形成,卵巢不仅分泌雌激素,还分泌孕酮。黄体期无论是垂体 LH 和 FSH 的释放还是合成均受到抑制作用,循环中 LH、FSH 下降,卵泡发育受限制。黄体萎缩时,循环中雌激素和孕激素水平下降。可见下丘脑-垂体-卵巢轴分泌的激素的相互作用是女性生殖周期运转的机制,卵巢是调节女性生殖周期的重要环节。若未受孕,卵巢黄体萎缩,致使子宫内膜失去雌、孕激素的支持而萎缩、坏死,引起子宫内膜脱落和出血。因此月经来潮是一个生殖周期生殖失败及一个新的生殖周期开始的标志。

(周立岩)

# 第三节 子宫内膜及其他生殖器官的周期性变化

卵巢周期中,卵巢分泌的雌、孕激素作用于子宫内膜及生殖器官,使其发生支持生殖的周期性变化。

### 一、子宫内膜周期性变化及月经

(一)子宫内膜的组织学变化

子宫内膜在解剖结构上分为基底层和功能层。基底层靠近子宫肌层,对月经周期中激素变化没有反应。功能层是由基底层再生的增殖带,在月经周期受卵巢雌、孕激素的序贯作用发生周期性变化;若未受孕,则功能层在每一周期最后脱落伴子宫出血,临床上表现为月经来潮。下文将以月经周期为 28 天为例来描述子宫内膜的组织学形态变化。

### 1.增殖期

子宫内膜受雌激素影响,内膜的各种成分包括表面上皮、腺体和腺上皮、间质及血管均处在一个增殖生长过程,称为增殖期。与卵巢的卵泡期相对应,子宫内膜的增殖期一般持续 2 周,生理情况下可有 10～20 天波动。子宫内膜厚度自 0.5 mm 增加到 3.5～5.0 mm,以腺体增殖反应最为明显。根据增殖程度一般将其分为早、中和晚期增殖 3 个阶段。增殖期早期(28 天周期的第 4～7 天),腺体狭窄呈管状,内衬低柱状上皮,间质细胞梭形,排列疏松,胞质少,螺旋小动脉位于内膜深层;增殖期中期(28 天周期的第 8～10 天),腺体迅速变长而扭曲,腺上皮被挤压呈高柱状,螺旋小动脉逐渐发育,管壁变厚;增殖期晚期(28 天周期的第 11～14 天),相当于卵泡期雌激素分泌高峰期,子宫内膜雌激素浓度也达高峰,子宫内膜腺体更加弯曲,腺上皮细胞拥挤,致使细胞核不在同一平面而形成假复层,此时腺体向周围扩张,可与邻近腺体紧靠,朝内膜腔的子宫内膜表面形成一层连续的上皮层,含致密的细胞成分的内膜基质此时因水肿变疏松。内膜功能层上半部,间质细胞胞质中含极丰富的 RNA,而下半部的间质细胞仅含少量 RNA,此两部分以后分别成为致密层和海绵层,螺旋小动脉在此期末到达子宫内膜表面的上皮层之下,并在此形成疏松的毛细管网。雌激素作用的子宫内膜生长的另一重要特征是纤毛和微绒毛细胞增加,纤毛发生在周期的第 7～8 天,随着子宫内膜对雌激素反应性增加,围绕腺体开口的纤毛细胞增加,对内膜分泌期的分泌活动十分重要。细胞表面绒毛的生成也是雌激素作用的结果,绒毛是细胞质的延伸,起到增加细胞表面营养物质交换的作用。增殖期以有丝分裂活动为特征,细胞核 DNA 增加,胞质 RNA 合成增加,在子宫的上 2/3 段的子宫内膜功能层即胚泡常见的着床部位最为明显。

### 2.分泌期

排卵后,子宫内膜除受雌激素影响外,主要受黄体分泌的孕酮的作用。尽管子宫内膜仍受到雌激素的作用,但由于孕酮的抗雌激素作用,使子宫内膜的总高度限制在排卵前范围(5～6 mm)。上皮的增殖在排卵后 3 天停止,内膜内其他各种成分在限定的空间内继续生长,导致腺体进行性弯曲及螺旋动脉高度螺旋化。另外孕酮作用的另一重要特征是使子宫内膜的腺体细胞出现分泌活动,故称分泌期。根据腺体分泌活动的不同阶段,将分泌期分为早、中和晚期 3 个阶段。分泌期早期(28 天周期的第 16～19 天),50%以上的腺上皮细胞核下的细胞质内出现含糖原的空泡,称核下空泡,为分泌早期的组织学特征。分泌期中期(28 天周期的 20～23 天),糖原空泡自细胞核下逐渐向腺腔移动,突破腺细胞顶端胞膜,排到腺腔,称顶浆分泌,为分泌中期的组织学特征,此过程历经 7 天。内膜分泌活动在中期促性腺素峰后 7 天达高峰,与胚泡种植时间同步。周期的第 21～22 天为胚泡种植的时间,此时另一突出的特征是子宫内膜基质高度水肿,此变化是由于雌、孕激素作用于子宫内膜产生前列腺素使毛细血管通透性增加所致。分泌晚期(28 天周期的第 24～28 天),腺体排空,可见弯曲扩张的腺体,间质稀少,基质水肿使子宫内膜呈海绵状;此时表层上皮细胞下的间质分化为肥大的前脱膜细胞,其下方的间质细胞分化为富含松弛素颗粒的颗粒间质细胞。排卵后第7～13 天(月经周期的第 21～27)子宫内膜分泌腺扩张及扭曲最明显,至排卵后第 13 天,子宫内膜分为 3 层;不到 1/4 的组织是无变化的基底层;子宫内膜中部(约占子宫内膜的 50%)为海绵层,含高度水肿的间质和高度螺旋化动脉以及分泌耗竭扩张的腺体;在海绵层之上的表层(约占 25%高度)是致密层由水肿肥大呈多面体的间质细胞呈砖砌样致密排列。

### 3.月经期

月经期即为子宫内膜功能层崩解脱落期。在未受孕情况下,黄体萎缩,雌孕激素水平下降,子宫内膜失去激素支持后最明显的变化是子宫内膜组织的萎陷和螺旋动脉血管明显的舒缩反应。在恒河猴月经期观察到性激素撤退时子宫内膜的血管活动顺序是随着子宫内膜的萎陷,螺旋动脉血流及静脉引流减少,继而血管扩张,以后是螺旋动脉呈节律的收缩和舒张,血管痉挛性收缩持续时间一次比一次长,且一次比一次强,最后导致子宫内膜缺血发白。组织分解脱落机制如下。

(1)血管收缩因子:上述这些变化开始于月经前24小时,导致内膜缺血和淤血。接着血管渗透性增加,白细胞由毛细血管渗透到基质,血管的舒张变化使红细胞渗出至组织间隙,血管表面凝血块形成。此时,分泌期子宫内膜上因组织坏死释放的前列腺素 $2\alpha$(PGF$_{2\alpha}$)及前列腺素 E$_2$(PGE$_2$)水平达到最高。来自腺体细胞的 PGF$_{2\alpha}$ 及脱膜间质细胞的内皮素-Ⅰ(endothelin-Ⅰ)是强效血管收缩因子,血小板凝集产生的血栓素 A$_2$(TXA$_2$)也具有血管收缩作用,从而使经期发生血管及子宫肌层的节律性收缩,而且全内膜血管收缩在整个经期呈进行性加强,使内膜功能层迅速缺血坏死崩解。

(2)溶酶体酶释放:在内膜分泌期的前半阶段,一些强效的组织溶解酶均限制在溶酶体内,这是因为孕酮具有稳定溶酶体膜的作用。伴随雌、孕激素水平的下降,溶酶体膜不能维持,酶释放到内皮细胞的细胞质,最后到细胞间隙。这些活性酶将消化细胞,导致前列腺素的释放,红细胞外渗,促进组织坏死和血栓形成。

(3)基质金属蛋白酶家族:具有降解细胞外基质及基底膜的各种成分,包括胶原蛋白、明胶等。当孕酮从子宫内膜细胞撤退时引起基质金属蛋白酶的分泌,从而导致细胞膜的崩解及细胞外基质的溶解。

(4)细胞凋亡:有相当证据表明细胞因子中,肿瘤坏死因子(tumor necrosis factor,TNF)是引起细胞凋亡的信号。月经期子宫内膜细胞上 TNF-α 的分泌达到高峰,可抑制子宫内膜的增殖引起细胞凋亡,引起黏连蛋白的丢失,而黏连蛋白的丢失引起细胞间联系的中断。

(二)月经临床表现

正常月经具有周期性,间隔为 24～35 天,平均 28 天。每次月经持续时间称经期,为 2～6 天,出血的第 1 天为月经周期的开始。经量为一次月经的总失血量,月经开始的头 12 小时一般出血量少,第 2～3 天出血量最多,第 3 天后出血量迅速减少。正常月经量为 30～50 mL,超过 80 mL 为月经过多。尽管正常月经的周期间隔、经期及经量均因人而异,但对有规律排卵的妇女(个体)而言,其月经类型相对稳定。周期间隔、经期持续天数及经量变化特点等的任何偏转,均可能是异常子宫出血,而非正常月经。经期一般无特殊症状,但由于前列腺素的作用,有些妇女下腹部及腰骶部有下坠不适或子宫收缩痛,并可出现腹泻等胃肠功能紊乱症状。少数患者可有头痛及轻度神经系统不稳定症状。

## 二、其他部位生殖器官的周期性变化

(一)输卵管的周期变化

输卵管在生殖中的作用是促进配子运输、提供受精场所和运输早期胚胎。输卵管可分为四部分:伞部、壶腹部、峡部和间质部。每一部分都有肌层和黏膜层,黏膜层由上皮细胞组成,包括纤毛细胞和分泌细胞。

伞部的主要功能是拾卵,这与该部位纤毛细胞的纤毛向子宫腔方向摆动有关。壶腹部是受精的场所,该部位的纤毛细胞的纤毛也向子宫腔方向摆动。峡部的肌层较厚,黏膜层较薄。间质部位于子宫肌壁内,由较厚的肌层包围。

　　拾卵是通过输卵管肌肉收缩和纤毛摆动实现的,卵子和胚胎的运输主要靠输卵管肌肉收缩实现,纤毛运动障碍可造成输卵管性不孕。肌肉收缩和纤毛活动受卵巢类固醇激素的调节。雌激素促进纤毛的生成,孕激素使上皮细胞萎缩,纤毛脱落。

　　输卵管液是配子和早期胚胎运输的介质,输卵管液中的成分随月经周期发生周期性变化。

　　**(二)子宫颈黏液的周期变化**

　　子宫颈黏液主要由子宫颈内膜腺体的分泌物组成,此外还包括少量来自子宫内膜和输卵管的液体以及子宫腔和子宫颈的碎屑和白细胞。子宫颈黏液的分泌受性激素的调节,随月经周期发生规律变化。

　　1.子宫颈黏液的成分

　　子宫颈黏液由水、无机盐、低分子有机物和大分子的有机物组成。水是子宫颈黏液中最主要的成分,占总量的 85%～95%。无机盐占总量的 1%,其主要成分为氯化钠。低分子有机物包括游离的单糖和氨基酸,大分子的有机物包括蛋白质和多糖。

　　2.羊齿植物叶状结晶

　　羊齿植物叶状结晶(简称羊齿状结晶)是由蛋白质或多糖与电解质结合而成的。羊齿状结晶并不是子宫颈黏液所特有的,它可以出现在含有电解质、蛋白质或胶态的溶液中,如鼻黏液、唾液、羊水、脑脊液等。一般在月经周期的第 8～10 天开始出现羊齿状结晶,排卵前期达到高峰。排卵后,在孕激素的作用下羊齿状结晶消失。

　　3.子宫颈分泌的黏液量

　　子宫颈腺体的分泌量随月经周期发生变化。卵泡早中期子宫颈每天可分泌黏液 20～60 mg,排卵前分泌量可增加 10 倍,每天高达 700 mg。在子宫颈黏液分泌量发生变化的同时,子宫颈黏液的性质也发生了变化。此时的子宫颈黏液拉丝度好,黏性低,有利于精子的穿透。排卵后子宫颈黏液分泌量急剧减少,黏性增加。妊娠后黏液变得更厚,形成黏液栓堵住子宫颈口,可防止细菌和精子的穿透。

　　**(三)阴道上皮周期变化**

　　阴道黏膜上皮细胞受雌、孕激素的影响,也发生周期变化。雌激素使黏膜上皮增生,脱落细胞群中的成熟细胞数量相对增加。孕激素使阴道黏膜上皮细胞大量脱落,中层细胞数量增加。因此我们可以根据阴道脱落细胞来评价女性生殖内分泌状况。

　　**(四)乳房周期性变化**

　　雌激素作用引起乳腺管的增生,而孕酮则引起乳腺小叶及腺泡生长。在月经前 10 天,许多妇女有乳房肿胀感和疼痛,可能是由于乳腺管的扩张、充血以及乳房间质水肿。月经期由于雌、孕激素撤退,这些变化的所有伴随症状将消退。

## 三、临床特殊情况的思考和建议

　　本部分介绍了有关垂体与卵巢激素之间的动态关系及女性生殖的周期性特征。与卵巢组织学及自分泌/旁分泌活动相关联的激素变化,使女性生殖内分泌调节系统得以周而复始的周期性运行。这不仅涉及垂体促性腺激素对卵巢卵泡发育、排卵及黄体形成的调节作用,而且涉及伴随卵巢上述功能活动和形态变化的激素分泌对垂体促性腺激素的合成和分泌的反馈调节。女性生殖器官在激素周期性作用下,发生有利于支持生殖的变化,女性的月经生理则包含卵巢激素作用下的子宫内膜变化和出血机理及相关联的临床表现。而激素对生殖器官的生物学效应常用于临床判断有无激素作用和激素作用的程度。对上述生殖周期中生理调节机制的理解是对女性内分泌失常及其所导致的生殖生理功能障碍诊断和处理的基础。

规律的月经是女性生殖健康和女性生殖内分泌功能正常运行的标志。一旦出现月经失调，则为生殖内分泌失调的信号。妇科内分泌医师对每一例月经失调的临床思考与其他疾病的共同点是首先找病因即诊断，然后考虑对患者最有利的治疗。但是，由于月经失调对妇女健康影响的特殊性，比如出现影响健康的慢性贫血甚至危及生命的子宫大出血，或由于长期无排卵月经失调使子宫内膜长期无孕激素保护，而暴露于雌激素作用，导致子宫内膜增生病变，如简单型增生、复杂型增生、不典型增生甚至癌变，则必须先针对当时情况处理，前者先止血，后者应先进行转化内膜的治疗。对无排卵性的子宫出血的止血往往采用性激素止血，选用哪类激素止血还应根据患者出血时出血量多少及子宫内膜厚度等因素来决定；对子宫内膜增生病变则需采用对抗雌激素作用的孕激素治疗以转化内膜。临床上，常常是不同的治疗方案可获得相同的治疗效果。因此，并不要求治疗方案的统一，但治疗原则必须基于纠正因无排卵导致的正常月经出血自限机制的缺陷，采用药物逆转雌激素持续作用导致的病变，以及选择不良反应最小的药物，使用最小有效剂量达到治疗目的的应是最佳治疗方案。

月经失调的病因诊断则需基于病史和生殖内分泌激素的测定，比如有精神打击、过度运动、节食等应激病史的患者。促性腺激素 LH 低于 3 IU/L 者则可判断为应激所致的低促性腺激素性月经失调，此类患者往往开始表现为月经稀少，最后闭经；伴有阵发性潮热症状患者，测定促性腺激素 FSH 水平高于 15 IU/L 者，则判断为卵巢功能衰退引起的月经失调，FSH 高于 30 IU/L 则判断为卵巢功能衰竭。上述疾病的诊断是基于下丘脑-垂体-卵巢轴激素的动态关系。应激性低促性腺激素闭经者应对其进行心理疏导，去除应激原。无论是低促性腺激素性或卵巢功能衰退引起的促性腺激素升高的月经失调，存在低雌激素血症者应给予雌激素替代。雌激素替代是低雌激素患者的基本疗法，这是因为雌激素不仅是维持女性生殖器官发育的激素，还是女性全身健康如青少年骨生长、骨量蓄积及成年人骨量的维持及心血管健康的必需激素。但是，有些月经失调患者如多囊卵巢综合征，常存在多种激素分泌异常、交互影响的复杂病理生理环路，因而治疗应着眼于初始作用，或从多个环节阻断病理生理的恶性循环，后者为综合治疗。

综上所述，月经失调是女性生殖内分泌失常的信号，生殖内分泌失常的病因诊断需要检查维持正常月经的生殖轴功能(生殖激素水平)及有无其他内分泌腺异常干扰。对生殖内分泌失常治疗的临床思考，则不仅仅是去除病因，还应考虑到生殖内分泌失常对女性健康的影响，如月经失调引起的子宫异常出血和子宫内膜病变的治疗，雌激素替代的治疗适合于低雌激素的卵巢功能低落者，正常月经来潮及促进排卵功能恢复的治疗则应针对病因的个体化治疗。因此，生殖内分泌失常的治疗往往是病因治疗、激素治疗、促进排卵功能的恢复三方面，需个性化，据病情实施。

（雷　磊）

# 第二章 女性乳腺疾病

## 第一节 乳腺单纯性增生症

乳腺单纯性增生症属于乳腺结构不良的早期病变。1922年,由布拉德古德(Bloodgood)首先描述。1928年,森布(Semb)注意到此病表现为乳房疼痛并有肿块,称为单纯性纤维瘤病。1931年,拜特(Beatle)称之为乳腺单纯性、脱皮性上皮增生症。1948年,金斯尼科特尔(Gescnickter)称之为乳痛症,一直沿用至今。

### 一、发病情况

乳痛症为育龄妇女常见病,可发生于青年期后至绝经期的任何年龄组,尤其以未婚女性或已婚未育或已育未哺乳的性功能旺盛的女性多见。该病的发病高峰年龄为30~40岁。在临床上50%女性有乳腺增生症的表现,在组织学上则有90%女性可见乳腺结构不良的表现。

### 二、病因

该病的发生、发展与卵巢内分泌状态密切相关。大量资料表明,当卵巢内分泌失调、雌激素分泌过多,而孕酮相对减少时,不仅刺激乳腺实质增生,而且使末梢导管上皮呈不规则增生,引起导管扩张和囊肿形成,也因失去孕酮对雌激素的抑制作用而导致间质结缔组织过度增生与胶原化及淋巴细胞浸润。

### 三、临床表现

临床表现为双侧乳房胀痛和乳房肿块,并且有自限性。

(一)乳房胀痛

因个体差异及病变的轻重程度不同,乳房胀痛程度亦不尽相同。但患者的共有特点为疼痛的周期性,即疼痛始于月经前期,经期及经后一段时间明显减轻,甚至毫无症状。疼痛呈弥漫性钝痛或为局限性刺痛,触动和颠簸加重,并向双上肢放射,重者可致双上肢上举受限。

(二)乳房肿块

常常双侧乳房对称性发生,可分散于整个乳腺内,亦可局限于乳腺的一部分,尤以双乳外上象限多见。触诊呈结节状、大小不一、变硬,经后缩小、变软。部分患者伴有乳头溢液。

（三）疾病的自限性和重复性

该病可不治自愈,尤其结婚后妊娠及哺乳时症状可自行消失,但时有反复,绝经后能自愈。

## 四、辅助检查

（一）针吸细胞学检查

针吸肿块内少许组织做涂片检查,可见细胞稀疏,除有少许淋巴细胞外,尚可见分化良好的腺上皮细胞及纤维细胞。

（二）钼靶 X 射线

可见弥漫散在的直径大于 1 cm、数目不定、边界不清的肿块影。如果密度均匀增高,失去正常结构,不见锐利边缘,则说明病变广泛。

（三）红外线透照

双侧乳腺出现虫蚀样或雾状的灰色影,浅静脉模糊。

## 五、诊断

（1）育龄期女性与月经相关的一侧或双侧乳房周期性疼痛及肿块。

（2）查体可触及颗粒状小肿物,质地不硬。

（3）疾病发展过程中具自限性特点。

## 六、鉴别诊断

（一）乳腺癌

有些乳腺癌可有类似增生症的表现,但乳腺癌的肿块多为单侧,肿块固定不变,且有生长趋势,在月经周期变化中表现增大,而无缩小趋势。针吸细胞学检查即可明确诊断。

（二）乳腺脂肪坏死

该病好发于外伤后、体质较肥胖的妇女,其肿块较表浅,未深入乳腺实质,肿块不随月经周期变化。针吸细胞学检查和组织活检可明确诊断。

## 七、治疗

本病有自限性,属于生理性变化的范畴,在结婚、生育、哺乳后症状明显改善或消失。因此,只要做好患者的思想工作,消除恐癌情绪,可不治自愈。对于临床症状重者,可采用中药、西药治疗。

（一）中医治疗

青年女性患者,一侧或两侧乳房出现肿块和疼痛,并随月经周期变化,同时伴经前心烦易怒、胸闷、嗳气、两肋胀痛者,可用逍遥散合四物汤加减:柴胡 9 g,香附 9 g,八月扎 12 g,青皮、陈皮各 6 g,当归 12 g,白芍 12 g,川芎 9 g,橘叶络各 4.5 g,益母草 30 g,生甘草 3 g。

中年已婚妇女,以乳房肿块为主症,疼痛稍轻,并且随月经周期变化小,伴随月经不调、耳鸣目眩、神疲乏力,可用二仙汤合四物汤加减:仙茅 9 g,淫羊藿 9 g,软柴胡 9 g,当归 12 g,熟地黄 12 g,锁阳 12 g,鹿角 9 g,巴戟天 9 g,香附 9 g,青皮 6 g。

（二）激素治疗

1.己烯雌酚

第 1 个月经期间,每周口服 2 次,每次 1 mg,连服 3 周;第 2 个月经期间,每周给药 1 次,每次 1 mg;第 3 个月经期间仅给药 1 次,1 mg。

2.孕酮

月经前两周,每周 2 次,每次 5 mg,总量为 20～40 mg。

3.睾酮

月经后 10 天开始用药,每天 5～15 mg,月经来潮时停药,每个月经周期不超过 100 mg。

4.溴隐亭

多巴胺受体激活剂,作用于垂体催乳细胞上的多巴胺受体,抑制催乳素的合成与释放。每天 5 mg,疗程 3 个月。

5.丹那唑

雌激素衍生物,通过抑制某些酶来阻碍卵巢产生甾体类物质,从而调整激素平衡达到治疗作用。每天 200～400 mg,连用 2～6 个月。

6.他莫昔芬

雌激素拮抗剂,月经干净后第 5 天口服,每天 2 次,每次 10 mg,连用 15 天停药,保持月经来潮后重复。该药物治疗效果好,不良反应小,是目前治疗乳痛症的一个好办法。

（马忠青）

# 第二节　乳腺囊性增生症

乳腺囊性增生症(disease of the breast cystic hyperplasia,DBCH)是以乳腺小叶、小导管及末梢导管高度扩张而形成的以囊肿为主要特征,同时伴有一些其他结构不良病变的疾病。它与乳腺单纯性增生症的区别在于该病增生、不典型增生共存,存在恶变的危险,应视为癌前病变。囊性增生病完全为病理性,组织学改变不可逆。

## 一、发病情况

乳腺囊性增生症的发病年龄一般开始于 30～34 岁,40～49 岁为发病高峰年龄段,主要为中年妇女,青年女性少见,绝经后发病率也迅速下降。成年妇女其发病率约为 5%。

## 二、病因

本病的发生与卵巢内分泌的刺激有关。有研究者在 1930 年已证明切除卵巢的家鼠注射雌激素后能产生乳腺囊性病。在人类,雌激素不仅能刺激乳腺上皮增生,也能导致腺管扩张,形成囊肿。

### 三、病理

（一）肉眼所见

乳腺内可见大小不等的囊肿，成孤立或数个小囊，囊内含有淡黄色或棕褐色液体。未切开前，囊肿顶部呈蓝色，故又称蓝顶囊肿。通常囊肿比较薄，内面光滑，有的囊肿比较厚，失去光泽，可有颗粒状物或乳头状物向囊腔内突出。

（二）镜下所见

镜下可见囊肿、乳管上皮增生、乳头状瘤病、腺管型腺病和大汗腺样化生五种病变。

1.囊肿

囊肿主要由末梢导管高度扩张而成，仅有囊性扩大而上皮无增生者称为单纯性囊肿，囊肿大时因囊内压力大而使上皮变扁平。囊肿壁由纤维肉芽组织构成，小囊肿上皮为立方状或柱状，增生不明显。囊肿上皮呈乳头状生长时称为乳头状囊肿。

2.乳管上皮增生

扩张的导管及囊肿内衬上皮可有不同程度的扩张，轻者仅细胞层次增加或上皮增生呈乳头状突起。当若干扩张的导管和囊肿内均有乳头状增生时则称为乳头状瘤病；当复杂分枝状乳头顶部互相吻合成大小不等的网状结构时，称为网状增生；网状增生进一步增生拥挤于管腔内而看不见囊肿时成为腺瘤样增生；当增生的上皮呈片状，其中散在多数小圆孔时，称为筛状增生。增生上皮还可以呈实性。

3.乳头状瘤病

末梢导管上皮异常增生可形成导管扩张，增生的上皮可呈复层，也可以从管壁多处呈乳头状突向腔内，形成乳头状瘤病。

4.腺管型腺病

腺管型腺病以乳腺小叶小管、末梢导管及结缔组织均有不同的增生为特点。

5.大汗腺样化生

囊肿内衬上皮呈高柱状、胞体大、核小而圆，位于细胞基底部，细胞质呈强酸性、颗粒样，游离缘可见小球形隆起物，这种上皮的出现常为良性病变的标志。

（三）病理诊断标准

乳腺囊性增生症具以上五种病变，它们并不同时存在。乳头状瘤、腺管型腺病和囊肿是乳腺囊性增生症的主要病变，各种病变的出现率与取材多少有关，如切片中找到五种病变中的三种或三种主要病变的两种即可诊断本病。

### 四、临床特点

（一）多种多样的乳房肿块

患者常常以乳房肿块为主诉而就诊。肿块可发生于单侧或双侧，可见三种情况。

1.单一结节

肿块呈球形，边界可能清楚，也可能不清楚；可自由推动，囊性感。如果囊内容过多，张力大，可能会误诊为实性。

2.多个结节

多个囊性结节累及双乳，此种多数性囊肿活动往往受限。

3.区段性结节感

乳腺部分或全乳呈不规则的颗粒状或结节状,边界不清。结节按乳腺腺管系统分布,近似一个乳头为顶角的三角形或不规则团块。

(二)周期性的疼痛规律

疼痛与月经有一定关系,经前加重,且囊增大,经后减轻,囊亦缩小。

(三)偶见乳头溢液

乳头溢液为单侧或双侧,多为浆液性或浆液血性,纯血者较少。如果溢液为浆液血性或纯血性时,往往标志着乳管内乳头状瘤。

## 五、辅助检查

(一)乳腺钼靶 X 线摄片

X 线表现为大小不等的圆形、椭圆形或分叶状阴影,边缘光滑、锐利、密度均匀,X 线所见肿块大小与临床触诊相仿。根据其影像学表现,钼靶 X 线片分成弥漫型、肿块型、钙化型和导管表现型四型。

(二)B 超

B 超显示,乳腺边缘光滑、完整,内皮质地稍紊乱,回声分布不均匀,呈粗大光点、光斑以及无回声的囊肿。

(三)近红外线检查

在浅灰色背景下可见近圆形深灰色、灰度均匀的阴影,周围无特殊血管变化。因囊肿所含液体不同,影像表现也不一样。含清液的囊肿为孤立的中心透光区,形态较规则,若含浊液则呈均匀深灰色阴影,边界清楚。

(四)磁共振成像检查(MRI)

典型的 MRI 表现为乳腺导管扩张,形态不规则,边界不清楚,扩张导管的信号强度在 $T_1$ 加权像上低于正常腺体组织。病变可局限于某一区,也可弥漫分布于整个区域或整个乳腺。本病的 MRI 像特点通常为对称性改变。

(五)针吸细胞学检查

多方位、多点细针穿刺细胞学检查对该病诊断有较大价值,吸出物涂片检查镜下无特殊发现。

## 六、诊断

由于本病的临床特点容易与乳腺癌及其他乳腺良性疾病混淆,因此,该病的最后诊断需依靠病理诊断结果。

## 七、治疗

乳腺囊性增生症是一种以组织增生和囊肿形成为主的一种非炎、非瘤病变,它的恶变率达 3%～4%。有人认为该病可以发生癌变,属于癌前期病变,所以临床处置应谨慎。

(一)乳腺囊性增生症应以外科手术治疗为主

1.手术目的

明确诊断,避免癌的漏诊和延误诊断。

2.手术原则

针吸细胞学检查为首选检查方法之一。对检查结果阴性、不能排除恶性者，需做手术检查。有条件者，应在做好根治术准备的情况下行快速冰冻病理检查，如果为恶性，则行根治术。如果不具备冰冻条件，也可先取病理，如果病变为恶性，应在术后2周内行根治术，这样对预后影响不大。

3.手术方案的选择

肿块类或属于癌高发家族成员，肿块直径在3 cm以内，可行包括部分正常组织在内的肿块切除。根据病理结果，如有上皮细胞高度增生、间变，年龄在40岁以上者，行乳房大区段切除。有高度上皮增生，且家族中有同类病史，尤其是一级亲属有乳腺癌，年龄在45岁以上者应行单纯乳房切除术。35岁以下的不同类型的中等硬度的孤立肿块，长期治疗时好时坏，应行肿块多点穿刺细胞学检查，如果阳性则行根治术，即使阴性也不可长期药物治疗，应行肿块切除送病理，根据病理结果追加手术范围。当然，也不可盲目行乳房单纯切除术。

（二）内分泌治疗

对随月经周期而出现的乳房一侧或双侧疼痛性肿块类，若长期药物治疗无效，可在肿块明显部位做切除组织病理检查，如无不典型增生者，行药物治疗观察。因乳腺囊性增生的发病机制与乳腺癌的发生有同源性，故应用抗雌激素药物进行治疗。研究显示，他莫昔芬对乳腺囊性增生症治疗的有效率为$80\%\sim96\%$。但是由于他莫昔芬对子宫内膜的影响，很多医师和患者存有顾虑。因此，鉴于托瑞米芬的安全性高于他莫昔芬，而抗雌激素的机制与其相同，因此可以用托瑞米芬治疗乳腺囊性增生症，1年左右效果颇佳。

（马忠青）

# 第三节　乳　房　结　核

结核杆菌感染乳房，在乳房形成结核病灶，称乳房结核。它是乳房不常见的感染性疾病，无特殊好发年龄段，但成年人多见，男性也可以发生。它在一些结核病高发地区发生率略高。

乳房结核的感染途径主要有：①血行感染，其原发灶在肺、肾、骨等。②直接接触感染，结核杆菌经乳房部皮肤破损处或乳头逆行感染。③邻近组织器官的结核病灶蔓延而来，如原发病灶在局部肋骨、胸膜、肩关节的都可能对乳房构成威胁。④淋巴系统的逆行感染，同侧腋下淋巴结、颈、锁骨上淋巴结或内乳淋巴结的结核，可沿淋巴管逆行至乳房造成感染。

大体可见病灶呈结节形，边界不清，有的在向周边扩散后，在其附近已形成新的结节；结节形病灶之间趋于融合，而形成更大的肿块，肿块中央常有液化，可见如豆腐渣样的干酪样坏死物流出。这种冷脓肿常自行破溃形成结核性窦道，时间长久以后，结核病灶在乳房中使乳腺组织破坏严重。显微镜下可见干酪样变性、上皮细胞和朗汉氏细胞的结核肉芽肿。

## 一、临床诊断

### （一）临床表现

乳房结核发展缓慢,病程由数月到一两年不等,其临床表现主要以局部体征为主,部分伴发结核病全身症状。多单个发生,双乳出现者非常罕见。许多患者可能既往有结核病史,或者正患身体其他部位的结核,或者在患者的家庭中有结核病患者。

**1.早期**

乳房肿块呈逐渐缓慢增长,不痛,质硬。肿块在 2 cm 左右时,往往呈球形,活动度较大,边界较清楚,与乳腺的某些良性肿瘤很相似。全身症状不明显。

**2.中期**

乳房肿块长大,形状变得不规则,边界不清楚,趋于固定,胸壁和皮肤可以受累,有触痛,局部皮肤水肿,颜色可以发生少许改变。如未得到及时诊治,可以有冷脓肿形成,扪之有波动感,继而发生溃破形成窦道,脓液清稀,其中含白色豆腐渣样物质。如果肿块发生在离乳头较近的部位,可能影响乳头而引起乳头内陷。可有同侧腋下淋巴结肿大,轻微触痛。

这时可能出现午后或晚间低热,潮热盗汗,体重减轻,食欲下降等结核感染全身症状。

**3.后期**

局部潜形性空腔,溃口难以愈合。严重的病例,腋下淋巴结可以受累而出现腋下淋巴结结核。全身结核症状变得明显。若有混合感染发生,病情进展会明显加快,脓液也会变得浑浊。

### （二）相关检查

由于结核病灶形成冷脓肿的特点,乳房结核在有窦道有溃口的时候诊断不难,只要取少许脓液做涂片查找结核杆菌,或者夹下少许脓腔壁组织送病理检查即可。

对于未溃破的乳房结核,针吸细胞学检查和涂片查找结核杆菌是诊断乳房结核的最好方法。当在肿块的中心抽吸到这种冷脓肿物质时,临床诊断就可以基本确定。

血沉加快常常是活动期结核的表现,乳房结核也不例外。当有混合感染时,白细胞总数和中性粒细胞计数会升高。

乳房结核在乳腺 X 线摄影图像上,呈密度增高的肿块影,边界不太清楚,形态不甚规则,有时可见皮下脂肪失去透明带和皮肤增厚,或者多个结节影。

乳房结核的 B 超图像,常显示一个混合的回声病灶,或者难以定义的低回声灶。

被怀疑乳房结核的患者,有必要接受胸部 X 线摄片,以了解胸部情况。

## 二、鉴别诊断

在中后期,乳房感染性疾病乳房结核有它特殊的表现形式,冷脓肿形成和慢性窦道,鉴别诊断容易,但当它在早期阶段时,容易与许多乳腺疾病混淆。

### （一）乳腺癌

在早期乳房结核还是一个实质性肿块时,它和早期的乳腺癌难以鉴别,通过有无结核病史、发病的年龄等可帮助进行推断,然后依靠穿刺活检确定。虽然乳腺癌晚期也发生溃疡,但常呈菜花样,流出血水,恶臭。

### （二）浆细胞性乳腺炎

浆细胞性乳腺炎乳头常常可以挤出粉刺样有臭味的物质,若有溃口,窦道的开口常常在乳晕内,可以见到少许白色脓样物质排出,呈破溃-愈合-再破溃-再愈合,反复发生的状况和乳房结核的冷脓肿不一样。它在急性期的表现有局部红、肿、热、痛,也和乳房结核不同。

**(三)慢性乳腺炎**

患者一般曾有一个急性乳腺炎的过程,经大量使用抗生素或苦寒的中药而形成,可能会逐渐缓慢地消退,或者呈反复发作状态,抗生素治疗有效。

**(四)乳腺纤维腺瘤**

乳腺纤维腺瘤为缓慢生长的或停滞不变的乳腺良性肿瘤,它不会化脓,更不会破溃,但早期临床鉴别困难。乳腺 X 线摄影有些帮助,乳腺纤维腺瘤呈边界清楚的圆形块影。在 B 超声像图中,乳腺纤维腺瘤呈实性,边界光滑清楚。针吸细胞学活检对鉴别有帮助。

**(五)乳腺囊肿疾病**

乳腺的囊肿也常为球形质地较硬的肿块,早期的乳房结核与它们之间的鉴别需要用 B 超进行,或者用细针穿刺获得囊内液后,乳腺疾病涂片检查常能帮助诊断。

## 三、治疗

现代中西医诊疗乳房结核的治疗和普通结核病的治疗一样,采用适量、联合、正规、全程的抗结核治疗。

(1)链霉素、异烟肼和利福平联合治疗半月(治疗期间注意链霉素的不良反应,一旦有听力损害应立即停用),一般在治疗半月后,乳房的肿块就开始变小,停止链霉素治疗。

(2)异烟肼和利福平继续治疗 5 个半月,窦道愈合,肿块将逐渐缩小消失,结核病全身症状会消退。

(3)注意治疗中监测肝功能。

## 四、预防

乳房结核的预防方式主要是积极治疗原发结核病灶。

(马忠青)

# 第四节　急性乳腺炎

一般来讲,急性乳腺炎病程较短,预后良好,但若治疗不当,也会使病程迁延,甚至可并发全身性化脓性感染。急性乳腺炎绝大多数发生于初产妇,约 25:1,常发病于产后 2～4 周。

## 一、病因

发生急性乳腺炎的主要原因有两个:①乳汁淤积;②细菌感染。首先,这是因为初产妇缺乏哺乳经验和授乳不得法造成的。其次,初产妇的乳头皮肤较嫩,抵抗力较弱,容易因婴儿的吸吮造成破损,给细菌入侵打开了通道。由于乳头的破损,使哺乳时产生疼痛而影响产妇正常哺乳至造成积乳。乳汁是细菌很好的培养基质,细菌很容易在积乳处繁殖发病。

## 二、临床表现

在急性乳腺炎开始时,患侧乳房胀满、疼痛,哺乳时尤甚,乳汁分泌不畅,乳房结块,全身症状可不明显,或伴有全身不适、食欲欠佳等。然后,局部乳房变硬,肿块逐渐增大,此时可伴有明显的全身症状,如高烧、寒战、全身无力等。常可在 4～5 天内形成脓肿,可出现乳房搏动性疼痛,局部皮肤红肿、透亮。形成脓肿时中央变软,按之有波动感。若为乳房深部脓肿,可出现全乳房肿胀、疼痛、高热,但局部皮肤红肿及波动不明显,需经穿刺方可明确诊断。有时脓肿可有数个,或先后不同时期形成,可穿破皮肤,或穿入乳管,使脓液从乳头溢出。破溃出脓后,脓液引流通畅,可消减肿痛而愈。若治疗不善,脓肿就有可能穿破胸大肌筋膜前的疏松结缔组织,形成乳房后脓肿,或乳汁自创口处溢出而形成乳漏,严重者可发生脓毒症。急性乳腺炎常伴有患侧腋窝淋巴结肿大,有触痛,白细胞总数和中性粒细胞数增加。

## 三、诊断

(1)患者多为哺乳期妇女,尤其以初产妇为多见,发病前多有乳头皲裂破损史及乳汁淤积不畅史。

(2)局部症状:乳房红、肿、热、痛及化脓,患侧腋窝淋巴结可有肿大。

(3)全身症状:寒战、高热、烦躁、乏力等。

(4)化验检查:白细胞计数升高,特别是中性粒细胞数明显增加,化脓时局部穿刺可有脓性分泌物。

## 四、鉴别诊断

炎性乳癌又称弥漫性乳癌,是一种比较少见的乳腺癌。其主要临床特征为乳房红肿,疼痛亦很明显,但一般局部没有肿块可扪及。肿瘤发展迅速,常累及整个乳房。由于其恶性程度高,病理切片见癌细胞呈弥漫性,乳房和乳房淋巴管内充满大量癌细胞。炎性乳癌亦好发于妊娠或哺乳期女性,由于其来势凶猛,转移出现早且广泛,患者常于 1～3 年内死亡。急性乳腺炎与炎性乳癌的主要鉴别点为:①两者均可见乳房部的红、肿、热、痛等炎症表现,但患急性乳腺炎时皮肤红肿较局限,亦可较广泛,颜色为鲜红,而患炎性乳癌时皮肤改变广泛,往往累及整个乳房,其颜色为暗红色或紫红色。患急性乳腺炎时皮肤呈一般的凹陷性水肿,而炎性乳癌的皮肤水肿则呈"橘皮样"。②两者均可见到腋下淋巴结肿大,但急性乳腺炎的腋下淋巴结相对比较柔软,与周围组织无粘连,活动性好;而炎性乳癌的腋下淋巴结肿大而质硬,与皮肤及周围组织粘连,活动性差。③从全身症状来看,急性乳腺炎常有寒战、高热等明显的全身性炎症反应,而炎性乳癌通常无明显的全身炎症反应,如伴有发热,则为低热或中等热度。④从病程来看,急性乳腺炎病程短,可在短期内化脓,抗感染治疗有效,预后好,而炎性乳癌则病情凶险,一般无化脓,不发生皮肤溃破,却可延及同侧乳房以外的颈部及手臂,甚至可侵及对侧乳房,抗感染治疗无效,预后差。炎性乳癌和急性乳腺炎在初期比较难鉴别,随着病情的发展其不同点就越来越明显了。

## 五、治疗

急性乳腺炎炎症期的治疗是比较关键的阶段。因为若此阶段治疗及时,方法恰当,炎症可以吸收而治愈,否则超过 5～6 天,则必然形成脓肿。

（1）疏通阻塞的乳腺管在初发病已有乳腺肿块而无炎症时最为重要，或是炎症初期（2～4天）同样也需要设法疏通阻塞的导管。因为在严重的乳汁淤积情况下，任何药物治疗都很难控制其炎症的发展。其方法有：①热敷加排乳，用热毛巾湿敷，每2～4小时一次。热敷后用吸奶器将淤积的乳汁吸出，也可让婴儿或亲人用嘴吸吮。②热敷加按摩：热敷后，用手掌根部适当用力将肿块按压在胸壁上，按顺时针方向和逆时针方向反复按揉，迫使阻塞的导管疏通，直到肿块变软消失为止。因病变的导管尚未完全恢复正常排乳，几小时后可能再次发生淤积，肿块消散后，每隔2～4小时需重复按揉一次。此种按揉方法对急性乳腺炎的早期治疗效果是非常好的。③用硫酸镁局部热敷：用25％硫酸镁加热后外敷局部肿块，2～4小时一次，对消肿有效，但仍要及时按摩和排空乳汁。

（2）局部封闭疗法：用青霉素160万U加等渗盐水20 mL或庆大霉素8万U加入20 mL生理盐水中，注入肿块周围，4～6小时可重复注射一次。

（3）全身治疗：①在肿块未出现急性炎症前，可给予适当的抗生素口服或肌内注射，以预防感染的发生，如肌内注射青霉素80万U，每8～12小时一次，共3天，或口服抗生素片。②若已出现急性炎症改变，则需要选择有效、足量的抗生素静脉滴注，如青霉素（或新青Ⅱ）、氨苄西林、头孢菌素类以及甲硝唑等。经局部及全身治疗，急性乳腺炎大多在此期可治愈。若未能控制，则必将形成乳腺脓肿。

（4）脓肿形成后，则行切开引流或行脓腔冲洗。

## 六、预防

预防产后急性乳腺炎，关键在于避免乳汁淤积，同时防止乳头损伤，保持乳房卫生。具体的预防措施有：①在妊娠后期，要经常用温水或75％酒精擦洗乳房、乳头，每2～3天一次，尤其是初产孕妇要养成习惯，以增强乳头皮肤的抵抗力。②有乳头内陷的孕妇，应该用手指挤捏、提拉乳头加以矫正。③养成定时授乳的习惯，注意乳头清洁。每次哺乳应将乳汁吸空，并两乳交替哺乳。如有积乳，可用手挤压按摩，或用吸奶器帮助吸出乳汁，使乳汁排尽，防止积乳。④如果乳头有破损或皲裂，应予治疗，不应让婴儿含着乳头睡眠。⑤断奶时应先减少哺乳次数，然后再行断奶。断奶前服煎麦芽，以减少乳汁分泌。

（马忠青）

# 第五节　溢　乳　症

## 一、概述

溢乳症是指在非哺乳非妊娠期，出现的病理性乳汁分泌和排放。它可以是单侧的，但双侧多见。有的仅发生在乳房受到刺激的时候，有的任何情况都发生溢乳。男性也有可能发生，但很少见。通常它是由催乳素增高引起的。正常非妊娠哺乳期情况下，血清催乳素保持在低水平，任何原因造成的血清催乳素水平增高，都可以造成乳汁的异常分泌。

高催乳素血症，有许多是由垂体腺瘤引起的，这种由垂体分泌催乳素的肿瘤所致的溢乳，常伴闭经或月经次数过少。高催乳素血症是催乳素腺瘤的首要表现,是溢乳、停止排卵和不孕的原因之一。此外,内分泌性肿瘤伴异位性催乳素分泌,见于一些肾癌、未分化支气管癌、淋巴瘤等。

任何刺激引起的丘脑下部催乳素抑制因子(神经介质多巴胺)分泌减少,或不能充分发挥作用,使垂体前叶催乳素释放失去抑制,都可以增加垂体的催乳素释放引起溢乳。还有一些药物的因素,如多巴胺能受体的阻断剂或耗尽剂,五羟色胺类同剂等,也可以造成溢乳发生。

原发性的甲状腺机能不足,循环中甲状腺激素低下,引起促甲状腺素的产生增多,也可间接引起催乳素释放而提高血清催乳素水平,当施用药物使甲状腺的功能恢复至正常状态后,催乳素增高的状况会得到改善。

通常溢乳发生的相关因素如下:①过多的服用雌激素,如口服避孕药。②精神疾病的治疗用药,如二氮平、三环类抗抑郁药。③传入的神经刺激,如胸壁创伤、带状疱疹、胸腔手术、胸部异位性皮炎、脊髓损伤。④精神紧张压抑可以抑制催乳素抑制因子的产生。⑤乳房、乳头局部机械刺激。⑥有些草药也可以引起,如茴香、大茴香和葫芦巴的种子、覆盆子。⑦毒品:大麻和鸦片剂。⑧卵巢肿瘤,卵巢全部或部分切除。⑨下丘脑及神经系统病变。⑩血吸虫病。⑪肾上腺皮质分泌雌激素的肿瘤。⑫慢性肾衰竭。⑬治疗高血压的药物,如利血平、天诺敏、甲基多巴、卡兰等。⑭精神抑制药,$H_2$ 受体阻断剂,如泰胃美、法莫替丁、雷尼替丁。⑮吩噻嗪衍生物,如氯丙嗪、丙氯拉嗪。⑯其他的药物,如精氨酸、安非他命、双氢麦角胺、异烟肼等。⑰自发性溢乳,无任何药物和疾病因素,无血清催乳素水平增高。

## 二、临床诊断

由于溢乳症是一个内分泌系统的疾病,许多因素都对它有影响,所以该病的诊断,需要在详细地询问病史和各种相关因素的基础上进行。

(一)临床表现

(1)女性与妊娠无关的病理性泌乳,量一般较少,常常双侧同时发生。

(2)乳房一般无其他病理性征象。

(3)往往有月经周期紊乱,月经过少或闭经、多毛、痤疮。

(4)注意是否有头痛,视野受影响,性欲低下。

(5)是否有内分泌系统的疾病,如甲状腺功能低下的表现。

(二)相关检查

1.血清催乳素

正常女性血清催乳素浓度在 0.8 nmol/L 以下,男性在 0.6 nmol/L 以下。溢乳症合并闭经的,血清催乳素常超过 4 nmol/L,CT 扫描常可发现垂体微腺瘤。当垂体出现大腺瘤时,其血清催乳素水平可达400 nmol/L。高催乳素血症的患者,也需要测定垂体分泌的其他激素[生长激素、黄体生成素(LH)、促肾上腺皮质素、FSH 等]的水平,以帮助对肿瘤的评定。

2.其他检查

(1)甲状腺功能测定,$T_3$、$T_4$、促甲状腺激素(TSH)。

(2)蝶鞍 CT 扫描或脑部 MRI 检查,确定是否有垂体肿瘤存在。

(3)安排一些健康检查,以排除可能存在的其他疾病,如恶性肿瘤。

(4)有时乳头分泌物类似乳汁,但不是很确定或有混杂,可将溢液送实验室检查和细胞学检查。

### 三、治疗

#### （一）病因治疗

找出溢乳发生的原因,针对原因治疗。如停止有关药物、治疗甲状腺功能低下、改善精神的紧张压抑状况、避免乳头乳房的过多刺激、治疗诱发溢乳症的其他疾病等。对垂体腺瘤患者,第一,可以观察一段时间;第二,给予多巴胺的促效剂治疗;第三,必要时考虑外科手术,甚至术后加放射治疗,这些治疗的选择主要取决于肿瘤的大小和相关症状。其实,垂体腺瘤的预后是比较好的,许多垂体腺瘤可以保持不变甚至退缩,但在妊娠期必须密切观察,因为它可能长大明显。

#### （二）药物治疗

任何原因引起的高催乳素血症的溢乳症,在病因治疗的基础上,都可以用以下药物治疗,它们都有降低血清催乳素水平、治疗垂体催乳素瘤、促使其退缩的作用。

1.溴隐亭

最初 3～5 天,每次 1.25 mg,每天 2 次;5 天后,改为 2.5 mg,每天 2 次。一般非垂体肿瘤患者,每次1.25～2.5 mg,每天 2～3 次,即可奏效;垂体肿瘤患者每次 2.5 mg,每天 3～4 次,用药 1～2 个月,泌乳停止,且可怀孕,确定怀孕后应停止用药,以保证胎儿正常发育。多数垂体肿瘤患者的维持量可减至每次1.25 mg,每天 2～3 次,可保持正常的血清催乳素水平。男性催乳素瘤的患者对此药的敏感性差,常常需要每天用药 10～20 mg,才能使血清催乳素降至正常水平。该药的不良反应有头晕、直立性低血压、恶心、呕吐等,为减免这些不良反应,可在餐中服药。

2.卡麦角林

它的作用较溴隐亭更强更持久。每晚睡前服药 1 次,0.075～0.175 mg,可以使大部分的高催乳素血症患者得到满意控制。一般治疗开始时头 3 天,睡前 0.025 mg,3 天后变成 0.05 mg,7 天后加到0.075 mg,以后视病情需要加量。此药的不良反应与溴隐亭相似,但较轻,不良反应发生率较低。睡前可与少许食物同服。对溴隐亭不能耐受者可以试用此药。

### 四、追踪随访

有高催乳素血症的患者无论治疗与否,都应每 3～6 个月进行一次血清催乳素测定,2～3 年进行一次脑部的 CT 扫描或 MRI,如果血清催乳素水平上升明显,CT 或 MRI 的检查应更频繁。

（马忠青）

# 第六节  产后乳汁自溢

产后乳汁自溢又称乳漏,是指哺乳期乳汁不经婴儿吮吸而随时自行溢出的疾病。其发生的原因目前尚不清楚,可能与催乳素和缩宫素的功能失调有关。

### 一、临床诊断

不在授乳的时间,乳汁自行流出,到授乳时乳汁量又不够,在授乳间期,乳汁不能很好地储存在乳房内,乳房无自觉不适,可以双侧或单侧发生。

## 二、治疗

（一）气血虚弱证

主证：产后乳汁自出，乳汁量少而稀薄，乳房不胀，面色苍白，自汗心悸，纳少便溏，神疲乏力，头晕视物不清，舌淡苔薄白，脉细弱。

治法：益气养血。

方药：八珍汤加味。党参20 g，炙黄芪60 g，当归10 g，白芍15 g，芡实12 g，白术15 g，茯苓15 g，阿胶10 g，神曲15 g，熟地黄15 g，五味子10 g，陈皮15 g，炙甘草10 g，枸杞12 g，升麻5 g。

针刺：补法，选用中脘、关元、百会、足三里、气海、三阴交、脾俞、膈俞等穴。每次选5穴，留针30分钟，可配合灸，每周4次。

耳针或耳压：选用脾、胃、内分泌、交感等穴。两耳交替进行，每周4次。

（二）肝经郁热证

主证：乳汁自出，乳汁量少但不稀薄，胸胁作胀，心烦易怒，口干舌燥，便秘尿黄，目赤，舌边红，苔黄，脉弦数。

治法：疏肝解郁清热。

方药：丹栀逍遥散加减。牡丹皮10 g，栀子10 g，黄芩10 g，菊花15 g，枳壳10 g，柴胡10 g，白芍15 g，当归6 g，生牡蛎20 g，生黄芪15 g，夏枯草15 g，薄荷10 g，生甘草6 g。

针刺：泻法为主，选用期门、行间、合谷、足三里、百会（平补平泻）等穴，可不留针，每周4次，诸症缓解后停针。

耳针或耳压：选用肝、内分泌、交感等穴。两耳交替，每周4次，诸症缓解后停用。

## 三、调适

（1）产后加强营养，注意休息。

（2）避免剧烈的情绪波动。

（3）由于乳汁是细菌最好的培养基，应勤换内衣，避免感染发生。

（马忠青）

# 第七节 产后乳汁缺乏症

## 一、概述

产后乳汁缺乏是女性哺乳期的常见症，有的表现在开始哺乳的一段时间，有的表现在整个哺乳过程中。它发生的原因如下：①乳腺发育不良，具有分泌乳汁功能的腺泡缺少或分泌障碍引起乳汁不足。②乳腺手术创伤或炎症等疾病导致乳腺部分缺损。③产后哺乳开始太迟，授乳后乳汁排空不良或早产儿吮吸能力有限导致垂体分泌催乳素减少。④产妇焦虑、恐惧、发怒等不良情绪可以抑制催乳素和缩宫素的释放。⑤营养障碍、产妇虚弱、乳汁生成的物质基础不足，乳汁稀少。

## 二、临床诊断

临床表现:产后开始哺乳时或哺乳期中的一段时间,出现乳房不胀,乳汁稀薄量少,给婴儿的供给不足,乳房无任何不适。部分乳汁缺乏可能骤然发生,一般和情志有关。

## 三、治疗

中医治疗:产后缺乳如果是由于乳房发育不良或乳房的腺组织缺乏等器质性因素造成,中医治疗效果不好,必须考虑人工喂养。其他因素所致的产后乳汁缺乏,中医治疗再配合精神调适,加强营养和休息后会有很好的疗效。

(一)气血虚弱证

主证:患者往往产后一开始就有乳汁不足,乳房无胀感,乳汁量少稀薄,面色无华,短气倦怠,食欲缺乏,产时失血量多,产后恶露量多或恶露不绝,舌淡或淡胖,苔薄白,脉细弱。

治法:补气益血,通络下乳。

方药:八珍汤加味。熟地黄 15 g,当归 10 g,白芍 15 g,陈皮 15 g,炙黄芪 20 g,白术 15 g,茯苓 15 g,党参 18 g,通草 10 g,王不留行 10 g,牛膝 6 g。

针刺:补法,选用足三里、三阴交、关元、膈俞、脾俞、中脘、血海、肩井、少泽等穴。每次选4~5组穴位,前 6 个穴位可以针后加灸,留针 15~20 分钟,每周 5 次,当诸症缓解后停针。

耳压或耳针:选用肝、胃、脾、胸、内分泌等穴。每周 5 次,两耳交替,缓解后停止。

(二)肝郁气滞证

主证:乳汁骤然减少,往往有情绪不佳史,乳房可以有胀硬或结块,乳汁较稠,胸胁胀满,喜叹息,舌淡红,苔薄白,脉弦。

治法:疏肝解郁,通络下乳。

方药:通肝生乳汤加减。柴胡 10 g,白芍 12 g,当归 10 g,白术 10 g,漏芦 10 g,路路通 15 g,瓜蒌 12 g,通草 10 g,桔梗 12 g,王不留行 10 g,白芷 10 g。

针刺:平补平泻,选用太冲、期门、膻中、足三里、肩井、少泽等穴,每次 3~4 组穴位,每 10 分钟行针一次,留针 30 分钟,每周 5 次,诸症缓解后停用。

耳压或耳针:选用肝、内分泌、神门、交感、胸等穴。两耳交替进行,每周 5 次,诸症缓解后停用。

(三)气虚痰滞证

主证:乳汁稀薄而少,形体肥胖,气短心累,食少,或咽中有痰,大便溏,胸闷恶心,舌淡胖,苔白腻,脉濡。

治法:益气健脾,化痰通乳。

方药:漏芦散和四君子汤加减。党参 20 g,白术 15 g,茯苓 15 g,陈皮 15 g,炒扁豆 18 g,瓜蒌 12 g,漏芦 10 g,当归 12 g,冬瓜仁 20 g,莱菔子 12 g,炙黄芪 20 g,丝瓜络 10 g。

针刺:平补平泻为主,适当加用补法,选用膻中、肩并、足三里、气海、脾俞、肾俞、丰隆等穴。每次 3~4 组穴位,足三里、气海、脾俞和肾俞可适当针加灸,每周 5 次,诸症缓解后停针。

耳针或耳压:选用脾、肾、内分泌、胸等穴,每周 5 次,诸症缓解后停用。

## 四、预防和护理

（1）调畅心志，保证营养充分、睡眠充足。

（2）多食各种汤类食品，如鸡汤、排骨汤、鱼汤等。

（3）及时开乳，在授乳中若乳汁排空不良，应适当使用人工方式帮助其排空。

（4）一旦发现乳汁减少，应及早治疗，一般产后头半个月内治疗效果较好，时间过长，乳腺小叶内上皮细胞发生萎缩，再用药效果不佳。

（5）每天保持充足的维生素和微量元素的摄入。

（马忠青）

# 第三章 女性生殖系统炎症

## 第一节 外 阴 炎

外阴与阴道、尿道、肛门相毗邻,经常受到阴道分泌物、经血、尿液和粪便的刺激,若不注意局部清洁,常诱发外阴皮肤与黏膜的炎症。

### 一、非特异性外阴炎

由一般化脓性细菌引起的外阴炎称为非特异性外阴炎,大多为混合性细菌感染,常见病原菌有金黄色葡萄球菌、乙型溶血性链球菌、大肠埃希菌、变形杆菌、厌氧菌等。临床上可分为单纯性外阴炎、毛囊炎、外阴脓疱病、外阴疖病、蜂窝织炎及汗腺炎等。

(一)单纯性外阴炎

1.病因

当宫颈或阴道发炎时,阴道分泌物流出,刺激外阴可引起外阴炎。穿着透气性差的化纤内裤,外阴皮肤经常湿润或尿瘘、粪瘘患者外阴长期被尿液、大便浸渍均可继发感染而导致外阴炎。

2.临床表现

炎症多发生于小阴唇内外侧或大阴唇甚至整个外阴部,急性期表现为外阴发红、肿胀、灼热、疼痛,亦可发生外阴糜烂、表皮溃疡或成片湿疹样变。有时并发腹股沟淋巴结肿大、压痛。慢性患者由于长期刺激可出现皮肤增厚、粗糙、皲裂,有时呈苔藓化或色素减退。

3.治疗

(1)去除病因:积极治疗宫颈炎、阴道炎;改穿棉质内裤;有尿瘘或粪瘘者行修补术;糖尿病尿液刺激引起的外阴炎则应治疗糖尿病。

(2)局部用药:1∶5 000 高锰酸钾温热水坐浴,每天 2 次,清洁外阴后涂 1% 硫酸新霉素软膏或金霉素软膏。

(3)物理疗法:红外线、微波或超短波局部治疗,均有一定的疗效。

（二）外阴毛囊炎

1.病因

外阴毛囊炎为细菌侵犯毛囊及其所属皮脂腺引起的急性化脓性感染。病原体多为金黄色葡萄球菌,其次为白色葡萄球菌。全身抵抗力下降、外阴局部不洁或肥胖使表皮摩擦受损均可诱发此病。屡发者应检查有无糖尿病。

2.临床表现

最初出现一个红、肿、痛的小结节,逐渐增大,呈锥状隆起;数天后结节中央组织坏死变软,出现黄色小脓栓;再过数天脓栓脱落,排出脓液,炎症逐渐消退,但常反复发作。

3.治疗

（1）保持外阴清洁,勤换内裤,勤洗外阴,避免进食辛辣食物或饮酒。

（2）出疹较广泛时,可口服头孢类大环内酯类抗生素。已有脓疱者,可用消毒针刺破,并局部涂上 1% 新霉素软膏或 2% 莫匹罗星软膏。

（三）外阴疖病

1.病因

由金黄色葡萄球菌或白色葡萄球菌引起。屡发者应检查有无糖尿病。

2.临床表现

开始时毛囊口周围皮肤轻度充血肿痛,逐渐形成高于周围皮肤的紫红色硬结,皮肤表面紧张,有压痛,硬结边缘不清楚,常伴腹股沟淋巴结肿大,以后疖肿中央变软,表面皮肤变薄,并有波动感,继而中央顶端出现黄白色点,不久溃破,脓液排出后,疼痛减轻,红肿消失,逐渐愈合。

3.治疗

保持外阴清洁,早期用 1:5 000 高锰酸钾温热水坐浴后涂敷抗生素软膏,以促使炎症消散或局限化,亦可用红外线照射以促使疖肿软化。有明显炎症或发热者应口服抗生素,有研究者主张用青霉素 20 万～40 万 U 溶于 0.5% 普鲁卡因 10～20 mL 做封闭治疗,封闭时应在疖肿边缘外 2～3 cm 处注射。当疖肿变软,有波动感时,应切开引流。切口要适当大,以便脓液及坏死组织顺利排出;但切忌挤压,以免炎症扩散。

（四）外阴急性蜂窝织炎

1.病因

外阴急性蜂窝织炎为外阴皮下、筋膜下、肌间隙或深部蜂窝组织的一种急性弥漫性炎症。致病菌以溶血性链球菌为主,其次为金黄色葡萄球菌及厌氧菌。炎症由皮肤或软组织损伤引起。

2.临床表现

本病特点是病变不易局限化,迅速扩散,与正常组织无明显界限。表浅的急性蜂窝织炎局部明显红肿、剧痛,并向四周扩大,病变中央常因缺血而坏死。深部的蜂窝织炎,局部红肿不明显,只有局部水肿和深部压痛,疼痛较轻,但病情较严重,有高热、寒战、头痛、全身乏力、白细胞计数升高,压迫局部偶有捻发音。蜂窝组织和筋膜有坏死,以后可有进行性皮肤坏死,脓液恶臭。

3.治疗

早期采用头孢类或青霉素类抗生素口服或静脉滴注。局部可采用热敷或中药外敷,若不能控制,应多处切开引流（切忌过早引流）,去除坏死组织,伤口用 3% 过氧化氢溶液冲洗和湿敷。

（五）外阴汗腺炎

1.病因

青春期外阴部汗腺分泌旺盛,分泌物黏稠,加上继发性葡萄球菌或链球菌感染,致使腺管堵塞导致外阴汗腺炎。

2.临床表现

外阴部有多个瘙痒的皮下小结节,若不及时治疗则会形成脓疱,最后穿破。

3.治疗

保持外阴清洁,了解外阴清洁的重要性,避免穿尼龙内裤。早期治疗可用 1∶5 000 高锰酸钾液温热坐浴,每天 2～3 次。外阴清洁后保持干爽。严重时口服或肌内注射抗生素,形成脓疱时切开排脓。

## 二、婴幼儿外阴炎

（一）病因

由于婴幼儿卵巢功能尚未成熟,外阴发育较差,自我防御机制不健全,因而外阴易受到各种病原体感染导致婴幼儿外阴炎。常见病原体为大肠埃希菌、葡萄球菌、链球菌、淋病奈瑟菌、假丝酵母、滴虫或蛲虫等。传播方式为母亲或保育员的手、衣物、毛巾、浴盆等间接传播,也可为自身大便污染或外阴不洁等。

（二）临床表现

局部皮肤红肿、疼痛或瘙痒致使婴幼儿烦躁不安及哭闹。检查发现外阴、阴蒂部红肿,尿道口或阴道口充血、水肿或破溃,严重时可致小阴唇粘连。因阴唇粘连覆盖尿道口,尿液由粘连部上方或下方裂隙排出,婴幼儿排尿时因尿液刺激致使疼痛加重而哭闹。

（三）治疗

(1)注意卫生,不穿开裆裤,减少外阴受污染机会。婴幼儿大小便后尤其大便后应清洗外阴,避免用刺激性强的肥皂。清洁外阴后撒布婴儿浴粉或氧化锌粉,以保持外阴干燥。

(2)急性炎症时,用 1∶5 000 高锰酸钾液坐浴,每天 2～3 次。坐浴后擦干外阴,可选用下列药物涂敷:①40％紫草油纱布;②炉甘石洗剂;③15％氧化锌粉;④瘙痒明显者可用 10％氢化可的松软膏。

(3)阴唇粘连时,粘连处可用两大拇指将两侧阴唇向外、向下轻轻按压使粘连分离。分离后创面用 40％紫草油涂敷,以免再度粘连,也可涂擦 0.1％雌激素软膏。

(4)口服或静脉滴注抗生素治疗。

## 三、老年性外阴炎

（一）病因

绝经后,雌激素水平明显降低,外阴脂肪减少,大小阴唇变平,皮肤变薄,弹性消失,阴毛稀疏,腺体减少,容易出现老年性外阴炎。

（二）临床表现

外阴因干枯发痒而搔抓,抓破后易导致感染,轻度摩擦均会引起外阴皮肤损伤。若外阴萎缩范围达肛门周围,导致肛门括约肌张力降低而发生轻度大便失禁,可因粪便污染而致炎症。

（三）治疗

保持外阴清洁。外阴瘙痒时可用氢化可的松软膏外涂以缓解瘙痒,而且软膏的润滑作用可使皮肤不会因干燥而发生磨损。症状严重者,如无禁忌证可给予雌激素治疗,口服结合雌激素片0.625 mg,每晚1次,亦可结合雌激素阴道软膏局部涂搽。

## 四、慢性肥厚性外阴炎

（一）病因

慢性肥厚性外阴炎又称外阴象皮肿,病原体为丝虫。其微丝蚴寄生于外阴淋巴系统中,引起淋巴管炎性阻塞,导致皮肤增厚。

（二）临床表现

外阴部皮肤（阴蒂、大小阴唇）呈局限性或弥漫性增厚,表面粗糙,有时凹凸不平呈结节状、乳头状或疣状。因外阴皮肤肥厚肿大,导致患者坐立不安、大小便困难、性生活受影响。病变局部瘙痒,抓破后容易引起继发性感染,出现溃疡、渗液、疼痛等。患者可有丝虫感染史或乳糜尿。

（三）治疗

乙胺嗪,4～6 mg/kg,每天3次,7天为一疗程,也有人主张用短程疗法,即每天1.5 g分2次口服,连服2天。局部病灶要注意干燥清洁,预防继发性感染,病灶增大及肥厚严重者,可考虑手术切除。

## 五、前庭大腺炎

（一）病因

前庭大腺为一对管泡状结构的腺体,位于两侧大阴唇下1/3深部,腺管开口于处女膜与小阴唇之间。因解剖部位的特点,在性交、流产、分娩等情况污染外阴时,病原体易侵入引起前庭大腺炎。炎症一般发生于生育年龄妇女。病原体多为金黄色葡萄球菌、大肠埃希菌、厌氧菌（类杆菌）或淋病奈瑟菌等混合感染。

（二）临床表现

前庭大腺炎可分为三种类型:前庭大腺导管炎、前庭大腺脓肿和前庭大腺囊肿。

1.前庭大腺导管炎

初期感染阶段多为导管炎,局部红肿、疼痛及性交痛,检查可见患侧前庭大腺开口处呈白色小点,有明显压痛。

2.前庭大腺脓肿

导管开口处闭塞,脓性分泌物不能排出,积聚于导管及腺体中,并逐渐扩大形成前庭大腺脓肿。脓肿直径达3～6 cm,多为单侧,局部有红、肿、热、痛,皮肤变薄,触痛明显,有波动感;脓肿若继续增大,壁薄,可自行破溃,症状随之减轻;若破口小,脓液引流不畅,症状可反复发作。全身症状可有发热、白细胞计数增高、患侧腹股沟淋巴结肿大。

3.前庭大腺囊肿

因前庭大腺导管非特异性炎症阻塞,使腺体内分泌物积聚,形成囊性扩张所致,但腺体无炎症。囊肿小者长期存在而无自觉症状,囊肿大者阻塞阴道口,导致患者行动不便,有肿胀感。检查可见大阴唇下方有囊性块物,椭圆形,肿物大小不等,囊肿内含清澈透明液体,感染时可呈脓性。

（三）治疗

1.前庭大腺导管炎

多卧床休息，口服青霉素类、头孢菌素类、喹诺酮类抗生素，局部可用 1：5 000 高锰酸钾液坐浴。

2.前庭大腺脓肿

待脓肿成熟有波动感时行切开引流术。消毒外阴后，在脓肿表面皮肤最薄处（大阴唇内侧）做一半弧形切口，切口不宜过小，便于脓液充分引流排出，术后应置纱条于脓腔内引流，防止切口过早闭合。切开引流术后症状可迅速消除，但愈合后有可能反复发作，故可在炎症消除后，行前庭大腺摘除术。

3.前庭大腺囊肿

有感染时，按前庭大腺脓肿处理。无继发感染，则可行囊肿造口术。于大阴唇内侧皮肤与黏膜交界处行半弧形切口，剪去菱形黏膜及囊壁一小块，然后将黏膜与囊壁间断缝合。由于前庭大腺开口未闭塞，故腺体仍有正常分泌功能。亦可采用 $CO_2$ 激光造口术，复发率较低。

## 六、外阴前庭炎

外阴前庭炎为一慢性持续性临床综合征，其特点为外阴前庭部发红，性交时阴道口有剧痛不适，或触摸、压迫前庭时局部疼痛。

（一）病因

病因尚不清楚，可能与感染尤其是人乳头瘤病毒（HPV）感染、尿中尿酸盐刺激以及心理因素有关。

（二）临床表现

本病好发于性生活活跃的妇女。主要症状为性交时阴道口剧痛或长期阴道口处烧灼感，可伴有尿痛、尿频，严重者导致性交畏惧感。检查见前庭部充血、肿胀，压痛明显。

（三）治疗

由于病因不明，治疗效果不理想。对症状较轻者，可采用药物治疗，对病变严重或药物治疗无效者，可采用手术治疗。

1.药物治疗

1：5 000 高锰酸钾温水坐浴，性交前液状石蜡润滑前庭部，1％氢化可的松或 0.025％氟轻松软膏局部外涂，亦可同时应用 2％～5％利多卡因溶液外涂。近年报道前庭局部黏膜下注射 α-干扰素有一定疗效，有效率为 50％。

2.手术治疗

切除前庭部疼痛处黏膜层，然后潜行游离部分阴道黏膜予以覆盖。前庭大腺开口处被切除后仍能自行重建。

## 七、外阴接触性皮炎

（一）病因

外阴皮肤直接接触某些刺激性物质或变应原而发生的炎症，如接触消毒剂、卫生巾、肥皂、阴茎套、紧身内裤等。

（二）临床表现

外阴接触刺激物或变应原后，局部有灼热感、疼痛、瘙痒，检查见皮肤潮红、皮疹、水肿、水疱甚至坏死、溃疡。

（三）治疗

去除病因，避免用刺激性物质。可口服赛庚啶、阿司咪唑或肾上腺皮质激素，局部用3％硼酸溶液冲洗后，涂抹炉甘石洗剂。若有继发感染时，可给予1％新霉素软膏涂抹。

（李　涛）

# 第二节　阴　道　炎

女性阴道及其特定的菌群共同形成了一个巧妙的平衡生态体系，当此平衡被破坏时，即可导致阴道炎。改变阴道生态平衡的药物和其他因素有抗生素、激素、避孕药、阴道冲洗、阴道用药、性交、性传播疾病、紧张和多性伴侣等。

阴道内主要需氧菌有革兰氏阳性乳酸杆菌、类白喉杆菌、革兰氏阳性表皮葡萄球菌、链球菌、肠球菌和革兰氏阴性大肠埃希菌及阴道杆菌；主要厌氧菌有革兰氏阳性消化球菌属及消化链球菌属、革兰氏阴性类杆菌属、梭状芽孢杆菌；除细菌外尚有衣原体、支原体、病毒、原虫、真菌等。

阴道炎主要病因：①外阴阴道假丝酵母病；②滴虫性阴道炎；③细菌性阴道病；④老年性阴道炎；⑤阿米巴性阴道炎；⑥婴幼儿阴道炎；⑦过敏性阴道炎。

## 一、外阴阴道假丝酵母病

外阴阴道假丝酵母病是由假丝酵母引起的一种常见外阴阴道炎，约75％妇女一生中至少患过1次外阴阴道假丝酵母病。

（一）病因

假丝酵母呈卵圆形，有芽生孢子及细胞发芽伸长而形成的假菌丝，80％～90％病原体为白色假丝酵母，10％～20％为光滑假丝酵母、近平滑假丝酵母、热带假丝酵母等。假丝酵母系阴道内常驻菌种，也可由肠道传染来，其繁殖、致病、发病取决于宿主抵抗力以及阴道内环境的变化。当阴道内糖原增多，酸度增高时，最适宜假丝酵母繁殖而引起炎症。妊娠、避孕药、抗生素、激素和免疫抑制剂的使用均有利于假丝酵母繁殖，阴道和子宫颈有病理改变时，假丝酵母发病率亦增高，肥胖及甲状旁腺、甲状腺和肾上腺功能减退等均影响假丝酵母的繁殖和生长且与发病有关，亦与大量雌激素应用、糖尿病、穿紧身化纤内裤、性交过频、性传播、偏嗜甜食有关。

（二）临床表现

本病主要表现为外阴和阴道瘙痒，严重时抓破外阴皮肤，可有外阴烧灼感、阴道痛、性交疼痛及排尿灼热感，排尿或性交可使症状加剧，阴道分泌物增多，典型的白带为白色豆渣样，稠厚，无臭味。

检查时可见阴道黏膜被白色膜状豆渣样分泌物覆盖，擦除后见黏膜充血、水肿或为表浅糜烂面，外阴因搔抓或分泌物刺激可出现抓痕、表皮剥脱、肿胀和红斑。

（三）诊断

典型病例不难诊断，若在分泌物中找到假丝酵母的芽孢及菌丝即可确诊。检查时可用悬滴法（加1滴生理盐水或10％氢氧化钾）在显微镜下找芽孢和假菌丝。若有症状而多次检查阴性时，可改用培养法。顽固病例应检查尿糖，必要时查血糖，并详细询问有无服用大量皮质激素和长期应用抗生素的病史，以寻找发病的可能诱因。

（四）治疗

1.去除诱因

及时了解存在的诱因并及时消除，如停服广谱抗生素、雌激素等。合并糖尿病时要同时予以治疗，宜选用棉质内裤。患者的毛巾、内裤等衣物要隔离洗涤，用开水烫，以免传播。假丝酵母培养阳性但无症状者无须治疗，因为10％～20％妇女阴道内有假丝酵母寄生。

2.改变阴道酸碱度

假丝酵母在 pH 5.5～6.5 环境下最适宜生长繁殖，因此，可改变阴道酸碱度造成不利于其生长的环境。方法是用碱性溶液如2％～4％碳酸氢钠溶液冲洗阴道或坐浴，每天 2 次，10 天为一疗程。

3.药物治疗

（1）制霉菌素栓（米可定泡腾阴道片）：10 万单位/枚，每晚置阴道内 1 枚，10～14 天为一个疗程。怀疑系肠道假丝酵母传播致病者，应口服制霉菌素片剂，每次 50 万～100 万 U，每天 3 次，7～10 天为一疗程，以消灭自身的感染源。

（2）咪唑类药物：包括布康唑、咪康唑、克霉唑、酮康唑、益康唑、伊曲康唑、特康唑、氟康唑等，已成为治疗外阴阴道假丝酵母病的推荐疗法。①布康唑：阴道霜，5 g/d，睡时阴道内用，共3 天。②咪康唑：阴道栓剂，每晚 1 粒，每粒 200 mg，共7 天或每粒 400 mg，共 3 天。2％咪康唑乳膏，5 g/d，睡时阴道内用，共7 天。③克霉唑：又称三苯甲咪唑，克霉唑阴道片100 mg，每晚1 次，7 天为一疗程，或200 mg，每晚 1 次，3 天为一疗程。亦有用1％克霉唑阴道乳膏 5 g 每晚涂于阴道黏膜上，7～14 天为一疗程。油膏亦可涂在外阴及尿道口周围，以减轻瘙痒症状及小便疼痛。克霉唑 500 mg 单剂阴道给药，疗效与上述治疗方案相近。④酮康唑：是一种新型口服吸收的抗真菌药物，200 mg，每天 1 次或 2 次口服，5 天为一疗程，疗效与克霉唑或咪康唑阴道给药相近。对于复发性外阴阴道假丝酵母病患者，现主张用酮康唑口服治疗。⑤益康唑：系咪唑类药物，抗菌谱较广，对深部或浅部真菌均有效，制剂有 50 mg 或 150 mg 的阴道栓剂，1％的阴道霜剂，3 天为一疗程。⑥伊曲康唑：每片 200 mg，每天口服 2 次，每次 1 片即可，也可 200 mg 口服，每天 1 次，共3 天。⑦特康唑：0.4％霜剂，5 g/d，阴道内给药，共7 天；0.8％霜剂，5 g/d，阴道内给药，共 3 天；阴道栓剂 80 mg/d，共 3 天。⑧氟康唑：唯一获得美国食品药品监督管理局许可的治疗假丝酵母感染的口服药物，每片150 mg，仅需服用 1 片即可。

（3）顽固病例的治疗：外阴阴道假丝酵母病患者经过治疗，临床症状及体征消失，真菌学检查阴性后，又出现症状，真菌学检查阳性，并且一年内发作 4 次或 4 次以上者，称为复发性外阴阴道假丝酵母病，复发原因可能与性交传播或直肠假丝酵母感染有关。①查尿糖、血糖，排除糖尿病。②月经期间不能中断治疗，治疗期间不能性交。③最佳方案尚未确定，推荐一开始给予积极治疗10～14 天，随即维持治疗 6 个月。如酮康唑 100 mg/次，每天 1 次，维持 6 个月。或者治疗一疗程结束后 6 个月内，每次经前用阴道栓剂，共 3 天。④应用广谱抗生素治疗其他感染性疾病期间，应同时用抗真菌软膏涂抹阴道，以防复发。⑤口服氟康唑、伊曲康唑、制霉菌素治疗直肠假丝酵母感染。⑥当与滴虫性阴道炎并存时,应注意同时治疗。

(4)妊娠期感染的治疗:为避免新生儿感染,应进行局部治疗。目前认为制霉菌素或咪康唑妊娠期局部用药对胎儿无害,可用 2％碳酸氢钠溶液冲洗外阴后,将上述栓剂放入阴道,孕中期阴道给药时不宜塞入过深。

## 二、滴虫性阴道炎

(一)病因

滴虫性阴道炎由阴道毛滴虫引起。阴道毛滴虫为可活动的厌氧原虫,梨形,全长 15～20 $\mu$m,虫体前端有 4 根鞭毛,在 pH 5.5～6.0 时生长繁殖迅速。月经前后阴道 pH 发生变化时,隐藏在腺体及阴道皱襞中的滴虫常得以繁殖,引起炎症发作。滴虫能消除或吞噬阴道细胞内的糖原,阻碍乳酸的生成。本病可由性交引起,也与使用不洁浴具或穿着污染衣裤、接触污染便盆、被褥等有关。

(二)临床表现

20％～50％患者无症状,称为带虫者。滴虫单独存在时可不导致炎症反应。但由于滴虫消耗阴道细胞内糖原,改变阴道酸碱度,破坏其防御机制,故常在月经前后、妊娠期或产后等阴道 pH 改变时,继发细菌感染,引起炎症发作。

临床症状表现为阴道分泌物异常增多,常为稀薄泡沫状,有臭味,当混合细菌感染时分泌物呈脓性。10％患者诉外阴、阴道口瘙痒,有时伴性交痛、尿频、尿痛、血尿。

检查可见阴道黏膜呈散在红色点状皮损或草莓状宫颈,后穹隆有较多的泡沫状分泌物。单纯带虫者阴道黏膜可无异常发现。

(三)诊断

采用悬滴法在阴道分泌物中找到滴虫即可确诊。阴道分泌物涂片可见大量白细胞而未能从镜下检出滴虫者,可采用培养法。采集分泌物前 24～48 小时应避免性交、阴道冲洗或局部用药,且不宜行双合诊检查,窥阴器不可涂抹润滑剂。近来开始运用荧光标记单克隆抗体检测、酶联免疫吸附法和多克隆抗体乳胶凝集法诊断,敏感度为 76％～95％不等。

(四)治疗

1.甲硝唑

传统治疗方案:200 mg 口服,每天 3 次,7 天为一疗程;或 400 mg 口服,每天 2 次,5 天为一疗程;亦可 2 g 单次口服。单剂量治疗的好处是总药量少,患者乐意接受,但因剂量大,可出现不良反应,因此选用单剂量疗法一定要慎重。用药期间或用药后 24 小时内不能饮用含酒精的饮料,配偶亦需同时采用甲硝唑口服治疗。

2.替代方案

替代方案有以下几种:①替硝唑 500 mg,每天 2 次,连服 7 天。②甲苯咪唑 100 mg,每天 2 次,连服 3 天。③硝呋拉太 200 mg,每天 3 次,连服 7 天。

3.阴道局部用药

阴道局部用药症状缓解相对较快,但不易彻底杀灭滴虫,停药后易复发。先采用 0.5％醋酸清洗阴道后,将甲硝唑 200 mg 置入阴道内,每晚 1 次,7 天为一疗程;或用甲硝唑泡腾片 200 mg,乙酰胂胺(每片含乙酰胂胺 250 mg、硼酸30 mg),卡巴胂 200 mg,曲古霉素栓 10 万 U,每晚一枚置阴道内,7 天为一疗程。

4.治疗中的注意事项

月经净后阴道 pH 偏碱性,利于滴虫生长,因而可能在月经干净后复发,故应在下次月经净后再治疗一疗程,以巩固疗效。

## 三、细菌性阴道病

（一）病因

细菌性阴道病为阴道内正常菌群失调所致的一种混合感染,以往曾称非特异性阴道炎、嗜血杆菌性阴道炎、棒状杆菌性阴道炎、加德纳菌性阴道炎、厌氧性阴道病,1984 年被正式命名为细菌性阴道病。此病非单一致病菌引起,而是多种致病菌大量繁殖导致阴道生态系统失调的一种阴道病理状态,因局部无明显炎症反应,分泌物中白细胞少,故而称作阴道病。

细菌性阴道病为生育妇女最常见的阴道感染性疾病。有统计在性传播疾病门诊的发生率为 15％～64％,年龄在 15～44 岁,妊娠妇女发病率 16％～29％。正常阴道内以产生过氧化氢的乳杆菌占优势,细菌性阴道病时,乳杆菌减少而其他细菌大量繁殖,主要有加德纳菌、动弯杆菌、普雷沃菌、类杆菌等厌氧菌以及人型支原体,其数量可增加 100～1 000 倍。阴道生态环境和 pH 的改变,是加德纳菌等厌氧菌大量繁殖的致病诱因,其发病与妇科手术、既往妊娠数、性伴侣数目有关。口服避孕药有支持乳杆菌占优势的阴道环境的作用,对细菌性阴道病起到一定防护作用。

（二）临床表现

20％～50％患者无症状,有症状者表现为阴道分泌物增多,呈灰白色或灰黄色,稀薄,腥臭味,尤其是性交后更为明显,是碱性黏液可使阴道 pH 升高,促进加德纳菌等厌氧菌的生长,引起胺类释放所致。少数患者可有外阴瘙痒及灼热感。细菌性阴道炎可引起宫颈上皮不典型增生、子宫内膜炎、输卵管炎、盆腔炎、异位妊娠与不孕。孕期细菌性阴道炎感染可引起早产、胎膜早破、绒毛膜羊膜炎、产褥感染、新生儿感染。

检查见阴道口有分泌物流出,可闻到鱼腥味,分泌物稀薄并黏着于阴道壁,易擦掉,阴道黏膜无充血等炎症改变。

（三）诊断

根据临床特征和阴道分泌物镜检多能明确诊断。临床上如按滴虫性阴道炎、外阴阴道假丝酵母病治疗无效时,应考虑细菌性阴道炎。细菌性阴道炎诊断的四项标准,有其中的三项即可诊断:①阴道分泌物增多,均匀稀薄。②阴道 pH 大于 4.5。③氨试验阳性。取阴道分泌物少许置玻片上,加入 10％氢氧化钾溶液 1～2 滴,立即可闻及一种鱼腥味即为阳性。这是由于厌氧菌产生的胺遇碱释放氨所致,但非细菌性阴道炎患者性生活后由于碱性精液的影响,氨试验也可为阳性。④线索细胞阳性,取少许阴道分泌物置玻片上,加 1 滴生理盐水于高倍镜下观察,视野中见到 20％以上的线索细胞即为阳性。线索细胞系阴道壁脱落的表层细胞,于细胞边缘吸附大量颗粒状物质,即各种厌氧菌尤其是加德纳菌,以致细胞边缘不清,呈锯齿状。

（四）治疗

治疗目的是缓解阴道症状和体征。治疗原则:①无症状者无须治疗;②性伴侣不必治疗;③妊娠期细菌性阴道炎应积极治疗;④经阴道手术如子宫内膜活检、宫腔镜、节育环放置、子宫输卵管碘油造影检查、刮宫术等应在术前积极治疗。

1.全身治疗

（1）首选为口服甲硝唑。甲硝唑有助于细菌性阴道炎患者重建正常阴道内环境。美国疾病控制中心的推荐方案是甲硝唑 500 mg 口服,每天 2 次,或 400 mg 口服,每天 3 次,共 7 天,治愈率达 82%～97%。备用方案有甲硝唑 2 g 单次顿服,治愈率 47%～85%。

(2)克林霉素对厌氧菌及加德纳菌均有效。用法:300 mg 口服,1 天 2 次,共 7 天,治愈率 97%,尤其适用于妊娠期细菌性阴道炎患者及甲硝唑治疗失败或不能耐受者。不良反应有腹泻、皮疹、阴道刺激症状,均不严重,无须停药。

2.局部治疗

(1)甲硝唑 500 mg 置于阴道内,每晚 1 次,7～10 天为一疗程,或 0.75% 甲硝唑软膏(5 g)阴道涂布,每天 2 次,5～7 天为一疗程。

(2)2% 克林霉素软膏 5 g 阴道涂布,每天 1 次,7 天为一疗程,治愈率 80%～85%,适宜于妊娠期细菌性阴道炎治疗。

(3)乳酸(pH 3.5)5 mL 置入阴道内,每天 1 次,7 天为一疗程。

(4)3% 过氧化氢冲洗阴道,每天 1 次,7 天为一疗程。

(5)对于混合感染如合并滴虫性阴道炎、外阴阴道假丝酵母病患者,可采用聚甲酚磺醛阴道栓 1 枚,每天 1 次,或保菌清阴道栓(含硫酸新霉素、多黏菌素 B、制霉菌素、乙酰胂胺)1 枚,每天 1 次,6 天为一疗程。

3.妊娠期细菌性阴道炎的治疗

推荐方法为甲硝唑 200 mg,每天 3 次,共 7 天。替代疗法为甲硝唑 2 g 顿服或克林霉素 300 mg,每天 2 次,共 7 天。妊娠期不宜阴道内给药,有可能增加早产的风险。

## 四、老年性阴道炎

(一)病因

绝经后妇女由于卵巢功能衰竭,雌激素水平下降,阴道黏膜变薄,皱褶消失,细胞内缺乏糖原,阴道内 pH 多呈碱性,杀灭病原菌能力降低,加之血供不足,当受到刺激或被损伤时,毛细血管容易破裂,出现阴道不规则点状出血。如细菌侵入繁殖,可引起老年性阴道炎。

(二)临床表现

阴道分泌物增多,水样、脓性或脓血性,可有下腹坠胀不适及阴道灼热感。由于分泌物刺激,患者感外阴及阴道瘙痒。

检查见阴道呈老年性改变,皱襞消失,上皮薄,阴道黏膜充血,有点状出血,严重时形成表浅溃疡。若溃疡面相互粘连,阴道检查分离时可引起出血,粘连严重者可导致阴道闭锁,闭锁段上端分泌物不能排出可形成阴道或宫腔积脓。长期炎性刺激可致阴道黏膜下结缔组织纤维化,致使阴道狭窄。

(三)诊断

根据临床表现不难诊断,但必须排除滴虫性阴道炎或外阴阴道假丝酵母病。此外,发现血性白带时还需警惕子宫恶性肿瘤的存在,必要时应行分段诊断性刮宫或局部活检予以确诊。

(四)治疗

治疗原则为增强阴道抵抗力和抑制细菌生长。

1.保持外阴清洁和干燥

分泌物多时可用 1% 乳酸、0.5% 醋酸或 1∶5 000 高锰酸钾坐浴或冲洗阴道。

2.雌激素制剂全身给药

尼尔雌醇,每半月 2～4 mg 口服。结合雌激素,每天 0.625 mg 口服。戊酸雌二醇,每天 1～2 mg 口服。克龄蒙(每片含戊酸雌二醇 2 mg,醋酸环丙孕酮 1 mg),每天 1 片。诺更宁(每片含雌二醇 2 mg,醋酸炔诺酮 1 mg),每天 1 片。以上药物可任意选用一种。

3.雌激素制剂局部给药

己烯雌酚 0.5 mg,每晚 1 次,7 天为一疗程;或结合雌激素阴道软膏 0.5～2 g/d,7 天为一疗程。

4.抗生素软膏或粉剂局部给药

甲硝唑、氧氟沙星、磺胺异唑、氯霉素局部涂抹,隔天 1 次,7 次为一疗程。

## 五、婴幼儿阴道炎

(一)病因

婴幼儿卵巢尚未发育,阴道细长,黏膜仅由数层立方上皮组成,阴道上皮糖原很少,阴道 pH 6.0～7.5,故对细菌的抵抗力弱,阴道内乳杆菌极少,而杂菌较多,这些细菌作用于抵抗力较弱或受损的阴道时,极易产生婴幼儿阴道炎。婴幼儿阴道炎常与外阴炎并存,多见于 1～5 岁的幼女。婴幼儿阴道炎 80% 为大肠埃希菌属感染引起,葡萄球菌、链球菌、变形杆菌、淋病奈瑟菌、滴虫、假丝酵母、蛲虫也可引起感染。年龄较大儿童阴道内异物亦常致继发性感染。

(二)临床表现

临床主要症状为阴道口处见脓性分泌物,味臭。由于阴道分泌物刺激可导致外阴瘙痒,患儿常用手搔抓外阴,甚至哭闹不安。检查可见外阴红肿、破溃、前庭黏膜充血。慢性外阴炎可致小阴唇粘连,慢性阴道炎可致阴道闭锁。

(三)诊断

根据症状、体征,临床诊断并不困难。应取分泌物找滴虫、假丝酵母或涂片染色找致病菌,必要时做细菌培养。还应做肛门检查以排除阴道异物及肿瘤。

(四)治疗

(1)保持外阴清洁、干燥,不穿开裆裤。如阴道分泌物较多,可在尿布内垫上消毒棉垫并经常更换棉垫与尿布。

(2)婴幼儿大小便后用 1∶5 000 高锰酸钾温热水冲洗外阴,年龄较大的小儿可用 1∶5 000 高锰酸钾温水坐浴,每天 3 次。外阴擦干后,可用下列药物:15% 氧化锌粉、15% 滑石粉、炉甘石洗剂、紫草油。瘙痒剧烈时可用制霉菌素软膏或氢化可的松软膏,外阴及阴道口可适量涂抹雌激素霜剂或软膏,也可口服己烯雌酚 0.1 mg,每晚 1 次,连服 7 天。

**(马忠青)**

# 第四章　子宫内膜异位症与子宫腺肌病

## 第一节　子宫内膜异位症

具有生长功能的子宫内膜组织(腺体和间质)出现在宫腔被黏膜覆盖以外的部位时称为子宫内膜异位症(EMT),简称内异症。

EMT 以痛经、慢性盆腔痛、不孕为主要表现,是育龄妇女的常见病。该病的发病率近年有明显增高趋势,发病率占育龄妇女的 $10\%\sim15\%$,占痛经妇女的 $40\%\sim60\%$。在不孕患者中,$30\%\sim40\%$ 合并 EMT,在 EMT 患者中不孕症的发病率为 $40\%\sim60\%$。

该病一般仅见于生育年龄妇女,以 $25\sim45$ 岁妇女多见。绝经后或切除双侧卵巢后异位内膜组织可逐渐萎缩吸收,妊娠或使用性激素抑制卵巢功能可暂时阻止此病的发展,故 EMT 是激素依赖性疾病。

EMT 虽为良性病变,但具有类似恶性肿瘤远处转移、浸润和种植的生长能力。异位内膜可侵犯全身任何部位,最常见的种植部位是盆腔脏器和腹膜,以侵犯卵巢和宫底韧带最常见,其次为子宫、子宫直肠陷凹、腹膜脏层、直肠阴道隔等部位,故有盆腔 EMT 之称。

### 一、发病机制

本病的发病机制尚未完全阐明,关于异位子宫内膜的来源,目前有多种学说。

(一)种植学说

妇女在经期时子宫内膜碎片可随经血倒流,经输卵管进入盆腔,种植于卵巢和盆腔其他部位,并在该处继续生长和蔓延,形成盆腔 EMT。但已证实 $90\%$ 以上的妇女可发生经血逆流,却只有 $10\%\sim15\%$ 的妇女罹患 EMT。剖宫产手术后所形成的腹壁瘢痕 EMT,占腹壁瘢痕 EMT 的 $90\%$ 左右,是种植学说的典型例证。

(二)淋巴及静脉播散

子宫内膜可通过淋巴或静脉播散,远离盆腔部位的器官如肺、手或大腿的皮肤和肌肉发生的 EMT 可能就是通过淋巴或静脉播散的结果。

(三)体腔上皮化生学说

卵巢表面上皮、盆腔腹膜都是由胚胎期具有高度化生潜能的体腔上皮分化而来,在反复经血逆流、炎症、机械性刺激、异位妊娠或长期持续的卵巢甾体激素刺激下,易发生化生而成为异位症的子宫内膜。

（四）免疫学说

免疫异常对异位内膜细胞的种植、黏附、增生具有直接和间接的作用,表现为免疫监视、免疫杀伤功能减弱,黏附分子作用增强,协同促进异位内膜的移植。以巨噬细胞为主的多种免疫细胞可释放多种细胞因子,促进异位内膜的种植、存活和增殖。EMT 患者的细胞免疫和体液免疫功能均有明显变化,患者外周血和腹水中的自然杀伤细胞（NK）的细胞活性明显降低。病变越严重者,NK 细胞活性降低亦越明显。雌激素水平越高,NK 细胞活性则越低。血清及腹水中,免疫球蛋白 IgG、IgA 及补体 $C_3$、$C_4$ 水平均增高,还出现抗子宫内膜抗体和抗卵巢抗体等多种自身抗体。因此,个体的自身免疫能力对异位内膜细胞的抑制作用,在本病的发生中起关键作用。

（五）在位内膜决定论

中国研究者提出的"在位内膜决定论"揭示了在位子宫内膜在 EMT 发病中的重要作用,在位内膜的组织病理学、生物化学、分子生物学及遗传学等特质,与 EMT 的发生发展密切相关,其"黏附-侵袭-血管形成"过程,即所谓的"三 A 程序",可以解释 EMT 的病理过程,又可以表达临床所见的不同病变。

## 二、病理

EMT 最常见的发生部位为靠近卵巢的盆腔腹膜及盆腔器官的表面。根据其发生部位不同,可分为腹膜 EMT、卵巢 EMT、子宫腺肌病等。

（一）腹膜 EMT

腹膜和脏器浆膜面的病灶呈多种形态。无色素沉着型为早期细微的病变,具有多种表现形式,呈斑点状或小泡状突起,单个或数个呈簇,有红色火焰样病灶,白色透明病变,黄褐色斑及圆形腹膜缺损。色素沉着型为典型的病灶,呈黑色或紫蓝色结节,肉眼容易辨认。病灶反复出血及纤维化后,与周围组织或器官发生粘连,子宫直肠陷凹常因粘连而变浅,甚至完全消失,使子宫后屈固定。

（二）卵巢子宫内膜异位症

卵巢 EMT 最多见,约 80% 的内异症位于卵巢。多数为一侧卵巢,部分波及双侧卵巢。初始病灶表浅,于卵巢表面可见红色或棕褐色斑点或小囊泡;随着病变发展,囊泡内因反复出血积血增多,而形成单个或多个囊肿,称为卵巢子宫内膜异位囊肿。因囊肿内含暗褐色黏糊状陈旧血,状似巧克力液体,故又称为卵巢巧克力囊肿,直径大多在 10 cm 以内。卵巢与周围器官或组织紧密粘连是卵巢子宫内膜异位囊肿的临床特征之一,并可借此与其他出血性卵巢囊肿相鉴别。

（三）子宫骶韧带、直肠子宫陷凹和子宫后壁下段的子宫内膜异位症

这些部位处于盆腔后部较低或最低处,与经血中的内膜碎屑接触机会最多,故为 EMT 的好发部位。在病变早期,子宫骶韧带、直肠子宫陷凹或子宫后壁下段有散在紫褐色出血点或颗粒状散在结节。由于病变伴有平滑肌和纤维组织增生,形成坚硬的结节。病变向阴道黏膜发展时,在阴道后穹隆形成多个息肉样赘生物或结节样瘢痕。随着病变发展,子宫后壁与直肠前壁粘连,直肠子宫陷凹变浅,甚至完全消失。

（四）输卵管子宫内膜异位症

内异症直接累及黏膜较少,偶在其管壁浆膜层见到紫褐色斑点或小结节。输卵管常与周围

病变组织粘连。

（五）子宫腺肌病

子宫腺肌病分为弥漫型与局限型两种类型。弥漫型的子宫呈均匀增大,质较硬,一般不超过妊娠 3 个月大小。剖面见肌层肥厚,增厚的肌壁间可见小的腔隙,直径多在 5 mm 以内。腔隙内常有暗红色陈旧积血。局限型的子宫内膜在肌层内呈灶性浸润生长,形成结节,但无包膜,故不能将结节从肌壁中剥出。结节内也可见陈旧出血的小腔隙,结节向宫腔突出颇似子宫肌瘤。偶见子宫内膜在肌瘤内生长,称之为子宫腺肌瘤。

（六）恶变

EMT 是一种良性疾病,但少数可发生恶变,恶变率为 0.7%～1%,其恶变后的病理类型包括透明细胞癌、子宫内膜样癌、腺棘癌、浆液性乳头状癌、腺癌等。EMT 恶变 78% 发生在卵巢,22% 发生在卵巢外。卵巢外最常见的恶变部位是直肠阴道隔、阴道、结肠、盆腹膜、大网膜、脐部等。

## 三、临床表现

（一）症状

1.痛经

痛经是常见而突出的症状,多为继发性,占 EMT 的 60%～70%。多于月经前 1～2 天开始,经期第 1～2 天症状加重,月经净后疼痛逐渐缓解。疼痛多位于下腹深部及直肠区域,以盆腔中部为多,多随局部病变加重而逐渐加剧,但疼痛的程度与病灶的大小不成正比。

2.性交痛

性交痛多见于直肠子宫陷凹有异位病灶或因病变导致子宫后倾固定的患者。当性交时由于受阴茎的撞动,可引起性交疼痛,以月经来潮前性交痛最明显。

3.不孕

EMT 不孕率为 40%～60%,主要原因是腹水中的巨噬细胞影响卵巢的分泌功能和排卵功能,导致黄体功能不全(LPD)、未破裂卵泡黄素化综合征(LUFS)、早孕自然流产等。EMT 可使盆腔内组织和器官广泛粘连,输卵管变硬僵直,影响输卵管的蠕动,从而影响卵母细胞的拣拾和受精卵的输送。严重的卵巢周围粘连,可妨碍卵子的排出。

4.月经异常

部分患者可因黄体功能不全或无排卵而出现月经期前后阴道少量出血、经期延长或月经紊乱。内在性 EMT 患者往往有经量增多、经期延长或经前点滴出血。

5.慢性盆腔痛

71%～87% 的 EMT 患者有慢性盆腔痛,慢性盆腔痛患者中有 83% 活检确诊为 EMT。常表现为性交痛、大便痛、腰骶部酸胀及盆腔器官功能异常等。

6.其他部位 EMT 症状

肠道 EMT 可出现腹痛、腹泻或便秘。泌尿道 EMT 可出现尿路刺激症状等。肺部 EMT 可出现经前咯血、呼吸困难和(或)胸痛。

（二）体征

典型的盆腔 EMT 在盆腔检查时,可发现子宫后倾固定,直肠子宫陷凹、子宫骶韧带或子宫颈后壁等部位扪及 1～2 个或更多触痛性结节,如绿豆或黄豆大小,肛诊更明显。有卵巢 EMT

时,在子宫的一侧或双侧附件处扪到与子宫相连的囊性偏实不活动包块(巧克力囊肿),往往有轻压痛。若病变累及直肠阴道隔,病灶向后穹隆穿破时,可在阴道后穹隆处扪及甚至可看到隆起的紫蓝色出血点或结节,可随月经期出血。内在性 EMT 患者往往子宫胀大,但很少超过 3 个月妊娠,多为一致性胀大,也可能感到某部位比较突出犹如子宫肌瘤。如直肠有较多病变时,可触及一硬块,甚至误诊为直肠癌。

## 四、诊断

### (一)病史

凡育龄妇女有继发性痛经进行性加重和不孕史、性交痛、月经紊乱等病史者,应仔细询问痛经出现的时间、程度、发展及持续时间等。

### (二)体格检查

(1)妇科检查(三合诊)扪及子宫后位固定、盆腔内有触痛性结节或子宫旁有不活动的囊性包块,阴道后穹隆有紫蓝色结节等。

(2)其他部位的病灶如脐、腹壁瘢痕、会阴侧切瘢痕等处,可触及肿大的结节,经期明显。

临床上单纯根据典型症状和准确的妇检可以初步诊断 50% 左右的 EMT,但大约有 25% 的病例无任何临床症状,尚需借助下列辅助检查,特别是腹腔镜检查和活组织检查才能最后确诊。

### (三)影像学检查

1.超声检查

超声检查可应用于各型内异症,通常用于Ⅲ～Ⅳ期的患者,是鉴别卵巢子宫内膜异位囊肿、直肠阴道隔 EMT 和子宫腺肌症的重要手段。巧克力囊肿一般直径为 5～6 cm,直径大于 10 cm 的囊肿较少,其典型的声像图特征如下。

(1)均匀点状型:囊壁较厚,囊壁为结节状或粗糙回声,囊内布满均匀细小颗粒状的反光点。

(2)混合型:囊内大部分为无回声区,可见片状强回声或小光团,但均不伴声影。

(3)囊肿型:囊内呈无回声的液性暗区,多孤立分布,但与卵巢单纯性囊肿难以区分。

(4)多囊型:包块多不规则,其间可见隔反射,分成多个大小不等的囊腔,各囊腔内回声不一致。

(5)实体型:内呈均质性低回声或弱回声。

2.磁共振(MRI)检查

磁共振(MRI)对卵巢型、深部浸润型、特殊部位内异症的诊断和评估有意义,但在诊断中的价值有限。

### (四)CA125 值测定

血清 CA125 浓度变化与病灶的大小和病变的严重程度呈正相关。CA125 大于等于 35 U/mL 为诊断 EMT 的标准,临床上可以辅助诊断并可监测疾病的转归和评估疗效。由于 CA125 在不同的疾病间可发生交叉反应,使其特异性降低而不能单独作为诊断和鉴别诊断的指标。CA125 在监测内异症方面较诊断内异症更有价值。

在Ⅰ～Ⅱ期患者中,血清 CA125 水平正常或略升高,与正常妇女有交叉,提示 CA125 阴性者亦不能排除内异症。而在Ⅲ～Ⅳ期有卵巢子宫内膜异位囊肿、病灶侵犯较深、盆腔广泛粘连者,CA125 值多升高,但一般不超过 200 U/mL。腹腔液 CA125 的浓度可直接反映 EMT 病情,其浓度较血清高出 100 多倍,临床意义比血清 CA125 大。CA125 结合抗子宫内膜抗体(EMAb)、B超、CT 或 MRI

检查可提高诊断准确率。

（五）抗子宫内膜抗体（EMAb）

EMT是一种自身免疫性疾病，因为在许多患者体内可以测出抗子宫内膜的自身抗体。EMAb是EMT的标志抗体，其产生与异位子宫内膜的刺激及机体免疫内环境失衡有关。EMT患者血液中EMAb水平升高，经促性腺激素释放激素类似物（GnRHa）治疗后，EMAb水平明显降低。测定抗子宫内膜抗体对内异症的诊断与疗效观察有一定的帮助。

（六）腹腔镜检查

腹腔镜检查是诊断EMT的金标准，对于盆腔检查和B超检查均无阳性发现的不育或腹痛患者来说更是重要手段。在腹腔镜下对可疑病变进行活检，可以确诊和正确分期，对不孕的患者还可同时检查其他不孕的病因和进行必要的处理，如盆腔粘连分解术、输卵管通液及输卵管造口术等。

## 五、子宫内膜异位症的分期

（一）美国生殖学会子宫内膜异位症（RAFS）手术分期

目前，世界上公认并应用的子宫内膜异位症分期法是RAFS分期，即按病变部位、大小、深浅、单侧或双侧、粘连程度及范围，计算分值，定出相应期别。

（二）子宫内膜异位症的临床分期

1. Ⅰ期

不孕症未能找到不孕原因而有痛经者，或为继发痛经严重者。妇科检查后穹隆粗糙不平滑感，或骶韧带有触痛。B超检查无卵巢肿大。

2. Ⅱ期

后穹隆可触及小于1 cm的结节，骶韧带增厚，有明显触痛。两侧或一侧可触及小于5 cm肿块或经B超确诊卵巢增大者，附件与子宫后壁粘连，子宫后倾尚活动。

3. Ⅲ期

后穹隆可触及大于1 cm的结节，骶韧带增厚或阴道直肠可触及结节，触痛明显，两侧或一侧附件可触及大于5 cm的肿块或经B超确诊附件肿物者。肿块与子宫后壁粘连较严重，子宫后倾活动受限。

4. Ⅳ期

后穹隆被块状硬结封闭，两侧或一侧附件可触及直径大于5 cm的肿块与子宫后壁粘连，子宫后倾活动受限，直肠或输尿管受累。

对Ⅰ期、Ⅱ期患者选用药物治疗，如无效时再考虑手术治疗。对Ⅲ期、Ⅳ期患者首选手术治疗，对Ⅳ期患者行保守手术治疗预后较差。对此类不孕患者建议在术前药物治疗2～3个月后再行手术，以期手术容易施行，并可较彻底清除病灶。

## 六、EMT与不孕

在不孕患者中，30%～58%合并EMT，在EMT患者中不孕症的发病率为25%～67%。EMT合并不孕的患者治疗后3年累计妊娠率低于无EMT者，患内异症的妇女因男方无精子行人工授精，成功率明显低于无内异症的妇女。EMT对生育的影响主要有以下因素。

（一）盆腔解剖结构改变

盆腔内 EMT 所产生的炎性反应以及其所诱发的多种细胞因子和免疫反应，均可损伤腹膜表面，造成血管通透性增加，导致水肿、纤维素和血清渗出，经过一段时间后，发生盆腔内组织、器官粘连。其粘连的特点是范围大而致密，容易使盆腔内器官的解剖功能异常。一般 EMT 很少侵犯输卵管的肌层和黏膜层，故输卵管多为通畅。但盆腔内广泛粘连可导致输卵管变硬僵直，影响输卵管的蠕动，或卵巢与输卵管伞部隔离，从而影响卵母细胞的拣拾和受精卵的输送，严重者可导致输卵管阻塞。如卵巢周围的严重粘连或卵巢子宫内膜异位囊肿破坏正常卵巢组织，可妨碍卵子的排出。

（二）腹水对生殖过程的干扰

内异症患者腹水中的巨噬细胞数量增多且活力增强，不仅吞噬精子，还可释放白介素-1（IL-1）、白介素-2（IL-2）、肿瘤坏死因子（INF）等多种细胞因子，影响精子的功能和卵子的质量，不利于受精过程及胚胎着床。腹水中的巨噬细胞降低颗粒细胞分泌孕酮的功能，干扰卵巢局部的激素调节作用，使 LH 分泌异常、催乳素（PRL）水平升高、前列腺素（PG）含量增加，影响排卵的正常进行，可能导致黄体期缺陷（LPD）、未破裂卵泡黄素化综合征（LUFS）、不排卵等。临床发现 EMT 患者体外受精-胚胎移植（IVF-ET）的受精率降低。盆腔液中升高的 PG 可以干扰输卵管的运卵功能，并刺激子宫收缩，干扰着床和使自然流产率升高达 50%。

## 七、EMT 治疗

国际子宫内膜异位症学术会议（WEC）曾总结提出对于 EMT，腹腔镜、卵巢抑制、三期疗法、妊娠、助孕是最好的治疗。中国研究者又明确提出内异症的规范化治疗应达到 4 个目的：减灭和去除病灶，缓解和消除疼痛，改善和促进生育，减少和避免复发。

治疗时主要考虑的因素：①年龄；②生育要求；③症状的严重性；④既往治疗史；⑤病变范围；⑥患者的意愿。

（一）有生育要求的内异症治疗方案

对有生育要求的内异症患者，应首先行子宫输卵管造影（HSG），输卵管通畅者，可先采用抑制子宫内膜异位病灶有效的药物，如避孕药、孕三烯酮或 GnRHa 等药物 3～6 个周期，然后给予促排卵治疗；对排卵正常但不能受孕者应行腹腔镜检查以明确有无盆腔粘连或引起不孕的其他盆腔因素。若 HSG 提示病变累及输卵管影响输卵管通畅性或功能，则应行腹腔镜检查确诊病因，在检查的同时完成盆腔粘连分离、异位病灶去除及输卵管矫正手术。EMT 患者手术后半年为受孕的黄金时期，术后 1 年以上获得妊娠的机会大大下降。

有研究者认为对 EMT Ⅰ～Ⅱ期不孕患者，首选手术治疗，在无广泛病变或经手术重建盆腔解剖结构后，此时期盆腔内环境最有利于受精，子宫内膜的容受性也最高，应积极促排卵尽早妊娠或促排卵后行人工受精（IUI）3 个周期，仍未成功则行体外授精（IVF）。对Ⅲ～Ⅳ期内异症不孕患者手术后短期观察或促排卵治疗，如未妊娠，直接 IVF 或注射长效 GnRHa 2～3 支后行 IVF-ET。对病灶残留，内异症生育指数评分低者，术后可用 GnRHa 治疗 3 周期后行 IVF。

（二）无生育要求的治疗方案

对于无生育要求的内异症患者，治疗并控制病灶，以最简便、最小的代价来提高生活质量。治疗方法可分为手术治疗、药物治疗、介入治疗、中药治疗等。手术是第一选择，腹腔镜手术为首选。手术可以明确诊断，确定病变程度、类型、活动状态，进行切除、减灭病变，分离粘连，减轻症状,减少或预防复发。

子宫腺肌症症状较严重者,一般需行次全子宫切除或全子宫切除术。年轻且要求生育者,如病灶局限,可考虑单纯切除病灶,缓解症状,提高妊娠率,但子宫腺肌症的病灶边界不清又无包膜,故不宜将其全部切除,因此复发率较高。疼痛较轻者,可以药物治疗。

（三）手术治疗

手术的目的是切除病灶、恢复解剖。手术又分为保守性手术、半保守性手术以及根治性手术。

1.保守性手术

保留患者的生育功能,手术尽量切除肉眼可见的病灶、剔除囊肿以及分离粘连。适合年龄较轻、病情较轻又有生育要求者。

2.根治性手术

切除全子宫及双附件以及所有肉眼可见的病灶。适合年龄 50 岁以上、无生育要求、症状重或者内异症复发经保守手术或药物治疗无效者。

3.半保守性手术

切除子宫,但保留卵巢。主要适合无生育要求、症状重或者复发经保守手术或药物治疗无效,但年龄较轻希望保留卵巢内分泌功能者。

手术后的复发率取决于病情的严重程度及手术的彻底性。彻底切除或剥除病灶后 2 年复发率大约为 21.5%,5 年复发率为 40%～50%。手术后使用 GnRHa 类药物可用于治疗切除不完全的内异症患者的疼痛,尤其是重度内异症患者术后盆腔痛。对于术后想受孕的患者可以不使用该类药物,因为这并不能提高受孕率,而且还会因治疗耽搁怀孕。术后使用促排卵药物,争取术后早日怀孕。如果术后需要使用GnRH-a 类药物,注射第 3 支后 28 天复查 CA125 及 CA199,CA125 降至 15 U/mL 以下,CA199 降至20 U/mL 以下,待月经复潮后可行 IUI 或 IVF-ET。

（四）药物治疗

药物治疗的目的是改善妊娠环境,获得妊娠和止痛。常用药物有以下几种。

1.假孕疗法

长期持续口服高剂量的雌、孕激素,抑制垂体促性腺激素（Gn）及卵巢性激素的分泌,造成无周期性的低雌激素状态,使患者产生一种高雄激素性的闭经,其所发生的变化与正常妊娠相似,故称为假孕疗法。各种口服避孕药和孕激素均可用来诱发假孕。

（1）口服避孕药:低剂量高效孕激素和炔雌醇的复合片,抑制排卵,下调细胞增殖,加强在位子宫内膜细胞凋亡,可有效安全地治疗 EMT 患者的痛经。长期连续或循环地使用是可靠的手术后用药,可避免或减少复发。通过阴道环给予雌、孕激素的方式治疗 EMT 相关疼痛效果及依从性良好。近年国外研究认为,避孕药疗效不差于 GnRHa,且经济、便捷、不良反应小,可作为术后的一类用药。

用法:每天 1 片,连续服 9～12 个月或 12 个月以上。服药期间如发生阴道突破性出血,每天增加 1 片直至闭经。

（2）孕激素类:①地诺孕素是一种睾酮衍生物,仅结合于孕激素受体以避免雌激素、雄激素或糖皮质激素活性带来的不良反应。在改善 EMT 相关疼痛方面,地诺孕素与 GnRHa 疗效相当。每天口服 2 mg,连续使用 52 周,对骨密度影响轻微。其安全耐受性很好,对血脂、凝血、糖代谢影响很小。给药方便,疗效优异,不良反应轻微。作为保守手术后的用药值得推荐。②炔诺酮5～

7.5 mg/d(每片0.625 mg),或醋酸甲羟孕酮(MPA)20～30 mg/d(每片 2 mg),连服 6 个月。如用药期间出现阴道突破性出血,可每天加服戊酸雌二醇片 1 mg,或己烯雌酚 0.25～0.5 mg。

由于炔诺酮、醋酸甲羟孕酮类孕激素疗效短暂,妊娠率低,复发率高,现临床上已较少应用。

2.假绝经疗法

使用药物阻断下丘脑 GnRHa 和垂体 Gn 的合成和释放,直接抑制卵巢激素的合成,以及有可能与靶器官性激素受体相结合,导致 FSH 和 LH 值低下,从而使子宫内膜萎缩,导致短暂闭经。不像绝经期后 FSH 和 LH 升高,故名假绝经疗法。常用药物有达那唑、孕三烯酮等。

(1)达那唑:是一种人工合成的 17α-乙炔睾酮衍生物,抑制 FSH 和 LH 峰,产生闭经,并直接与子宫内膜的雄激素和孕激素的受体结合,导致异位内膜腺体和间质萎缩、吸收而痊愈。

用法:月经第 1 天开始口服,每天 600～800 mg,分 2 次口服,连服 6 个月。或使用递减剂量,300 mg/d逐渐减至 100 mg/d 的维持剂量,作为 GnRHa 治疗后的维持治疗,治疗 1 年,能有效维持盆腔疼痛的缓解。

达那唑宫内节育器能有效缓解 EMT 有关的疼痛症状,且无口服时的不良反应。达那唑阴道环给药系统有效治疗深部浸润型 EMT 的盆腔疼痛,不良反应非常少见,可以作为术后长期维持治疗。

(2)孕三烯酮:是 19-去甲睾酮衍生物,有雄激素和抗雌孕激素作用,作用机制类似达那唑,疗效优于达那唑,不良反应较达那唑轻。其耐受性、安全性及疗效不如 GnRHa。

用法:月经第 1 天开始口服,每周 2 次,每次 2.5 mg,连服 6 个月。

3.其他药物

(1)三苯氧胺(他莫昔芬,TAM):是一种非甾体类的雌激素拮抗剂,可与雌激素竞争雌激素受体,降低雌激素的净效应,并可刺激孕激素的合成,而起到抑制雌激素作用,能使异位的子宫内膜萎缩,造成闭经,并能缓解因内异症引起的疼痛等症状。但 TAM 治疗中又可出现雌激素样作用,长期应用可引起子宫内膜的增生,诱发卵巢内膜囊肿增大。

用法:每天 20～30 mg,分 2～3 次口服,连服 3～6 个月。

(2)米非司酮:能与孕酮受体及糖皮质激素受体结合,下调异位和在位内膜的孕激素受体含量并抑制排卵,造成闭经,促进 EMT 病灶萎缩,疼痛缓解。

用法:月经第 1 天开始口服,每天 10～50 mg,连服 6 个月。

(3)有前景的药物:芳香化酶抑制剂类,如来曲唑、GnRHa-A 类药物西曲瑞克、基质金属蛋白酶抑制剂及抗血管生成治疗药物等。

4.免疫调节治疗

EMT 是激素依赖性疾病,性激素抑制治疗已广泛应用于临床并取得了一定的短期疗效,包括达那唑、GnRHa 和口服避孕药等。但是高复发率以及长期使用产生的严重药物不良反应影响了后续治疗。研究表明EMT 的形成和发展有免疫系统的参与,包括免疫监视的缺失,子宫内膜细胞对凋亡和吞噬作用的抵抗以及对子宫内膜细胞有细胞毒性作用的 NK 细胞活性的降低。因此,免疫调节为 EMT 治疗开辟了新的途径。目前,以下几种药物在 EMT 治疗研究中获得了初步疗效。

(1)己酮可可碱:己酮可可碱是一种磷酸二酯酶抑制剂,既可以影响炎症调节因子的产生,也可以调节免疫活性细胞对炎症刺激的反应,近年来被认为可能对 EMT 有效而成为 EMT 免疫调节治疗的研究重点。己酮可可碱可以通过提高细胞内的环磷腺苷水平来减少炎症细胞因子的产生或降低其活性,如肿瘤坏死因子 α(TNF-α)。此外还具有抑制 T 淋巴细胞和 B 淋巴细胞活化,降低 NK 细胞活性,阻断白细胞对内皮细胞的黏附等作用。研究发现己酮可可碱可以调节 EMT 患者腹膜环境的免疫系统功能,减缓子宫内膜移植物的生长,逆转过度活化的巨噬细胞,有效改善 EMT 相关的不孕。己酮可可碱不抑制排卵,对孕妇是安全的,适用于治疗与 EMT 相关的不孕症。

手术后使用己酮可可碱治疗轻度 EMT,800 mg/d,12 个月的妊娠率从 18.5% 提高到 31%,可以明显减轻盆腔疼痛。但也有研究认为其并不能明显改善轻度到重度 EMT 患者的妊娠率,不能降低术后复发率。

(2)抗 TNF-α 治疗药物:TNF-α 是一种促炎症反应因子,是活化的巨噬细胞的主要产物,与 EMT 的形成和发展有关。EMT 患者腹腔液中 TNF-α 水平增高,并且其水平与 EMT 的严重程度相关。抗 TNF-α 治疗除了阻断 TNF-α 对靶细胞的作用外,还包括抑制 TNF-α 的产生。该类药物有己酮可可碱、英夫利昔单抗、依那西普、重组人 TNF 结合蛋白 I 等。

(3)干扰素-α2b:干扰素-α 能刺激 NK 细胞毒活性,并可促使 CD8 细胞表达。无论在体外实验或动物模型中,干扰素-α2b 对于 EMT 的疗效均已得以证实。

(4)白介素-12(IL-12):IL-12 的主要作用是调节免疫反应的可适应性。IL-12 可以作用于 T 淋巴细胞和 NK 细胞,从而诱导其他细胞因子的产生。其中产生的干扰素-γ 可以进一步增强 NK 细胞对子宫内膜细胞的细胞毒性作用,以及促进辅助性 T 淋巴细胞反应的产生。小鼠腹腔内注射 IL-12 明显减小异位子宫内膜病灶的表面积和总重量。但目前缺乏临床试验证实其疗效。

(5)中药:中医认为扶正固本类中药多有免疫促进作用,有促肾上腺皮质功能及增强网状内皮系统的吞噬作用,增加 T 淋巴细胞的比值。活血化瘀类中药对体液免疫与细胞免疫均有一定的抑制作用,不仅能减少已生成的抗体,而且还抑制抗体形成,对已沉积的抗原抗体复合物有促进吸收和消除的作用,还有抗感染、降低毛细血管通透性等作用。由丹参、莪术、三七、赤芍等组方的丹莪妇康煎具有增强细胞免疫和降低体液免疫的双向调节作用,疗效与达那唑相似。由柴胡、丹参、赤芍、莪术、五灵脂组方的丹赤饮使 33% 的 EMT 患者局部体征基本消失,NK 细胞活性升高。但是中药的具体免疫调节作用尚缺乏实验室证据的支持,且报道的临床疗效可重复性不强。

**5.左炔诺孕酮宫内缓释系统(LNG-IUS,商品名曼月乐)**

LNG-IUS 直接减少病灶中的 E₂ 受体,使 E₂ 的作用减弱导致异位的内膜萎缩,子宫动脉阻力增加,减少子宫血流量,减少子宫内膜中前列腺素的产生,明显减少月经量,改善 EMT 患者的盆腔疼痛,缓解痛经症状。与 GnRHa 相比,LNG-IUS 缓解 EMT 患者痛经疗效相当,减少术后痛经复发。不增加心血管疾病风险,且降低血脂,不引起低雌激素症状,没有减少骨密度的严重不良反应,可长期应用。不规则阴道流血发生率高于 GnRHa。如果 EMT 患者需要长期治疗,可优先选择 LNG-IUS,在提供避孕的同时,是治疗子宫内膜异位症、子宫腺肌病和慢性盆腔痛的有效、安全、便捷的治疗手段之一,尤其适用于合并有子宫腺肌症的 EMT 患者的长期维持治疗。

曼月乐含 52 mg 左炔诺孕酮,每天释放 20 μg,可有效使用 5 年。

放置曼月乐一般选择在月经的 7 天以内,如果更换新的曼月乐可以在月经周期的任何时间。早孕流产后可以立即放置,产后放置应推迟到分娩后 6 周。

6.促性腺激素释放激素激动剂(GnRHa)

GnRHa 是目前最受推崇、最有效的子宫内膜异位症治疗药物。连续使用 GnRHa 可下调垂体功能,造成药物暂时性去势及体内 Gn 水平下降、低雌激素状态:由于卵巢功能受抑制,产生相应低雌激素环境,使内异症病灶消退。目前常用的有长效制剂如进口的曲普瑞林、戈舍瑞林、布舍瑞林等,国产的长效制剂有亮丙瑞林(丽珠制药),短效制剂如丙氨瑞林(安徽丰原)。

(1)用法:长效制剂于月经第 1 天开始注射,每 28 天注射 1/2～1 支,注射 3～6 支,最多不超过 6 支。

(2)不良反应:主要为雌激素水平降低所引起的类似围绝经期综合征的表现,如潮热、多汗、血管舒缩不稳定、乳房缩小、阴道干燥等反应,占 90% 左右,一般不影响继续用药。严重雌激素减少,$E_2$ 小于734 pmol/L,可增加骨中钙的吸收,而发生骨质疏松。

(3)反向添加疗法(Add-back):指联合应用 GnRHa 及雌、孕激素,使体内雌激素水平达到所谓"窗口剂量",既不影响内异症的治疗,又可最大限度地减轻低雌激素的影响。其目的是减少血管收缩症状以及长期使用 GnRHa 对于骨密度的损害。可以用雌、孕激素的联合或序贯方法。

用药方法:应用 GnRHa 3 个月后,联合应用以下药物。如:①GnRHa＋戊酸雌二醇片 1～2 mg/d＋醋酸甲羟孕酮 2～4 mg/d;②GnRHa＋戊酸雌二醇片 1～2 mg/d＋炔诺酮 5 mg/d。③GnRHa＋利维爱 2.5 mg/d。

雌二醇阈值窗口概念:血清 $E_2$ 在 110～146 pmol/L 为阈值窗口,在窗口期内可不刺激 EMT 病灶生长,亦能满足骨代谢和血管神经系统对雌激素的需求,故可适当添加激素维持雌激素阈值水平,减少不良反应。适当的反加不影响 GnRHa 疗效,且有效减少不良反应,延长用药时间。

(4)GnRHa 反减治疗:以往采用 GnRHa 先足量再减量方法,近年有更合理的长间歇疗法,延长GnRH-a 用药间隔时间至 6 周一次,共用 4 次,亦能达到和维持有效低雌激素水平,是经济有效且减少不良反应的给药策略,但其远期复发率有待进一步研究。

(五)药物与手术联合治疗

手术治疗可恢复正常解剖关系,去除病灶并同时分离粘连,但严重的粘连使病灶不能彻底清除,显微镜下和深层的病灶无法看到,术后的并发症有时难以避免。手术后的粘连是影响手术效果、导致不孕的主要原因。药物治疗虽有较好的疗效,但停药后短期内病变可能复发,致密的粘连妨碍药物到达病灶内而影响疗效。根据病情程度在手术前后药物治疗。术前应用 GnRHa,在低雌激素作用下,腹腔内充血减轻,毛细血管充血和扩张均不明显,使粘连易于分离,卵巢异位瘤易于剥离,有利于手术的摘除,还可预防术后粘连形成。术后用 1～2 个月的药物,可以抑制手术漏掉的病灶,预防手术后的复发。

## 八、EMT 的复发与处理

内异症复发指手术和规范药物治疗,病灶缩小或消失以及症状缓解后,再次出现临床症状且恢复至治疗前水平或加重,或再次出现子宫内膜异位病灶。内异症总体的复发率高达 50% 以上,作为一种慢性活动疾病,无论给予什么治疗,患者总处于复发的危险之中,特别是年轻的、保守性手术者。实际上,难以区分疾病的再现或复发,还是再发展或持续存在,更难界定治疗后多长时间再出现复发。无论何种治疗都很难将异位灶清除干净,尤其是药物治疗。复发的生物学基础是异位内膜细胞可以存活并有激素的维持。这种异位灶可以很"顽强",经过全期妊娠,已经萎缩的异位种植可能在产后 1 个月复发。亦有报道在经过卵巢抑制后 3 个星期,仅在激素替代 3 天即可再现病灶。复发的主要表现是疼痛以及结节或包块的出现,80％于盆腔检查即可得知,超声扫描、血清 CA125 检查可助诊,最准确的复发诊断是腹腔镜检查。一般以药物治疗的复发率为高,1 年的复发率是 51.6％。保守性手术的每年复发率是 13.6％,5 年复发率为 40％～50％。

　　EMT 复发的治疗基本遵循初治原则,但应个体化。如药物治疗后痛经复发,应手术治疗。手术后内异症复发可先用药物治疗,仍无效者应考虑手术治疗。如年龄较大、无生育要求且症状严重者,可行根治性手术。对于有生育要求者,未合并卵巢子宫内膜异位囊肿者,给予 GnRHa 3 个月后进行 IVF-ET。卵巢子宫内膜异位囊肿复发可进行手术或超声引导下穿刺,术后给予 GnRHa 3 个月后进行 IVF-ET。

（邓蕊芳）

# 第二节　子宫腺肌病

　　子宫腺肌病是指子宫内膜向肌层良性浸润并在其中弥散性生长,其特征是在子宫肌层中出现异位的内膜和腺体,伴有周围肌层细胞的代偿性肥大和增生。本病 20％～50％合并子宫内膜异位症,约 30％合并子宫肌瘤。

　　目前子宫腺肌病的发病有逐渐增加的趋势,其治疗的方法日趋多样化,治疗方法的选择应在考虑患者年龄、生育要求、临床症状的严重程度、病变部位与范围、患者的意愿等的基础上确定。

## 一、临床特征

（一）病史特点

（1）详细询问相关的临床症状,如经量增多和进行性痛经。

（2）家族中有无相同病史。

（3）医源性因素所致子宫内膜创伤,如多次分娩、习惯性流产、人工流产、宫腔操作史。

（二）症状

子宫腺肌病的症状不典型,表现多种多样,没有特异性。约 35％的子宫腺肌病无临床症状,临床症状与病变的范围有关。

1.月经过多

月经过多占 40％～50％,一般出血与病灶的深度呈正相关,偶尔也有小病变月经过多者。

2.痛经

逐渐加剧的进行性痛经,痛经常在月经来潮的前一周就开始,至月经结束。15％～30％的患者有痛经,疼痛的程度与病灶的多少有关,约 80％痛经者为子宫肌层深部病变。

3.其他症状

部分患者可有未明原因的月经中期阴道流血及性欲减退,子宫腺肌病不伴有其他不孕疾病时,一般对生育无影响,伴有子宫肌瘤时可出现肌瘤的各种症状。

（三）体征

妇科检查可发现子宫呈均匀性增大或有局限性结节隆起,质地变硬,一般不超过孕 12 周子宫的大小。近月经期检查,子宫有触痛。月经期,由于病灶充血、水肿及出血,子宫可增大,质地变软,压痛较平时更为明显。月经期后再次妇科检查发现子宫有缩小,这种周期性出现的体征改变为诊断本病的重要依据之一。合并盆腔子宫内膜异位症时,子宫增大、后倾、固定、骶骨韧带增粗,或子宫直肠陷凹处有痛性结节等。

## 二、辅助检查

(一)实验室检查

1.血常规

明确有无贫血。

2.CA125

子宫腺肌病患者血 CA125 水平明显升高,阳性率达 80%,CA125 在监测疗效上有一定价值。

(二)影像学检查

1.B 超检查

B 超为子宫腺肌病的常规诊断手段。B 超的图像特点如下。

(1)子宫呈均匀性增大,轮廓尚清晰。

(2)子宫内膜线可无改变,或稍弯曲。

(3)子宫切面回声不均匀,有时可见大小不等的无回声区。

2.MRI 检查

MRI 为目前诊断子宫腺肌病最可靠的无创伤性诊断方法,可以区别子宫肌瘤和子宫腺肌病,并可诊断两者同时并存,对决定处理方法有较大帮助,在发达国家中广泛应用。图像特征如下。

(1)子宫增大,外缘尚光滑。

(2)$T_2WI$ 显示子宫的正常解剖形态扭曲或消失。

(3)子宫后壁明显增厚,结合带厚度大于 8 mm。

(4)$T_2WI$ 显示子宫壁内可见一类似结合带的低信号肿物,与稍高信号的子宫肌层边界不清,类似于结合带的局灶性或广泛性增宽,其中可见局灶性的大小不等斑点状高信号区,即为异位的陈旧性出血灶或未出血的内膜岛。

(三)其他

1.宫腔镜检查

子宫腔增大,有时可见异常腺体开口,并可除外子宫内膜病变。

2.腹腔镜检查

见子宫均匀增大,前后径增大更明显,子宫较硬,外观灰白或暗紫色,有时浆膜面见突出紫蓝色结节。

3.肌层针刺活检

诊断的准确性依赖于取材部位的选择、取材次数以及病灶的深度和广度,特异性较高,但敏感性较低,而且操作困难,在临床上少用。

## 三、诊断

子宫腺肌病的诊断一般并不难,最主要的困难在于与子宫肌瘤等疾病的鉴别诊断。子宫腺肌病与子宫肌瘤均是常见的妇科疾病,两种病变均发生在子宫,发病年龄相仿,多见于30～50岁的育龄妇女,临床上容易互相混淆。一般来说子宫腺肌病突出症状是继发性逐渐加重的痛经,子宫肌瘤的突出症状却为月经过多及不规则出血,子宫腺肌病时子宫也有增大,但很少超过妊娠3个月子宫大小。

## 四、治疗

（一）治疗原则

由于子宫腺肌病的难治性,目前尚不能使每位患者均获得满意的疗效,应根据患者的年龄、生育要求和症状,实施个体化的多种手段的联合治疗策略。

（二）药物治疗

药物治疗子宫腺肌病近期疗效明显,但只是暂时性的,停药后症状体征常很快复发,对年轻有生育要求,近绝经期者或不接受手术治疗者可试用达那唑、孕三烯酮或促性腺激素释放激素类似物（GnRHa）等。

1.达那唑

达那唑适用于轻度及中度子宫腺肌病痛经患者。

用法:月经第1天开始口服200 mg,2～3次/天,持续用药6个月。若痛经不缓解或未闭经,可加至4次/天。疗程结束后约90％症状消失。停药后4～6周恢复月经及排卵。

不良反应:有恶心、头痛、潮热、乳房缩小、体重增加、性欲减退、多毛、痤疮、声音改变、皮脂增加、肌痛性痉挛等。但发生率低,且症状多不严重。

2.孕三烯酮

19-去甲睾酮的衍生物,有抗雌激素和抗孕激素作用,不良反应发生率同达那唑,但程度略轻。

用法:每周用药2次,每次2.5 mg,于月经第1天开始服用,6个月为一个疗程。因为用药量小,用药次数少,其应用近年来增多。孕三烯酮治疗轻症子宫肌腺症具有很好的效果,可达治愈目的,从而可防止其发展为重症子宫肌腺病,减少手术及术后并发症,提高患者生活质量。

3.促性腺激素释放激素激动剂（GnRHa）

其为人工合成的十肽类化合物,能促进垂体细胞分泌黄体生成激素（LH）和卵泡刺激激素（FSH）,长期应用对垂体产生降调作用,可使LH和FSH分泌急剧减少。有研究表明子宫腺肌病导致不孕与化学和免疫等因素有关,而GnRHa有调节免疫活性的作用,且使子宫大小形态恢复正常,从而改善了妊娠率。但GnRHa作用是可逆性的,故对子宫腺肌病合并不孕的治疗在停药后短期内不能自行受孕者,应选择辅助生殖技术。

4.其他药物

（1）孕激素受体拮抗剂:米非司酮为人工合成19-去甲基睾酮衍生物,具有抗孕激素及抗皮质激素的活性。用法为米非司酮10 mg口服1次/天,连续3个月,治疗后患者停经,痛经消失,子宫体积明显缩小,不良反应少见。年轻患者停药后复发率高于围绝经期患者,复发者进行长期治疗仍有效。

（2）左旋18炔诺孕酮:依伴侬（Norplant）为左旋18炔诺孕酮皮下埋植剂,可治疗围绝经期子宫腺肌病,治疗后虽子宫体积无明显缩小,但痛经缓解率达100％。缓释左旋18炔诺孕酮宫内节育器（LNG-IUS,曼月乐）,国内外报道用LNG-IUS治疗子宫腺肌病痛经及月经过多有一定效果。

(3)短效口服避孕药:临床研究显示,长期服用短效避孕药可使子宫内膜和异位内膜萎缩,缓解痛经,减少经量,降低子宫内膜异位症的复发率。但是复方口服避孕药存在不良反应,服用后患者可出现点滴出血或突破性出血、乳房触痛、头痛、体重改变、恶心和呕吐等胃肠道反应以及情绪改变等不良反应,长期应用有血栓性疾病和心血管疾病风险。因此,复方口服避孕药的使用应综合各方面情况进行个体化用药,以使患者获得最大益处。目前国内外还没有关于该疗法用于子宫腺肌病治疗效果大样本的评价。

(4)孕激素:孕激素作用基于子宫内膜局部高剂量的孕酮,可引起蜕膜样变,上皮萎缩及产生直接的血管改变,使月经减少,甚至闭经。目前国外研究显示,地屈孕酮是分子结构最接近天然孕酮的一种孕激素,并具有更高的口服生物利用度。地屈孕酮是一种口服孕激素,可使子宫内膜进入完全的分泌相,从而可防止由雌激素引起的子宫内膜增生和癌变风险。地屈孕酮可用于内源性孕激素不足的各种疾病,它不产热,且对脂代谢无影响;极少数患者可出现突破性出血,一般增加剂量即可防止。地屈孕酮也可能发生其他发生在孕激素治疗中的不良反应,如轻微出血、乳房疼痛,肝功能损害极为少见。目前国内外尚无使用地屈孕酮治疗子宫腺肌病的大型随机对照试验。

### (三)手术治疗

药物治疗无效或长期剧烈痛经时,应行手术治疗。手术治疗包括根治手术(子宫切除术)和保守手术。

#### 1.子宫切除术

子宫切除术是主要的治疗方法,也是唯一循证医学证实有效的方法,可以根治痛经和(或)月经过多,适用于年龄较大、无生育要求者。近年来,阴式子宫切除术应用日趋增多,单纯子宫腺肌病子宫体积多小于12孕周子宫大小,行阴式子宫切除多无困难。若合并有内异症,有卵巢子宫内膜异位囊肿或估计有明显粘连,可行腹腔镜子宫切除术。虽然有研究表明腺肌病的子宫有稍多于10%病变可累及宫颈,但也有研究表明腺肌病主要见于子宫体部,罕见于宫颈部位,只要保证切除全部子宫下段,仍可考虑行子宫次全切除术。

#### 2.保守性手术

子宫腺肌病病灶挖除术、子宫内膜去除术和子宫动脉栓塞术都属于保留生育功能的方法。腹腔镜下子宫动脉阻断术和病灶消融术(使用电、射频和超声等能减少子宫腺肌病量),近年来的报道逐渐增多,但这些手术的效果均有待于循证医学研究证实。

(1)子宫腺肌病病灶挖除术:适用于年轻、要求保留生育功能的患者。子宫腺肌瘤一般能挖除干净,可以明显地改善症状、增加妊娠机会。对局限型子宫腺肌病可以切除大部分病灶,缓解症状。虽然弥散型子宫腺肌病做病灶大部切除术后妊娠率较低,但仍有一定的治疗价值。术前使用GnRHa治疗3个月,可以缩小病灶利于手术。做病灶挖除术的同时还可做子宫神经去除术或子宫动脉阻断术以提高疗效。

(2)子宫内膜去除术:近年来,有报道在宫腔镜下行子宫内膜去除术治疗子宫腺肌病,术后患者月经量明显减少,甚至闭经,痛经好转或消失,对伴有月经过多的轻度子宫腺肌病可试用。子宫内膜切除术虽可有效控制月经过多及痛经症状,但对深部病灶治疗效果较差。远期并发症常见的为宫腔粘连、宫腔积血、不孕、流产、早产等。

(3)子宫动脉栓塞术(UAE):近期效果明显,月经量减少约50%,痛经缓解率达90%以上,子宫及病灶体积缩小显著,彩色超声显示子宫肌层及病灶内血流信号明显减少,该疗法对要求保留子宫和生育功能的患者具有重大意义。但 UAE 治疗的某些并发症尚未解决,远期疗效尚待观察,对日后生育功能的影响还不清楚,临床应用仍未普及,还有待于进一步积累经验。

(4)子宫病灶电凝术:通过子宫病灶电凝可引起子宫肌层内病灶坏死,以达到治疗的目的。但病灶电凝术中很难判断电凝是否完全,因此不如手术切除准确,子宫肌壁电凝术后病灶被瘢痕组织所代替,子宫壁的瘢痕宽大,弹性及强度降低,故术后子宫破裂风险增加。

(5)盆腔去神经支配治疗:近年来国外研究者采用开腹或腹腔镜下骶前神经切除术及子宫神经切除术治疗原发及继发性痛经,取得了较好效果。

(6)腹腔镜下子宫动脉阻断术:子宫动脉结扎治疗子宫腺肌病的灵感来源于子宫动脉栓塞治疗子宫腺肌病的成功经验,但该术式目前应用的病例不多。由于疼痛不能得到完全缓解,多数患者对手术效果并不满意。

## 五、预后与随访

(一)随访内容

通常包括患者主诉、疼痛评价、妇科检查、超声检查、血清 CA125 检测,如果是药物治疗者,需要检查与药物治疗相关的内容,如肝功能、骨密度等。

(二)预后

除非实施了子宫切除术,否则子宫腺肌病容易复发。因残留的内膜腺体而发生恶变的较少见,与子宫腺肌病类似的疾病如子宫内膜异位症,其恶变率国内报道为 1.5%,国外报道为 0.7%～1.0%,相比之下,子宫腺肌病发生恶变更为少见。

(马忠青)

# 第五章　女性生殖内分泌疾病

## 第一节　经前期综合征

经前期综合征（premenstrual syndromes，PMS）又称经前紧张症或经前紧张综合征（premenstrual tension syndrome，PMTS），是育龄妇女常见的问题。PMS 是指月经来潮前 7～14 天（即在月经周期的黄体期），周期性出现的躯体症状（如乳房胀痛、头痛、小腹胀痛、水肿等）和心理症状（如烦躁、紧张、焦虑、嗜睡、失眠等）的总称。PMS 症状多样，除上述典型症状外，自杀倾向、行为退化、嗜酒、工作状态差甚至无法工作等也常出现于 PMS。由于 PMS 临床表现复杂且个体差异巨大，因此诊断的关键是症状出现的时间及严重程度。伴有严重情绪不稳定者称为经前焦虑障碍（premenstrual dysphoric disorder，PMDD）。

PMS 的临床特点必须考虑：①在大多数月经周期的黄体期，再发性或循环性出现症状；②症状于经至不久缓解，在卵泡期持续不会超过一周；③招致情绪或躯体苦恼或日常功能受累或受损；④症状的再发，循环性和定时性，症状的严重性和无症状期均可通过前瞻性逐日评定得到证实。

PMS 的患病率各地报道不一，这与评定方法（回顾性或前瞻性）、调查者的专业、调查样本人群、症状严重水平不一，以及一些尚未确定的因素有关。在妇女生殖阶段可发生，初潮后未婚少女的患病率低，产后倾向出现 PMS。虽然 50％～80％的生育期妇女普遍存在轻度以上的经前症状，30％～40％有 PMS 症状的妇女需要治疗，3％～8％的妇女受到符合《精神疾病的诊断和统计手册》（DSM-Ⅳ-TR）标准的 PMDD 的困扰。然而，大多数有经前症状的女性没有得到诊断或治疗。

### 一、病因与发病机制

近年研究表明，PMS 病因涉及诸多因素的联合，如社会心理因素、内分泌因素及神经递质的调节等。但 PMS 的准确机制仍不明，一些研究结果尚有矛盾之处，进一步的深入研究是必要的。

（一）社会心理因素

情绪不稳定及神经质、特质焦虑者容易体验到严重的 PMS 症状。应激或负性生活事件可加重经前症状,而休息或放松可减轻,均说明社会心理因素在 PMS 的发生或延续上发挥作用。

(二)内分泌因素

1.孕激素

PMS 仅出现于育龄女性,青春期前、妊娠期、绝经后期均不会出现,且仅发生于排卵周期的黄体期。给予外源性孕激素可诱发此病,在激素补充疗法(hormone replace therapy,HRT)中使用孕激素建立周期引发的抑郁情绪和生理症状同 PMS 相似;曾患有严重 PMS 的女性,行子宫加双附件切除术后给予 HRT,单独使用雌激素不会诱发 PMS,而在联合使用雌孕激素时 PMS 复发。相反,卵巢内分泌激素周期消失,如双卵巢切除或给予促性腺激素释放激素激动剂(gonadotropin releasing hormone antagonist,GnRHa)均可抑制原有的 PMS 症状。因此,卵巢激素尤其是孕激素可能与 PMS 的病理机制有关,孕激素可增加女性对甾体激素的敏感性,使中枢神经系统受激素波动的影响增加。

2.雌激素

(1)雌激素降低学说:正常情况下雌激素有抗抑郁效果,经前雌激素水平下降可能与 PMS,特别是经前心境恶劣的发生有关。

(2)雌激素过多学说:雌激素水平绝对或相对高,或者对雌激素的特异敏感性可招致 PMS。具有经前焦虑的妇女,雌激素/孕酮比值较高。雌孕激素比例异常可能与 PMS 发生有关。

3.雄激素

妇女雄激素来自卵巢和肾上腺。在排卵前后,血中睾酮水平随雌激素水平的增高而上升,且由于大部分来自肾上腺,故于围绝经期并不下降,此时睾酮/雌激素及睾酮/孕激素之比处于高值。睾酮作用于脑可增强两性的性驱力和攻击行为,而雌激素和孕酮可对抗之。经前期雌激素和孕酮水平下降,脑中睾酮失去对抗物,这至少与一些人 PMS 的发生有关,特别是心境改变和其他精神病理表现。

(三)神经递质

研究表明在 PMS 女性中血清性激素的浓度表现为正常,这表明除性激素外还可能有其他因素作用。PMS 患者常伴有中枢神经系统某些神经递质及其受体活性的改变,这种改变可能与中枢对激素的敏感性有关。一些神经递质可受卵巢甾体激素调节,如 5-羟色胺(5-hydroxytryptamine,5-HT)、乙酰胆碱、去甲肾上腺素、多巴胺等。

1.乙酰胆碱(Acetylcholine,ACh)

ACh 单独作用或与其他机制联合作用与 PMS 的发生有关。人类 ACh 是抑郁和应激的主要调节物,引起脉搏加快和血压上升,负性情绪,肾上腺交感胺释放和止痛效应。

2.5-HT 与 γ-氨基丁酸

某些神经递质在经前期综合征中发挥关键作用。PMDD 患者与患 PMS 但无情绪障碍者及正常对照组相比,5-HT 在卵泡期增高,黄体期下降,波动明显增大。5-羟色胺能系统对情绪、睡眠、性欲、食欲和认知具有调节功能,在抑郁的发生发展中起到重要作用。雌激素可增加 5-HT 受体的数量及突触后膜对 5-HT 的敏感性,并增加 5-HT 的合成及其代谢产物 5-羟吲哚乙酸的水平。有临床研究显示选择性 5-HT 再摄取抑制剂(selective serotonin reuptake inhibitors,SSRIs)可增加血液中 5-HT 的浓度,对治疗 PMS/PMDD 有较好的疗效。

另外,有研究认为在抑郁、PMS、PMDD 的患者中 γ-氨基丁酸(γ-aminobutyric acid,GABA)活性下降,认为 PMDD 患者可能存在 GABA 受体功能的异常。

### 3.类鸦片物质与单胺氧化酶

目前认为在性腺类固醇激素影响下,过多暴露于内源性鸦片肽并继之脱离接触可能参与PMS的发生。持单胺氧化酶(monoamine oxidase,MAO)学说则认为PMS的发生与血小板MAO活性改变有关,而这一改变是受孕酮影响的。正常情况下,雌激素对MAO活性有抑制效应,而孕酮对组织中MAO活性有促进作用。MAO活性增强被认为是经前抑郁和雌激素/孕激素不平衡发生的中介。MAO活性增加可以减少有效的去甲肾上腺素水平,导致中枢神经元活动降低和减慢。MAO学说可解释经前抑郁和嗜睡,但无法说明其他众多的症状。

### 4.其他

前列腺素可影响钠潴留,以及精神、行为、体温调节及许多PMS症状,前列腺素合成抑制剂能改善PMS躯体症状。一般认为此类非甾体抗炎药可降低引起PMS症状的中介物质的组织浓度起到治疗作用。维生素 $B_6$ 是合成多巴胺与五羟色胺的辅酶,维生素 $B_6$ 缺乏可能与PMS有关,一些研究发现维生素 $B_6$ 治疗似乎比安慰剂效果好,但结果并非一致。

## 二、临床表现

近年研究提出大约20类症状是PMS常见的,包括躯体、心理和行为三个方面。其中恒定出现的是头痛、疼痛、肿胀、嗜睡、易激惹和抑郁,行为笨拙,渴望食物。但表现有较大的个体差异,取决于躯体健康状态,人格特征和环境影响。国际经前期紊乱协会将上述的经前期症状分为以下两类:核心PMDD,其特点为通常伴有自发性排卵的月经周期;可变PMDD,与核心PMDD相比较为复杂。变异PMDD在经前期加重,是在无排卵周期中出现的症状,在排卵周期和孕激素作用周期中类似症状中不会发生。

(一)躯体症状

1.水潴留

经前水潴留一般多见于踝、小腿、手指、腹部和乳房,可导致乳房胀痛、体重增加、面部虚肿和水肿,腹部不适或胀满或疼痛,排尿量减少。这些症状往往在清晨起床时明显。

2.疼痛

头痛较为常见,背痛、关节痛、肌肉痛、乳房痛发生率也较高。

3.自主神经功能障碍

常见恶心、呕吐、头晕、潮热、出汗等。可出现低血糖,许多PMS患者渴望摄入甜食。

(二)心理症状

心理症状主要为负性情绪或心境恶劣。

1.抑郁

心境低落、郁郁不乐、消极悲观、空虚孤独,甚至有自杀意念。

2.焦虑、激动

烦躁不安,似感到处于应激之下。

3.运动共济和认知功能改变

可出现行动笨拙、运动共济不良、记忆力差、自感思路混乱。

(三)行为改变

行为改变可表现为社会退缩,回避社交活动,社会功能减低,判断力下降,工作时失误,性功能减退或亢进等改变。

### 三、诊断与鉴别诊断

**(一)诊断标准**

PMS 具有三项属性(经前期出现、在此以前无同类表现、经至消失),诊断一般不难。美国国立精神卫生研究院的工作定义如下:一种周期性的障碍,其严重程度是以影响一个妇女生活的一些方面(如为负性心境,经前一周心境障碍的平均严重程度较之经后一周加重 30%),而症状的出现与月经有一致的和可以预期的关系。这一定义规定了 PMS 的症状出现与月经有关,对症状的严重程度制定出定量化标准。

**(二)诊断方法**

严重问题的每天评定记录表(daily record of severity of problems,DRSP)可让 PMS 诊断更明确。这个图表是用来记录情绪和身体与月经周期相关的症状。要求患者在没有任何前瞻性治疗下,至少连续 2 个月描述他们的症状。医师通过了解症状发生的时间、每个月经周期症状的变化,月经后 1～2 天症状消失来做判断。

**(三)鉴别诊断**

1.月经周期性精神病

PMS 可能是在内分泌改变和心理-社会因素作用下起病的,而月经周期性精神病则有着更为深刻的原因和发病机制。PMS 的临床表现是以心境不良和众多躯体不适组成,不致发展为重性精神病形式,可与月经周期性精神病区别。

2.抑郁症

PMS 妇女有较高的抑郁症发生风险以及抑郁症患者较之非情感性障碍患者有较高的 PMS 发生率,已如上述。根据 PMS 和抑郁症的诊断标准,可做出鉴别。

3.其他精神疾病经前恶化

根据 PMS 的诊断标准与其他精神疾病经前恶化进行区别。

### 四、治疗

PMS 的治疗应针对躯体、心理症状、内在病理机制和改变正常排卵性月经周期等方面。此外,心理治疗和家庭治疗亦受到较多的重视。轻症 PMS 病例采取环境调整、适当膳食、身体锻炼、改善生活方式、应激处理和社会支持等措施即可,重症患者则需实施以下治疗。

**(一)非药物治疗**

1.调整生活方式

调整生活方式包括合理的饮食与营养、适当的身体锻炼、戒烟、限制盐和咖啡的摄入。可改变饮食习惯,增加钙、镁、维生素 $B_6$、维生素 E 的摄入等,但尚没有确切、一致的研究表明以上维生素和微量元素治疗的有效性。体育锻炼可改善血液循环,但其对 PMS 的预防作用尚不明确,多数临床专家认为每天锻炼 20～30 分钟有助于加强药物治疗和心理治疗。

2.心理治疗

心理因素在 PMS 发生中所起的作用是不容忽视的。精神刺激可诱发和加重 PMS。要求患者日常保持乐观情绪,生活有规律,参加运动锻炼,增强体质,行为疗法曾用于治疗 PMS,放松技术有助于改善疼痛症状。生活在经前综合征妇女身边的人,如父母、丈夫、子女等,要多关心患者,对她们在经前出现的心境烦躁、易激惹等给予容忍和同情。工作周围的人也应体谅她们经前发生的情绪症状,在各方面予以照顾,避免在此期间从事驾驶或其他具有危险性的作业。

**3.膳食补充**

膳食补充剂已被证明是对 PMS 症状有积极作用。与安慰剂组相比,每天服用 1200 mg 碳酸钙的 PMDD 妇女,可减少 48% 与情感和身体相关的 PMS 症状。另一项研究表明,每天服用 80 mg 的维生素 $B_6$ 与安慰剂组相比,可减少情绪相关的 PMS 症状,但对躯体相关症状无效。大剂量(大于300 mg)维生素 $B_6$ 可能与外周神经病变相关。然而,中等剂量的维生素 $B_6$ 可在不良反应最小的情况下,缓解 PMS 症状。

**(二)药物治疗**

**1.精神药物**

(1)抗抑郁药:5-羟色胺再摄取抑制剂(selective serotonergic reuptake inhibitors,SSRIs)对 PMS 有明显疗效,达 60%～70% 且耐受性较好,目前认为是一线药物。如氟西汀 20 mg 每天一次,经前口服至月经第 3 天,减轻情感症状优于躯体症状。

舍曲林剂量为每天 50～150 mg。三环类抗抑郁药氯米帕明是一种三环类抑制 5-羟色胺和去甲肾上腺素再摄取的药物,每天 25～75 mg 对控制 PMS 有效,黄体期服药即可。SSRIs 与三环类抗抑郁药物相比,无抗胆碱能、低血压及镇静等不良反应,并具有无依赖性和无特殊的心血管及其他严重毒性作用的优点。SSRIs 除抗抑郁外也有改善焦虑的效应,目前应用明显多于三环类。

(2)抗焦虑药:苯二氮䓬类用于治疗 PMS 已有很长时间,如阿普唑仑为抗焦虑药,也有抗抑郁性质,用于 PMS 获得成功,起始剂量为 0.25 mg,每天 2～3 次,逐渐递增,每天剂量可达 2.4 mg或 4 mg,在黄体期用药,经至即停药,停药后一般不出现戒断症状。

**2.抑制排卵周期**

(1)口服避孕药:作用于 H-P-O 轴可导致不排卵,常用以治疗周期性精神病和各种躯体症状。口服避孕药对 PMS 的效果不是绝对的,因为一些亚型用本剂后症状不仅未见好转反而恶化。就一般病例而论,复方短效单相口服避孕药均有效。国内多选用复方炔诺酮或复方甲地孕酮。

(2)达那唑:一种人工合成的 17α-乙炔睾酮衍生物,对下丘脑-垂体促性腺激素有抑制作用。100～400 mg/d对消极情绪、疼痛及行为改变有效,200 mg/d 能有效减轻乳房疼痛。但其雄激素活性及致肝功能损害作用,限制了其在 PMS 治疗中的临床应用。

(3)促性腺激素释放激素激动剂:促性腺激素释放激素激动剂在垂体水平通过降调节抑制垂体促性腺激素分泌,造成低促性腺激素水平及低雌激素水平,达到药物切除卵巢的疗效。有随机双盲安慰剂对照研究证明促性腺激素释放激素激动剂治疗 PMS 有效。单独应用促性腺激素释放激素激动剂应注意低雌激素血症及骨量丢失,故治疗第 3 个月应采用反加疗法克服其不良反应。

(4)手术切除卵巢或放射破坏卵巢功能:虽然此方法对重症 PMS 治疗有效,但卵巢功能破坏导致绝经综合征及骨质疏松性骨折、心血管疾病等风险增加,应在其他治疗均无效时酌情考虑。此方法对中、青年女性患者不宜采用。

**3.其他**

(1)利尿剂:PMS 的主要症状与组织和器官水肿有关。醛固酮受体拮抗剂螺内酯不仅有利尿作用,对血管紧张素功能亦有抑制作用。剂量为 25 mg,每天 2～3 次,可减轻水潴留,对精神症状亦有效。

（2）抗前列腺素制剂：经前子宫内膜释放前列腺素，改变平滑肌张力，免疫功能及神经递质代谢。抗前列腺素如甲芬那酸 250 mg，每天 3 次，于经前 12 天起服用。餐中服可减少胃刺激。如果疼痛是 PMS 的标志，则抗前列腺素有效。其除对痛经、乳胀、头痛、痉挛痛、腰骶痛有效，有报告称对紧张易怒症状也有效。

（3）多巴胺拮抗剂：高催乳素血症与 PMS 关系已有研究报道。溴隐亭为多巴胺拮抗剂，可降低 PRL 水平并改善经前乳房胀痛。剂量为 2.5 mg，每天 2 次，餐中服药可减轻不良反应。

### 五、临床特殊情况的思考和建议

月经前周期性发生躯体、精神及行为症状影响妇女日常生活和工作，称为经前期综合征，伴有严重情绪不稳定者称为经前焦虑障碍。病因涉及心理、激素、大脑神经系统之间的相互作用，但确切作用机制尚未明了。轻症 PMS 病例通过调整环境、改善生活方式、提供社会支持等予以治疗。重症患者尤其伴有明显负性情绪或心境恶劣如焦虑、抑郁甚至有自杀意念等，应及时与精神疾病科联系，协作管理治疗，包括采用抗抑郁、抗焦虑药物的治疗。

（雷　磊）

# 第二节　多囊卵巢综合征

多囊卵巢综合征（PCOS）是青春期少女和育龄期妇女最常见的妇科内分泌疾病之一，据估计其在育龄期妇女中的发生率为 5％～10％。1935 年，斯坦（Stein）和利文撒尔（Leventhal）首次描述了多囊卵巢综合征，因此它又被称为斯坦-利文撒尔（Stein-Leventhal）综合征。PCOS 在临床上主要表现为功能性高雄激素血症和不排卵，近年来发现继发于胰岛素抵抗的高胰岛素血症也是它的特征性表现之一。

1970 年以来，已对 PCOS 做了大量的研究工作，可是其发病机制迄今仍不清楚。20 世纪 70 年代，研究发现许多 PCOS 患者的血清 LH/FSH 比值偏高。因此，当时认为促性腺激素分泌紊乱是 PCOS 发病的主要原因。从 20 世纪 80 年代迄今对 PCOS 发病机制的研究主要集中在雄激素分泌过多和胰岛素抵抗方面。目前认为 PCOS 的发病机制非常复杂，H-P-O 轴紊乱、胰岛素抵抗、肾上腺皮质功能异常，一些生长因子和遗传因素都牵涉其中。

PCOS 不但影响生殖健康，而且还引起糖尿病、高血压、子宫内膜癌等远期并发症，对健康的危害很大。但是由于对 PCOS 的发病机制尚不清楚，因此，现在的治疗往往都达不到根治的目的。

### 一、病理生理机制

关于 PCOS 发病的病理生理机制，人们做了许多研究，提出了一些假说，如促性腺激素分泌失调、性激素分泌失调、胰岛素抵抗和遗传因素等。近年又发现，脂肪细胞分泌的一些激素也可能与 PCOS 的发生有关。

（一）促性腺激素分泌失调和性激素分泌失调

卵巢合成雄激素受促性腺激素调节，LH刺激卵泡膜细胞分泌雄激素。20世纪70年代，研究发现PCOS患者体内的LH水平异常升高，FSH水平相对偏低，当时认为PCOS患者体内过多的雄激素是促性腺激素分泌紊乱的结果。

PCOS患者体内过多的雄激素在周围组织的芳香化酶作用下转化成雌酮。与排卵正常的妇女相比，PCOS患者体内的雌酮/雌二醇比值偏高。雌激素对促性腺激素的分泌有反馈调节作用，过去认为雌酮/雌二醇的比值不同，反馈作用也有差异。当雌酮/雌二醇比值偏高时可引起LH分泌增加，从而加重PCOS的促性腺激素分泌紊乱。

过去认为在PCOS患者体内，促性腺激素分泌失调和性激素分泌失调相互影响形成恶性循环是PCOS发病的关键。因此，当时把LH/FSH比值作为PCOS的诊断标准之一。目前认为，促性腺激素分泌失调和性激素分泌失调很可能只是PCOS的临床表现，因此，新的PCOS诊断标准与LH/FSH比值无关。

（二）胰岛素抵抗

胰岛素抵抗指机体对胰岛素不敏感，在正常人群中的发生率为$10\%\sim25\%$，在PCOS妇女中的发生率为$50\%$以上。在胰岛素抵抗时，机体为代偿糖代谢紊乱会分泌大量的胰岛素，从而导致高胰岛素血症。PCOS患者往往同时存在高胰岛素血症和高雄激素血症，目前认为高胰岛素血症与高雄激素血症之间存在因果关系。

1.在PCOS中高胰岛素血症引起高雄激素血症

由于人们观察到有胰岛素抵抗和高胰岛素血症的妇女常常有男性化表现，因此，考虑胰岛素可能影响雄激素代谢。泰勒（Taylor）第一次提出有胰岛素抵抗的PCOS者体内过多的睾酮是高胰岛素血症直接作用于卵巢的结果。以后又有许多临床观察结果支持这一假说，部分或全部切除卵巢或用长效GnRHa抑制卵巢雄激素合成后，胰岛素抵抗依然存在，高胰岛素血症没有得到改善。黑棘皮症患者在青春期就存在胰岛素抵抗和高胰岛素血症，可是在若干年后才能观察到血雄激素水平升高。因此，如果说高胰岛素血症与高雄激素血症之间存在因果关系，很可能是高胰岛素血症引起高雄激素血症。

近年来，许多临床试验证实胰岛素对血雄激素水平具有一定的调节作用。这些试验一般采用高胰岛素——正常血糖钳夹技术或口服葡萄糖方法，使胰岛素水平在短期内迅速提高，结果发现无论是胰岛素水平正常的妇女还是高胰岛素血症患者的血雄激素水平都有不同程度的升高。研究者也发现高胰岛素血症患者体内的雄激素水平明显高于胰岛素水平正常的妇女，尽管她们体内的LH水平及LH/FSH差别无统计学意义，这提示胰岛素能刺激卵巢合成更多的睾酮，胰岛素水平升高可能会引起高雄激素血症。为研究慢性高胰岛素血症对雄激素合成的影响，一些试验用二甲双胍改善胰岛素抵抗降低胰岛素水平，结果发现睾酮水平也相应降低。口服二甲双胍并不影响血LH的脉冲频率和振幅、LH/FSH值、LH对LHRH的反应和体内性类固醇激素合成。这些研究的结果从反面进一步证实，胰岛素能增加卵巢雄激素的合成。

2.高胰岛素血症引起高雄激素血症的机制

胰岛素增强细胞色素$P_{450c}17\alpha$的活性，从而刺激卵巢雄激素的合成。细胞色素$P_{450c}17\alpha$是一种双功能酶，同时有$17\alpha$-羟化酶和17,20裂解酶活性，是性类固醇激素合成的关键酶。在许多PCOS患者的卵巢内，细胞色素$P_{450c}17\alpha$的活性显著增强。二甲双胍能抑制肝糖原的合成，提高周围组织对胰岛素的敏感性，从而减少胰岛素的分泌，降低胰岛素水平。伴有高胰岛素血症的

PCOS 患者口服二甲双胍 4～8 周后,血胰岛素水平降低,细胞色素 $P_{450c}17\alpha$ 的活性也显著降低,睾酮的合成也受到抑制。用控制饮食的方法改善肥胖型 PCOS 患者的胰岛素抵抗做类似实验得到同样的结果。这表明 PCOS 患者卵巢中细胞色素 $P_{450c}17\alpha$ 活性增强可能是高胰岛素直接刺激的结果。

高胰岛素增强胰岛素样生长因子-1(IGF-1)的生物活性。IGF-1 是一种能促进合成代谢的多肽,其结构类似于胰岛素。IGF-1 的作用是由 IGF-1 受体介导的,该受体在结构和功能上类似于胰岛素受体,与胰岛素也有一定的亲和力。另外,人体内还存在胰岛素和 IGF-1 的杂交受体,其两条链中一条来自胰岛素受体,另一条来自 IGF-1 受体,同胰岛素和 IGF-1 均有较高的亲和力。人体内大多数 IGF-1 与 IGF 结合球蛋白(IGFBP)结合,只有少部分是游离的,具有生物活性。人体内共有 6 种 IGFBP,其中 IGFBP-1 是由肝脏合成的,在调节 IGF-1 活性方面最重要。

IGF-1 能直接刺激卵泡膜细胞合成雄激素,也能协同 LH 的促雄激素合成作用。许多研究证明胰岛素能通过影响 IGF-1 系统促进卵巢雄激素的生物合成,这可能是高胰岛素诱发高雄激素的机制之一。人体内升高的胰岛素则竞争性地结合于 IGF-1 受体或杂交受体,发挥类似 IGF-1 的生物学效应,从而促进卵巢雄激素的合成。

更多的研究表明胰岛素主要通过影响 IGFBP-1 的合成来促进卵巢雄激素的合成,胰岛素能抑制肝脏 IGFBP-1 的合成,提高卵巢组织 IGF-1 的生物活性,促进雄激素的合成。PCOS 患者血胰岛素水平升高时,血 IGFBP-1 浓度明显降低。PCOS 患者胰岛素抵抗得到改善,胰岛素水平降低后,血 IGFBP-1 会相应升高。

LH 主要作用于已分化的卵泡膜细胞,促进其合成雄激素。LH 是促进雄激素合成的最重要的因子,它能增强细胞色素 $P_{450c}17\alpha$ 的活性,促进雄激素的生物合成。体外实验发现胰岛素能协同 LH 促进卵巢雄激素的合成,这可能是高胰岛素血症引起高雄激素血症的又一机制。另外,有研究者认为胰岛素可能在垂体水平调节 LH 的分泌,从而增强卵巢雄激素的合成。

近年来的研究还表明,高胰岛素对雄激素代谢的调控不仅与直接参与卵巢雄激素的合成有关,而且还可能与影响性激素结合球蛋白(SHBG)合成有关。SHBG 是由肝脏合成的,与睾酮有很高的亲和力,而与其他性类固醇激素的亲和力则较低。体内大多数睾酮都与 SHBG 结合,只有小部分是游离的。被组织直接利用的只是游离的睾酮,而不是与 SHBG 结合的部分。因此,SHBG 能调节雄激素的生物利用度。

胰岛素能抑制肝细胞 SHBG 的生物合成,SHBG 降低能增加游离睾酮浓度,诱发高雄激素血症。青春期性成熟过程中常伴有胰岛素抵抗和高胰岛素血症,此时女孩体内 SHBG 水平偏低。生育年龄妇女中也发现血胰岛素水平与 SHBG 水平呈负相关,高胰岛素血症患者的血 SHBG 水平显著低于胰岛素正常的正常妇女。当高胰岛素血症患者的胰岛素抵抗改善后,胰岛素水平下降,SHBG 水平也明显升高。在离体培养的肝细胞中发现,胰岛素能直接抑制 SHBG 的生物合成。

高胰岛素血症引起高雄激素血症的机制非常复杂,一些脂肪细胞分泌的激素或因子也可能参与其中,如瘦素、脂联素和抵抗素等。

(三)肾上腺皮质与 PCOS

肾上腺皮质是雄激素的又一重要来源,由于 95% 以上的硫酸脱氢表雄酮(DHEAS)来自肾上腺皮质,因此,临床上把 DHEAS 水平作为衡量肾上腺皮质雄激素分泌的指标。研究发现一半以上的 PCOS 患者伴有 DHEAS 的分泌增加,这提示肾上腺皮质可能在 PCOS 的发病机制中发挥一定的作用。

有研究者认为肾上腺皮质功能早现与 PCOS 的发生有关。作为第二性征的阴毛和腋毛是肾上腺皮质分泌的雄激素作用的结果,正常女孩在 8 岁以后,肾上腺皮质分泌的雄激素开始增加,临床上主要表现为血脱氢表雄酮和硫酸脱氢表雄酮水平升高及阴毛出现,这被称为肾上腺皮质功能初现。另外,青春期阴毛的出现称为阴毛初现。8 岁以前发生肾上腺皮质功能启动称为肾上腺皮质功能早现,许多研究发现肾上腺功能早现在 PCOS 的发病机制中可能扮演一定的角色。

(四)遗传因素

PCOS 具有家族集聚性。与普通人群相比,多囊卵巢(PCO)患者的姐妹更容易发生月经紊乱、高雄激素血症和多囊卵巢。PCOS 患者的姐妹发生 PCOS 的概率是普通人群的 4 倍左右。早秃是男性雄激素过多的临床表现,PCOS 患者的一级男性亲属有较高的早秃发病风险。目前许多研究者认为遗传因素在 PCOS 的发病机制中起重要作用,但是 PCOS 的高度异质性却提示其遗传模式可能非常复杂。

目前,国内外研究者对 PCOS 的相关基因做了大量研究,其中包括类固醇激素代谢相关基因、糖代谢和能量平衡基因、与下丘脑和垂体激素活动有关的基因等。目前,对调节类固醇激素合成和代谢的酶的基因研究较多。文献表明 PCOS 患者的 CYP11A、CYP17、CYP11B2、SHBG、雄激素受体、GnRH、LH、ISNR、IGF 和瘦素的基因都可以发生表达水平或单核苷酸多态性变化。虽然已对 PCOS 的遗传学做了很多研究,可是迄今仍未发现能导致 PCOS 的特异基因。目前发现的与 PCOS 有关的基因,只是对 PCOS 临床表现的严重程度有所修饰,而对 PCOS 的发生没有决定作用。疾病基因连锁分析和关联分析均不能证明这些基因与 PCOS 存在特异的遗传学关系。

随着遗传学的发展,人们发现有半数人类疾病与基因遗传有关,另一半则取决于基因组外遗传变化,这种基因组外遗传变化不改变遗传信息,但可导致细胞遗传性质发生变化,这就是表观遗传学。表观遗传调控可以影响基因转录活性而不涉及 DNA 序列改变,其分子基础是 DNA 甲基化及染色质的化学修饰和物理重塑。大量的临床和基础研究结果表明环境因素在疾病发生、发展中有巨大的影响,而表观遗传调控在遗传因素和环境因素的互动关系中起着桥梁的作用。

PCOS 除了有高雄激素血症、排卵障碍和多囊卵巢以外,还常伴有胰岛素、血糖和血脂的变化。因此,近年来人们认为 PCOS 也是一种代谢性疾病。饮食结构、生活方式可以影响 PCOS 的发生,控制饮食、增加锻炼、降低体重等措施能明显改善 PCOS 的症状,这提示 PCOS 的发生、发展与环境因素有密切关系。由于一直没找到导致 PCOS 的特异基因,因此,有研究者推测 PCOS 的发生可能是 PCOS 易感基因与环境因素共同作用的结果。也就是说,在环境因素的影响下,人体启动了表观遗传调控,PCOS 易感患者的相关基因表达发生了变化,从而导致了 PCOS 的发生。虽然目前已经有了大量关于其他代谢性疾病与表观遗传学关系研究的报道,可是关于 PCOS 与表观遗传学变化关系的研究国内外却鲜有报道。

## 二、临床表现

PCOS 临床表现呈高度异质性,有月经稀发或闭经、多毛、痤疮、肥胖、黑棘皮症、多囊卵巢、不孕、LH/FSH升高、血睾酮水平升高、血清性激素结合球蛋白(SHBG)降低和空腹胰岛素水平升高等。

（一）症状

1.月经失调

月经失调是由排卵障碍引起的,多表现为月经稀发或闭经,少数可表现为月经频发或月经规律。

2.不孕

PCOS是排卵障碍性不孕的主要病因,许多患者正是由于不孕才来就诊。有统计表明,约75%的PCOS患者不孕。

（二）体征

1.肥胖

一半以上的PCOS患者有肥胖表现。体重指数[BMI,体重(kg)/身高$^2$(m$^2$)]是常用的衡量肥胖的指标。肥胖的标准为BMI大于等于25。

腰臀围比(WHR)＝腰围/臀围,WHR的大小与腹部脂肪的量呈正相关。根据WHR可以把肥胖分为两类:WHR大于等于0.85时称为男性肥胖、腹部型肥胖、上身肥胖或中心型肥胖;WHR小于0.85时称为女性肥胖、臀股肥胖、下身肥胖或外周型肥胖。PCOS多与男性肥胖有关。

2.多毛、雄激素性脱发和痤疮

多毛、雄激素性脱发和痤疮是由高雄激素血症引起的。多毛是指性毛过多,妇女的性毛主要分布于上唇、下唇、腋下、胸中线、腹中线和外阴,雄激素水平过高时这些部位的毫毛就会变成恒毛,临床上表现为多毛(图5-1)。四肢和躯干的毛发生长受雄激素的影响较少,它们主要与体质和遗传有关,这些部位的毛发增多不一定与高雄激素血症有关。约2/3的PCOS患者有多毛。

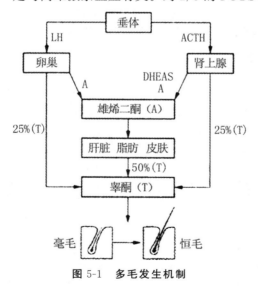

图5-1 多毛发生机制

## 三、诊断标准

PCOS是一个综合征,因此,严格来说没有一个诊断标准能完全满足临床诊断要求。目前,临床上最为广泛接受的诊断标准是2003年鹿特丹诊断标准。该标准是从1990年美国国立卫生研究院诊断标准发展而来的,其依据的基础是10多年来的临床研究结果。鹿特丹诊断标准不可能是PCOS的最终诊断标准。随着对PCOS认识的深入,将来可能会在鹿特丹诊断标准的基础上修订出一个更好的诊断标准。由于国内缺乏大样本、多中心的 PCOS 临床流行病学资料,因此,国内研究者无法基于自己的资料建立一个适合中国人的诊断标准。目前国内多采用鹿特丹诊断标准(表 5-1)。

**表 5-1　PCOS 2003 年鹿特丹诊断标准**

| 修正的 2003 年标准(3 项中符合 2 项) |
| --- |
| 1.排卵稀发或无排卵 |
| 2.高雄激素血症的临床和(或)生化证据 |
| 3.多囊卵巢 |
| 以及排除其他病因(先天性肾上腺皮质增生、分泌雄激素的肿瘤和库欣综合征) |

(一)排卵障碍的诊断

多数患者有月经稀发或继发性闭经,故排卵障碍不难诊断。如患者月经正常,则需要测定基础体温或做卵泡监测来了解有无排卵。

(二)高雄激素血症的诊断标准

高雄激素血症的诊断标准见表 5-2。女性体内雄激素有三个来源:卵巢、肾上腺皮质和周围组织转化。人体内的雄激素有雄烯二酮、睾酮、双氢睾酮、DHEA 和 DHEAS 等,任何一种雄激素水平的异常升高都可引起高雄激素血症的临床表现。目前,临床上能常规测定的雄激素是睾酮,由于游离睾酮测定的技术要求高,因此国内包括上海市各医院只测定总睾酮。多数 PCOS 有总睾酮的升高,但总睾酮不升高并不意味着可排除高雄激素血症。

**表 5-2　高雄激素血症的诊断标准**

| 1.有高雄激素血症的生化证据:血睾酮升高或 DHEAS 升高或血 SHBG 下降 |
| --- |
| 2.有高雄激素血症的临床证据:多毛或痤疮 |
| 只要满足上述 2 项中的 1 项即可诊断为高雄激素血症 |

多毛是指性毛异常增多,单纯的临床诊断不需要做 FG 评分。上唇、颏、胸部中线、乳头周围、下腹中线等部位出现毛发即可诊断,阴毛增多也可诊断。脱发也是高雄激素血症的临床表现,但临床上较少见。

痤疮出现也是高雄激素血症存在的标志,单纯的临床诊断不需要做罗森菲尔德(Rosenfield)评分。反复出现的痤疮是诊断高雄激素血症的有力证据。

(三)多囊卵巢的诊断

多囊卵巢的诊断标准见表 5-3。由于卵巢体积也是多囊卵巢的诊断标准之一,因此,在做超声检查时应同时测定卵巢的 3 个径线。该诊断标准不适用于正在口服避孕药的妇女,因为使用口服避孕药能改变正常妇女和 PCOS 妇女的卵巢形态。如果存在优势卵泡(大于 10 mm)或黄体的证据,需在下个周期再做超声检查和测定基础体温。

**表 5-3　多囊卵巢的诊断标准**

| 1.每侧卵巢至少有 12 个直径为 2～9 mm 的卵泡 |
| --- |
| 2.卵巢体积增大(大于 10 mL),用简化的公式 0.5×长(cm)×宽(cm)×厚(cm)来计算卵巢的体积 |
| 只要一侧卵巢满足上述 2 项中的 1 项即可诊断为多囊卵巢 |

（四）排除相关疾病

排除先天性肾上腺皮质增生、库欣综合征和分泌雄激素的肿瘤等临床表现相似的疾病，对诊断 PCOS 非常重要。当血睾酮水平大于等于 1.5 ng/mL 时应除外分泌雄激素的肿瘤，患者有向心性肥胖、满月脸等体征时应除外库欣综合征。当环丙孕酮/炔雌醇对降低雄激素的疗效不明显时，应考虑排除 21-羟化酶缺陷引起的不典型肾上腺皮质增生症。

高雄激素血症患者常规除外甲状腺功能失调的意义有限，因为其在高雄激素血症患者中的发生率并不比正常生育年龄妇女中的发病率高。在评估高雄激素血症患者时应常规测定催乳素，目的是排除高催乳素血症。需要注意的是许多高雄激素血症患者的催乳素水平可处于正常范围的上限或稍微超过正常范围。严重的胰岛素抵抗综合征（如高雄激素血症-胰岛素抵抗-黑棘皮综合征或 Hairan 综合征）不难诊断，因为这些患者往往有典型的黑棘皮症。

（五）胰岛素抵抗

在 PCOS 妇女中，无论是肥胖的还是不肥胖的，胰岛素抵抗都很常见（高达 50%）。但基于以下理由，鹿特丹标准并未把胰岛素抵抗列为 PCOS 的诊断标准。

（1）PCOS 妇女中所报道的胰岛素抵抗的发生率，因所使用试验的敏感性和特异性的不同以及 PCOS 的异质性而不同。

（2）缺乏标准的全球性的胰岛素分析。

（3）目前尚没有在普通人群中探查胰岛素抵抗的临床试验。公认的评估胰岛素抵抗的最佳方法是正常血糖钳夹试验，但该方法操作复杂，患者依从性差，因此只适于小样本的科学研究，不适于临床应用。

国内外许多研究者都通过计算口服葡萄糖耐药试验（OGTT）的胰岛素水平曲线下面积与血糖水平曲线下面积比值，来评估胰岛素抵抗状况，可是该方法无法给出判断胰岛素抵抗的参考值，因此不能用于胰岛素抵抗的诊断。目前，临床上常用的诊断胰岛素抵抗的指标有胰岛素敏感指数（ISI）和胰岛素抵抗实验（HOMA-IR），这两个指数都是根据空腹胰岛素水平和葡萄糖水平计算出来的。它们的优点是计算简便，患者依从性高，缺点是不能反映胰岛素水平的正常生理变化和 β 细胞的功能变化。目前使用的 ISI 和 HOMA-IR 的参考值不是来自大规模的多中心研究，因此其可靠程度令人质疑。

（4）目前缺少资料证明，胰岛素抵抗的指标可预测对治疗的反应，因此这些指标在诊断 PCOS 及筛选治疗方面的作用尚不明确。2003 年，鹿特丹共识关于代谢紊乱筛选的总结如下：①对诊断 PCOS 来说没有一项胰岛素抵抗试验是必需的，它们也不需要选择治疗。②应该对肥胖型 PCOS 妇女做代谢综合征的筛选，包括用口服糖耐量试验筛选葡萄糖不耐受。③对不肥胖的 PCOS 妇女有必要做进一步的研究以确定这些试验的使用，尽管在胰岛素抵抗额外危险因素如糖尿病家族史存在时需要对这些试验加以考虑。

（六）鉴别诊断

1.多囊卵巢

虽然患者的卵巢皮质内见多个小卵泡，呈多囊改变，但患者的月经周期规律、有排卵，内分泌激素测定无异常发现。

2.库欣综合征

由于肾上腺皮质增生，肾上腺皮质分泌大量的皮质醇和雄激素。临床上表现为月经失调、向心性肥胖、紫纹和多毛等症状。

内分泌激素测定:LH 在正常范围、皮质醇水平升高,小剂量的地塞米松试验无抑制作用。

3.迟发性 21-羟化酶缺陷症

临床表现与 PCOS 非常相似,诊断的依据是 17-羟孕酮的升高和有昼夜规律的促肾上腺皮质激素-皮质醇分泌。

4.卵巢雄激素肿瘤

患者体内的雄激素水平更高,睾酮多数大于 3 ng/mL,男性化体征也更显著。超声检查可协助诊断。

5.高催乳素血症

患者虽有月经稀发或闭经,可是常伴有溢乳。内分泌激素测定除发现催乳素水平升高外,余无特殊。

## 四、治疗

由于 PCOS 的具体发病机制尚不清楚,因此现在的治疗都达不到治愈的目的。PCOS 治疗的目的是解决患者的需求,减少远期并发症。

(一)一般治疗

对于肥胖的 PCOS 患者来说,控制体重是最重要的治疗手段之一。控制体重的关键是减少饮食和适当增加体育锻炼。一般来说除非患者极度肥胖,不主张使用药物控制体重。

1.控制饮食

节食是治疗肥胖最常见的方法,优点是短时间内就可使体重下降。如果每天膳食能量缺乏 5021 kJ(1200 kcal),10～20 周后患者的体重就可以下降15%。节食的缺点是不容易坚持,为了达到长期控制体重的目的,现在不主张过度节食。刚开始减肥时,每天膳食能量缺乏 2092 kJ(500 kcal),坚持 6～12 个月体重可以下降 5～10 kg。每天膳食缺乏 418 kJ(100 kcal)时,可以保持体重不增加。

在节食的同时,还应注意食物结构。建议患者总的能量摄入不低于 5021 kJ/d,其中 15%～30%的能量来自脂肪,15%的能量来自蛋白质,55%～60%来自糖类。患者应不吃零食,少吃或不吃油炸食品和含油脂高的食品,多吃蔬菜和水果。喝牛奶时,应选择脱脂牛奶或脂肪含量少的牛奶。另外,每天的膳食还应保证提供足够的维生素和微量元素。

2.增加体力活动

体力活动可以消耗能量,因此对控制体重有帮助。为降低体重,患者每天应坚持中等强度的体育锻炼 60 分钟。如果做不到上述要求,那么适当增加体力活动也是有意义的。步行或骑自行车 1 小时,可以消耗能量 251～836 kJ(60～200 kcal)。

每天坚持体育锻炼对很多人来说不现实。但是,每天适当增加体力活动还是可行的。为此建议患者尽量避免长时间的久坐少动,每天坚持有目的的步行 30～60 分钟(有条件的可以做中等强度的体育锻炼),这对控制体重很有帮助。

体重减少 5%～10%后,患者有可能恢复自发排卵。体重减轻对改善胰岛素抵抗和高雄激素血症也有益,临床上表现为空腹胰岛素、睾酮水平降低,性激素结合球蛋白(SHBG)水平升高,黑棘皮症、多毛和痤疮症状得到改善。另外,控制体重对减少远期并发症,如糖尿病、心血管疾病、子宫内膜癌等也有帮助。

（二）治疗高雄激素血症

高雄激素血症是 PCOS 的主要临床表现。当患者有高雄激素血症，但无生育要求时，采用抗高雄激素血症疗法。有生育要求的患者，也应在雄激素水平恢复正常或下降后，再治疗不孕症。

1.螺内酯

螺内酯又名安体舒通。该药原本用作利尿剂，后来发现它有抗雄激素的作用，所以又被用于治疗高雄激素血症。治疗方案为螺内酯20 mg，每天 3 次，口服，最大剂量每天可用至 200 mg，连续使用 3～6 个月。治疗的早期，患者可能有多尿表现，数天以后尿量会恢复正常。肾功能正常者一般不会发生水和电解质的代谢紊乱。如果患者有肾功能损害，应禁用或慎用该药。在使用螺内酯时，往往会出现少量、不规则出血。由于螺内酯没有调节月经的作用，因此如果患者仍然有月经稀发或闭经，须定期补充孕激素，以免发生子宫内膜增生症或子宫内膜癌。

2.复方口服避孕药

PCOS 的雄激素主要来自于卵巢，卵巢分泌雄激素的细胞主要是卵泡膜细胞。LH 能刺激卵泡膜细胞分泌雄激素，当 LH 水平降低时，卵泡膜细胞分泌的雄激素减少。复方口服避孕药能负反馈地抑制垂体分泌 LH，减少卵巢雄激素的分泌，因此可用于治疗多毛和痤疮。另外，复方口服避孕药还有调整月经周期的作用。

（1）复方甲地孕酮片：又称避孕片 2 号，每片含甲地孕酮 1 mg、炔雌醇 35 $\mu$g。治疗方案为从月经周期的第 3～5 天开始每天服用 1 片，连服 21 天后等待月经来潮。

（2）复方去氧孕烯片：为短效复方口服避孕药，每片复方去氧孕烯片含去氧孕烯 150 $\mu$g、炔雌醇 30 $\mu$g。治疗方案为从月经周期的第 3～5 天开始每天服用 1 片，连服 21 天后等待月经来潮。

（3）环丙孕酮/炔雌醇：为短效复方口服避孕药，每片环丙孕酮/炔雌醇含环丙孕酮 2 mg、炔雌醇 35 $\mu$g。由于环丙孕酮具有很强的抗雄激素活性，因此环丙孕酮/炔雌醇除了能通过抑制 LH 的分泌来治疗高雄激素血症外，还能通过环丙孕酮直接对抗雄激素来治疗高雄激素血症。总的来讲，环丙孕酮/炔雌醇的疗效优于复方甲地孕酮片和复方去氧孕烯片。治疗方案为从月经周期的第 3～5 天开始每天服用 1 片，连服 21 天后等待月经来潮。

3.地塞米松

地塞米松为人工合成的长效糖皮质激素制剂，它对下丘脑-垂体-肾上腺皮质轴有负反馈抑制作用，对肾上腺皮质雄激素的分泌有抑制作用。如果患者体内的 DHEAS 水平升高，提示肾上腺皮质来源的雄激素增多，可给予地塞米松治疗。一般情况下较少使用地塞米松，往往在氯米芬疗效欠佳且 DHEAS 升高时才使用地塞米松。方法为地塞米松 0.5～0.75 mg/d。一旦确诊怀孕，应立即停用地塞米松。为了避免肾上腺皮质功能受到抑制，地塞米松治疗时间一般不超过 3 个月。

4.非那雄胺

非那雄胺是 20 世纪 90 年代研制开发的新一类 II 型 5$\alpha$-还原酶抑制剂，其结构与睾酮相似，临床上主要用于治疗前列腺疾病，近年也开始用于治疗女性高雄激素血症。非那雄胺每片 5 mg，治疗前列腺增生时的剂量是 5 mg/d，女性用药的剂量需要摸索。

5.氟他胺

氟他胺为非类固醇类雄激素受体拮抗剂。临床证据表明，其抗高雄激素血症的疗效不亚于螺内酯。用法：氟他胺每次 250 mg，每天 1～3 次。抗雄激素治疗 1～2 个月后痤疮体征就会得到改善，6～12 个月后多毛体征得到改善。在治疗高雄激素血症时，一般至少治疗 6 个月才停药。在高雄激素血症改善后,改用孕激素疗法。患者往往在停止抗高雄激素血症治疗一段时间后又复发,复发后可以再选用抗高雄激素疗法。有研究者认为没有必要在高雄激素血症缓解后仍长期使用抗高雄激素疗法。

（三）治疗高胰岛素血症

1.控制体重

对肥胖患者来说,治疗高胰岛素血症首选控制体重。控制体重的关键是减少饮食和适当增加体育锻炼。

2.二甲双胍

二甲双胍能抑制肝糖原的合成,提高周围组织对胰岛素的敏感性,从而减少胰岛素的分泌。降低血胰岛素水平,是目前用于改善胰岛素抵抗最常见的药物。由于 PCOS 中胰岛素抵抗的发生率较高,因此从 20 世纪 90 年代以来二甲双胍越来越普遍地用于治疗 PCOS。治疗方案为二甲双胍 250～500 mg,每天 3 次,口服。部分患者服用后有恶心、呕吐、腹胀或腹泻不适,继续服药 1～2 周后症状会减轻或消失,少部分患者会因无法耐受该药而终止治疗。

许多研究均报道二甲双胍能通过改善胰岛素抵抗来降低雄激素水平,促进排卵。因此,许多研究者在联合使用二甲双胍和氯米酚治疗耐氯米酚的 PCOS 患者时取得了很好的疗效。可是,在对 1966－2002 年发表的有关文献分析后却发现,根据当时的资料无法确定二甲双胍治疗 PCOS 不孕症的疗效。二甲双胍也可用于无生育要求的育龄期 PCOS 患者,研究报道胰岛素抵抗和高雄激素血症可因此得到改善。无胰岛素抵抗的育龄期 PCOS 患者可否使用二甲双胍,尚有待进一步的研究。

青春期 PCOS 患者可否使用二甲双胍治疗,目前还存在很大的争议。理论上讲,二甲双胍能改善胰岛素抵抗,减少糖尿病和心血管疾病的发生率。可是糖尿病和心血管疾病多发生在 40 岁以后,青春期PCOS患者使用二甲双胍治疗 20 年（或以上）是否安全,根据目前的文献研究无法回答该问题。间断或短期使用二甲双胍与不使用二甲双胍有何区别,目前也不清楚。

3.罗格列酮

该药为噻唑烷二酮类药物,其主要功能是改善胰岛素抵抗,因此被称为胰岛素增敏剂。用法为罗格列酮 2～8 mg/d。其疗效优于二甲双胍。罗格列酮可能有肝毒性作用,因此在使用期间应严密随访肝功能。目前,在治疗胰岛素抵抗时往往首选二甲双胍,如果二甲双胍疗效欠佳,则加用罗格列酮。对重度胰岛素抵抗,开始时就可以联合使用二甲双胍和罗格列酮。

改善胰岛素抵抗时首选饮食控制和体育锻炼,当饮食控制和体育锻炼效果不佳时才加用二甲双胍和罗格列酮。在药物治疗时应继续坚持饮食控制和体育锻炼,一旦确诊患者怀孕应停用二甲双胍或罗格列酮。

一般来说,一旦选用二甲双胍治疗,至少使用 6 个月。一般在使用二甲双胍 6 个月后对患者进行评价,如果胰岛素抵抗得到改善,则停用二甲双胍。在停药随访期间,如果再次出现明显的胰岛素抵抗,则再选用二甲双胍治疗。

（四）建立规律的月经周期

如果多毛和痤疮不严重,且又无生育要求,可采用补充激素的方式让患者定期来月经,这样可以避免将来发生子宫内膜增生或子宫内膜癌。

1.孕激素疗法

每月使用孕激素 5～7 天,停药后 1～7 天可有月经来潮。例如,甲羟孕酮 8～12 mg,每天

1次,连续服用5~7天。甲地孕酮6~10 mg,每天1次,连续服用5~7天。该方案适用于体内有一定雌激素水平的患者(如子宫内膜厚度大于等于7 mm),停药后1周左右会有月经来潮。如果撤药性出血较多,可适当延长孕激素的使用天数。

孕激素疗法的优点是使用方便,患者容易接受。如果没有特殊情况,该方案可以长期使用。在采用孕激素治疗时,如果患者出现明显的高雄激素血症的临床表现,需要改用降雄激素治疗。如果患者有生育要求,可改用促排卵治疗。

2.雌、孕激素序贯治疗

每月使用雌激素20~22天,在使用雌激素的最后5~7天加用孕激素。例如,戊酸雌二醇1~2 mg,每天1次,连续服用21天,从使用戊酸雌二醇的第15天开始加用甲羟孕酮10 mg,每天1次,连续服用7天。停药后1~7天有月经来潮。使用3~6个周期后可停药,观察患者下一周期有无月经自发来潮,如果有月经自发来潮可继续观察下去,如无月经自发来潮,则继续使用激素治疗。

由于许多PCOS患者体内的雌激素水平并不低,所以大多数情况下不需要采用此方案。如果患者体内雌激素水平偏低,单用孕激素治疗,患者的月经量偏少或无月经,可以选择该方案。

3.雌、孕激素联合治疗

每月同时使用雌激素和孕激素20~22天。例如,戊酸雌二醇1~2 mg,每天1次,连续服用21天,在使用戊酸雌二醇的同时服用甲羟孕酮4 mg,停药后1~7天就有月经来潮。长期使用雌、孕激素联合治疗,患者的月经会逐步减少,如果停药后无月经来潮,应首先排除妊娠可能,如果没有怀孕则说明子宫内膜生长受到抑制,此时可改用雌、孕激素序贯治疗。雌、孕激素连续治疗3~6个周期后可停药,观察下一周期有无月经自发来潮,如果有月经自发来潮则继续观察下去,如无月经自发来潮,可继续使用激素治疗。

复方口服避孕药属于雌、孕激素联合治疗。由于复方口服避孕药使用方便,治疗高雄激素血症和多囊卵巢综合征的疗效好,因此,临床上在考虑雌、孕激素联合治疗时往往选择复方口服避孕药。

(五)促卵泡发育和诱发排卵

此方法仅适用于有生育要求者,无生育要求者一般不采用此治疗方法。为提高受孕的成功率,在促排卵之前往往先治疗高雄激素血症和胰岛素抵抗,使血睾酮、LH和胰岛素水平恢复至正常范围,增大的卵巢恢复正常,卵泡数减少。

1.氯米芬

氯米芬为雌激素受体拮抗剂,能竞争性地结合下丘脑、垂体上的雌激素受体,解除雌激素对下丘脑-垂体-卵巢轴的抑制,促进卵泡的发育。氯米芬为PCOS患者促卵泡发育的首选药。氯米芬治疗PCOS时,排卵成功率可高达80%,但受孕率却只有40%。目前认为受孕率低下与氯米芬拮抗雌激素对子宫内膜和宫颈的作用有关。

从月经周期的第2~5天开始服用氯米芬,开始剂量为50 mg,每天1次,连续服用5天。停药5天开始进行卵泡监测。宫颈黏液评分可了解氯米芬是否抑制宫颈黏液的分泌。超声检查可了解卵泡发育情况和子宫内膜厚度。

一般停用氯米芬5~10天内会出现直径大于10 mm的卵泡。如果停药10天还没有出现直径大于10 mm的卵泡,则视为氯米芬无效。卵泡直径大于10 mm时,应每2~3天做一次卵泡监测。当成熟卵泡直径大于16 mm时,肌内注射人绒毛膜促性腺激素(HCG)6 000~10 000 IU

诱发排卵，一般在注射 HCG 36 小时后发生排卵。

如果低剂量的氯米芬无效，下个周期可以增加剂量。氯米芬的最大剂量可以用到 200 mg/d。不过，许多医师认为没必要使用大剂量的氯米芬（大于 100 mg/d），有研究表明使用大剂量的氯米芬并不增加诱发排卵的成功率。当氯米芬治疗无效时，应改用人绝经期促性腺激素（HMG）＋HCG。与 HMG 治疗相比，氯米芬治疗的受孕率较低，不易引起严重的卵巢过度刺激综合征（OHSS）。

如果氯米芬抑制宫颈黏液分泌，就表现为卵泡发育与宫颈黏液不同步。此时可加用戊酸雌二醇1～2 mg/d，以改善宫颈黏液。部分患者的宫颈黏液因此得到改善，但是也有许多患者无效。如果无效，则采用人工授精。肌内注射 HCG 前停用戊酸雌二醇。

如果氯米芬抑制子宫内膜的生长，就表现为卵泡发育与子宫内膜的厚度不一致。此时也可加用戊酸雌二醇 2 mg/d，以刺激内膜生长。但是该治疗方法往往无效。临床上如果出现氯米芬抑制内膜生长的情况，往往改用其他药物治疗，如 HMG 等。对诊断为氯米芬抵抗的患者来说，加用地塞米松或二甲双胍可能有效。许多报道发现地塞米松或二甲双胍，尤其是二甲双胍，能提高氯米芬治疗的成功率。

氯米芬的不良反应有多胎和卵巢过度刺激。一般来说，氯米芬很少引起严重的卵巢过度刺激综合征，所以还是很安全的。

2.他莫昔芬

他莫昔芬与氯米芬一样也是雌激素受体拮抗剂，其作用机制与氯米芬相似，也是通过解除雌激素对下丘脑-垂体-卵巢轴的抑制，促进卵泡的发育。临床上较少使用他莫昔芬。从月经周期的第2～5 天开始服用他莫昔芬 20～40 mg，每天 1 次，连续服用 5 天。用药过程中需监测卵泡的发育。当成熟卵泡的直径达到18～20 mm时，肌内注射 HCG 6 000～10 000 IU，36 小时后发生排卵。

他莫昔芬也可以抑制宫颈黏液的分泌和子宫内膜的生长。如果出现这些情况，可以参考氯米芬的处理方法。

3.来曲唑

来曲唑是第 3 代非类固醇芳香化酶抑制剂，临床上主要用于治疗乳腺癌，近年来也开始用于诱发排卵。来曲唑能抑制雌激素的合成，减轻雌激素对下丘脑-垂体-卵巢轴的抑制作用，这是来曲唑诱发排卵的机制。用法为从月经周期的第2～4 天开始服用来曲唑 2.5～7.5 mg，每天 1 次，连续服用 5 天。用药过程中需监测卵泡的发育。当成熟卵泡的直径达到 18～20 mm 时，肌内注射 HCG 6 000～10 000 IU，36 小时后发生排卵。

有研究表明，来曲唑诱发排卵的成功率优于氯米芬。另外，来曲唑没有对抗宫颈和子宫内膜的缺点。由于来曲唑半衰期短，因此有研究者推测它可能对胎儿无不利影响。来曲唑用于诱发排卵的时间还很短，远期不良反应还有待于进一步的观察。

由于来曲唑用于治疗的资料还很少，因此临床上应慎用。

4.人绝经期促性腺激素（HMG）

该药是从绝经妇女的尿液中提取的，每支含 FSH 和 LH 各75 U，适用于氯米芬治疗无效的患者。

从月经周期的第 2～5 天开始每天肌内注射 HMG，起步剂量是 1 支/天，治疗期间必须监测卵泡发育的情况。一般在使用 3～5 天后做第一次超声监测，如果卵泡直径大于 10 mm，应缩短卵泡监测间隔时间。当 B 超提示优势卵泡直径达 16～20 mm 时,停用 HMG,肌内注射 HCG 5 000～10 000 IU,48 小时后复查 B 超了解是否排卵。

如果卵泡持续 1 周不增大,则增加剂量至 2 支/天。如果治疗 2 周还没有优势卵泡出现,应考虑该周期治疗失败。

HMG 治疗的并发症有卵巢过度刺激综合征(OHSS)和多胎妊娠。严重的 OHSS 可危及患者的生命,因此在使用 HMG 时应严密监测卵泡的发育,一旦发现有 OHSS 的征象,应立即采取适当的措施。当超声检查发现一侧卵巢有 3 个以上直径大于 14 mm 的优势卵泡或卵巢直径大于 5 cm 时容易发生严重的 OHSS,此时应建议患者放弃使用 HCG。在采用雌激素测定监测卵泡发育时,雌二醇浓度大于 2 000 pg/mL 提示有发生 OHSS 的可能。

HMG＋FSH 治疗可能对减少 OHSS 的发生有帮助。由于患者不同,具体用法也不相同。临床上应根据卵泡监测的结果调整剂量。

在使用 HMG 治疗前,如果发现卵巢体积大、卵泡数多,可以先用环丙孕酮/炔雌醇或 GnRHa 治疗,待卵巢体积缩小后,再给予促排卵治疗。

使用药物怀孕的患者常有黄体功能不全,因此一旦确诊怀孕,立即给予黄体酮或 HCG 肌内注射。用法为黄体酮 20～40 mg/d 或 HCG 1 000～2 000 IU/d。有卵巢过度刺激的患者,不宜采用 HCG 保胎。

5.体外受精-胚胎移植术(IVF-ET)

当患者经上述治疗仍达不到怀孕目的时,可以选择 IVF-ET。

6.未成熟卵泡体外培养

近年来,未成熟卵泡体外培养也开始用于治疗 PCOS 引起的不孕,该方法的优点是可以避免 OHSS。

(六)手术治疗

由于手术疗效有限,因此近年来不主张手术治疗。手术治疗仅限于迫切要求生育且要求手术治疗的患者。在手术治疗后的 3～6 个月内,由于卵泡液的丢失,卵巢局部雄激素水平有所降低,所以患者可能有自发排卵。手术 6 个月后,卵巢局部雄激素水平又恢复至手术前水平,卵泡发育及排卵存在障碍,此时患者很难自然怀孕。

1.腹腔镜下行皮质内卵泡穿刺及多点活检

术中注意避免过多使用电凝,否则会灼伤周围组织,从而影响卵巢的功能,引起卵巢早衰。

2.经腹卵巢楔形切除术

此法是最早用于多囊卵巢的手术方法,由于术后输卵管、卵巢周围的粘连率高,近年来已被腹腔镜手术所替代。本手术楔形切除的卵巢组织不应大于原卵巢组织的 1/3,以免引起卵巢早衰。

(王　娜)

# 第六章 女性生殖系统肿瘤

# 第一节 阴 道 癌

阴道癌有原发性及继发性两种,以继发性阴道癌多见。继发性阴道癌的治疗,常为原发癌整体治疗的一部分,本节主要涉及原发性阴道癌。原发性阴道癌包括鳞状细胞癌及腺癌,以鳞状细胞癌多见,占阴道癌的 90%,腺癌占 5%～10%。

## 一、原发性阴道鳞状细胞癌

### (一)概述

原发性阴道鳞状细胞癌较少见,仅占女性生殖道恶性肿瘤的 1%～2%。此肿瘤以老年妇女多见,国外报道平均发病年龄为 65 岁;国内报道发病年龄的高峰在 40～59 岁,比国外低。

### (二)病因

本病的病因不清楚,可能与阴道黏膜长期受到刺激或损伤有关,如子宫脱垂配戴子宫托、阴道壁膨出、阴道慢性炎症、阴道白斑等。近年来,女性下生殖道人乳头瘤病毒(HPV)感染与生殖道癌的发生引起人们的关注,人乳头瘤病毒(HPV)感染与阴道癌之间的关系需要进一步研究。

### (三)组织发生

原发性阴道鳞状细胞癌来源于阴道的鳞状上皮,可以由阴道上皮内瘤样病变(VAIN)进展而来,VAIN 包括阴道鳞状上皮的不典型增生及原位癌,VAIN 可分为 3 级:Ⅰ级为阴道上皮轻度不典型增生,即异型细胞局限在上皮的下 1/3;Ⅱ级为阴道上皮中度不典型增生,即异型细胞占据上皮层的下 2/3;Ⅲ级为阴道上皮的重度不典型增生及原位癌,即异型细胞占据上皮超过下 2/3 或已达全层,但未穿破基底膜。

### (四)病理检查

1.大体检查

大体检查可分为三种类型。

(1)菜花型-外生型:最常见,多发生在阴道后壁上 1/3,灰白色,质稍硬、脆易出血,很少向内浸润,癌细胞多呈高分化,预后较好。

（2）结节型-内生型：多发生在阴道前壁，肿瘤向黏膜下浸润，呈硬节状，表面隆起，可向阴道周围浸润，以致阴道壁僵硬，病灶中心可出现坏死、溃疡，预后较差。

（3）表层型-黏膜型：较少见。病灶长时间局限在阴道黏膜，发展缓慢。此型常为多灶性病变，早期发现预后较好。

2.显微镜检查

本病多为中分化鳞癌，含少量角化珠，有角化不良细胞和细胞间桥。

（五）转移途径

由于阴道壁薄，黏膜下结缔组织疏松，并且阴道壁的血管、淋巴管丰富，有利于癌的生长及扩散，阴道癌的转移途径主要有直接浸润及淋巴转移。

1.直接浸润

病灶向前累及膀胱、尿道，向后累及直肠及直肠旁，向上累及宫颈，向下累及外阴，向两侧累及阴道旁组织。

2.淋巴转移

病灶位于阴道上 1/3 者，转移途径与宫颈癌相同，可转移至髂内、闭孔、骶前淋巴结。病灶位于阴道下 1/3 者，转移途径与外阴癌相同，可转移至腹股沟淋巴结。病灶位于中 1/3 者，则同时具有阴道上 1/3 及下 1/3 的转移特点。

3.血行转移

血行转移少见，发生于晚期。

（六）临床分期

原发性阴道癌的 1992 年 FIGO 分期标准如下。

0 期：原位癌、上皮内癌。

Ⅰ期：癌局限于阴道黏膜。

Ⅱ期：癌已侵及阴道下组织，但未达盆壁。

Ⅲ期：癌已达盆壁。

Ⅳ期：癌已超过真骨盆或临床已累及膀胱直肠黏膜，但泡样水肿不属于Ⅳ期。

ⅣA 期：肿瘤侵及邻近器官或直接扩展出真骨盆。

ⅣB 期：肿瘤扩散至远处器官。

有研究者提出将Ⅰ期进一步分为：①ⅠA 期：癌侵犯阴道黏膜小于 2 cm；②ⅠB 期：癌侵犯阴道黏膜大于 2 cm；③ⅠC 期：癌侵犯阴道黏膜全长。

将Ⅱ期进一步分为：①ⅡA：癌侵及阴道壁下组织，但未侵犯宫旁及阴道旁组织；②ⅡB：癌侵及宫旁组织但未达盆壁。

（七）诊断要点

1.病史

阴道黏膜长期慢性炎症刺激病史。

2.症状

在病变的早期，尤其 VAIN 时可无症状或仅表现为性交后血性分泌物或少量出血，随着病变的进展，可出现以下症状。

（1）阴道出血：绝经前患者可表现为不规则阴道出血，绝经后患者表现为绝经后出血，流血时间可长、可短、流血量或多或少，但多为接触性出血。

（2）阴道排液：阴道排液可为水样、米汤样或混有血液，排液主要与肿瘤组织坏死、感染有关。

（3）疼痛：与肿瘤大小及组织反应有关。

（4）压迫症状：晚期可出现压迫症状，如压迫膀胱、尿道可出现尿急、尿频、血尿。压迫直肠可出现排便困难、里急后重，穿透直肠可出现便血。

（5）恶病质：晚期癌表现。

**3.体征**

妇科检查时可看到或扪及肿瘤。外生型肿瘤由阴道壁向阴道腔呈菜花状突出，触之易出血，并可伴有坏死、感染，体征较明显。而结节型由于向阴道黏膜下生长，有时阴道壁表面变化不大，但触诊时感觉阴道壁僵硬。表层型应注意病灶的多中心性。

**4.辅助检查**

（1）阴道细胞学检查：对阴道检查的可疑区域行阴道细胞学检查，可作为初筛的方法之一。

（2）阴道镜检查：对早期病变有价值，可发现阴道上皮有白色、镶嵌、点状等异常上皮和域异常血管病变区。

（3）活体组织检查：在碘试验的不着色区及阴道镜下做活体组织检查，可提高阳性检出率。由于临床上继发性阴道癌比较多见，因此要诊断原发性阴道癌需符合以下条件：①癌灶局限于阴道。②子宫颈完整，活组织检查证实无癌存在。③其他部位无原发性肿瘤依据。

（八）鉴别诊断

原发性阴道癌需同继发性阴道癌相鉴别，并确定病灶是否原发于阴道上皮或来自宫颈、尿道、外阴、前庭大腺、宫体、卵巢、直肠、膀胱等部位。此外还需同良性疾病相鉴别，如结核性溃疡、梅毒性溃疡、腺病、子宫内膜异位症、外伤性溃疡等，必要时行活检进行鉴别诊断。

（九）治疗

**1.VAIN 的治疗**

VAIN 的治疗主要以局部治疗为主，但在治疗前应除外浸润癌，可行局部电凝或 $CO_2$ 激光治疗，或采用 5% 氟尿嘧啶（5-FU）霜剂局部应用，每天 1 次连用 5 天，8～12 天后复查，观察治疗效果。如仍有病灶，继续应用一个疗程，如无效改用其他治疗方法。根据病变范围及部位也可选择手术治疗。如病灶仅累及阴道穹隆小部分组织可行全子宫切除及局部阴道穹隆切除。如为其他部位的小病灶，可选择局部病灶切除术，如病变累及大部或全部阴道，可行部分阴道切除术或全阴道切除术，或行放射治疗。

**2.阴道浸润癌的治疗**

阴道浸润癌的治疗以放射治疗和手术为主，或两者联合应用。由于阴道癌毗邻膀胱和直肠，就诊时多为中晚期，治疗比较困难。

（1）放射治疗：各种阴道癌均可行放射治疗，包括阴道腔内放射治疗及体外放射治疗。腔内治疗主要是针对阴道内原发灶及其周围浸润区。阴道腔内放射治疗应根据癌灶的位置、范围及深度选用放射治疗方法。可采用模型敷贴、组织内插植、阴道限线筒照射，后装式腔内放射治疗等，可参考以下方法：①癌灶位于阴道上 1/3 者，与宫颈癌放射治疗方法类似。阴道腔内肿瘤基底放射剂量 70 Gy/4～5 w，每周治疗 1 次。②癌灶位于阴道下 1/3，且肿瘤较局限者，可采用镭针，（$^{60}$Co 针或其他放射源）做阴道原发灶的组织间插植，肿瘤放射总剂量为 70～80 Gy/7 d 内，或者采用阴道腔内后装治疗，肿瘤放射剂量给予 70 Gy/5～6 w。③癌灶位于阴道中 1/3 者，可选用后装腔内放射或模型敷贴，肿瘤放射剂量为 70 Gy 左右。

体外放射治疗主要是针对阴道旁组织、盆壁及其所属的淋巴区进行照射。可采用$^{60}$Co、加速器等。对阴道浸润癌应常规给予体外照射，照射范围应根据病灶位置决定。若癌灶位于阴道上1/3，体外放射治疗同子宫颈癌，采用盆腔四野照射，剂量为40～50 Gy。如癌灶位于阴道中、下1/3段，应同时将盆髂、腹股沟区包入放射野，照射面积较一般宫颈癌常规体外放射治疗的放射野为大，肿瘤放射剂量为40～50 Gy/5～6 w。

（2）手术治疗：手术治疗主要适用于原位癌及较早期的病例（Ⅰ、Ⅱ期）和部分Ⅳ期仅累及膀胱或直肠的病例。手术切除范围应根据病灶的位置及浸润的深度而定。对位于阴道上1/3处的原位癌，可行单纯子宫切除加阴道上段切除；阴道中、下段原位癌，因手术损伤大，不宜采用手术治疗，可选用放射治疗。对于Ⅰ期及Ⅱ期病例，病灶位于阴道上1/3者，可按宫颈癌根治术式行广泛性全子宫切除和阴道上2/5切除术及盆腔淋巴结清扫术；病灶位于阴道下1/3者，可做外阴广泛切除及阴道下1/3切除，必要时同时做盆髂淋巴结及腹股沟淋巴结清扫术；对于病灶位于阴道中1/3者，可行全阴道切除术、广泛性全子宫切除术及盆腔淋巴结清扫，因手术创伤大，要选择合适的病例施行此手术。对于部分Ⅳ期仅累及膀胱或直肠，患者年轻、体质好，可行盆腔内脏清除术，即在阴道手术同时切除受累膀胱、直肠，行结肠造瘘或尿路改道。关于盆腔内脏清除术是否可改善患者的生存率，国内外有争论，多因手术范围太大，患者生存质量低，而不被患者所接受。

（3）化学治疗：可作为辅助治疗手段。常用的化学治疗药物有顺铂、平阳霉素、阿霉素、环磷酰胺、长春新碱等。化学治疗可以静脉给药，也可行动脉灌注治疗，以盆腔动脉灌注化学治疗为主，可与手术或放射治疗联合使用。

（4）综合治疗及治疗方法的选择：阴道癌的主要治疗方法有放射治疗及手术。如何选择治疗方法及两者联合应用，可参考以下意见。①病灶位于阴道上1/3者：早期可行手术治疗，即行广泛性全子宫切除加盆腔淋巴结清扫术，加部分阴道切除术，术后根据情况决定是否行体外放射治疗。晚期行放射治疗（包括腔内及体外照射）或先行化学治疗再行放射治疗。②病灶位于阴道中1/3者：以放射治疗为主，如病灶较小，肿瘤直径小于2 cm时，可行组织间插植放射治疗。如患者年轻，一般情况好，也可行全阴道切除术。对病灶较大者，可先行体外放射治疗，待病灶缩小后行腔内放射治疗，也可先行化学治疗后再行放射治疗。③病灶位于阴道下1/3者：以手术治疗为主，对病灶较大者，可先行体外放射治疗，待肿瘤缩小后，行阴道腔内放射治疗或手术切除。

（十）预后

阴道癌总的5年生存率为50%。阴道癌的预后与分期、原发部位及治疗方法有关。Ⅰ期5年生存率为85%，Ⅱ期55%～65%，Ⅲ期30%～35%，Ⅳ期5%～10%。病灶在后穹隆部位，因较少累及邻近脏器及盆腔淋巴结，预后相对较好，而位于阴道下1/3的肿瘤，则容易侵犯邻近器官，且易有盆腔及腹股沟淋巴结转移，5年生存率很低。总之，阴道癌的预后较宫颈癌、宫体癌为差，因此，临床应注意在防癌普查时，同时注意阴道有无异常，以便早期发现阴道癌，及时治疗，改善预后。

## 二、阴道透明细胞腺癌

（一）概述

原发阴道透明细胞腺癌是一种极少见的阴道恶性肿瘤，可发生于幼女、年轻妇女及老年妇女、但多见于年轻妇女。其组织来源为残留的中肾管、副中肾管或异位的子宫内膜。其发病原因可能与胚胎发育期母亲服用己烯雌酚(DES)导致阴道腺病,进而恶变形成阴道透明细胞腺癌。但也有小部分患者并无 DES 接触史,其病因不明。

(二)病理检查

1.大体病理

肿瘤可呈结节状、息肉状或扁平斑,质地硬脆,可伴有溃疡,肿瘤大小不等,小者仅 1 mm,大者可达 10 cm。

2.显微镜检查

镜下见癌细胞胞质透明,核呈鞋钉状,细胞结构可呈管囊型、实片型、乳头型、子宫内膜样型等。

(三)转移途径及分期

同阴道鳞状细胞癌。

(四)诊断要点

1.病史

胚胎期母亲服用 DES 史。

2.发病年龄

发病年龄多在 20 岁左右。

3.症状

患者可表现为阴道出血和阴道排液。

4.体征

妇科检查见病变多位于阴道前壁上 1/3,大小不一,肿瘤一般比较表浅,呈息肉状、结节状、扁平斑,表面可有溃疡形成,质硬。

5.辅助检查

(1)阴道脱落细胞学检查:可发现异常细胞。

(2)阴道镜检查:可明确病变累及阴道的范围,协助选取活检部位。

(3)活组织检查:是确诊方法。

(五)鉴别诊断

本病需与阴道腺病及其他阴道恶性肿瘤鉴别,活体组织检查为最后确诊的方法。

(六)治疗

1.手术治疗

手术治疗用于早期(Ⅰ、Ⅱ期)病例,病灶位于阴道上 1/3,可行广泛性子宫切除、阴道上段切除术及盆腔淋巴结清扫术。如病变侵犯阴道下 2/3,除行广泛性全子宫切除术、盆腔淋巴结清扫术外,应行全阴道切除术。

2.放射治疗

Ⅱ期及Ⅱ期以上的病例可行放射治疗,放射治疗可参照阴道鳞状细胞癌。

3.化学治疗

常用化疗药物有环磷酰胺、长春新碱、5-FU、甲氨蝶呤等,因例数太少,疗效不肯定。

（七）预后

本病预后与肿瘤期别、病灶部位、淋巴结有无转移有关。据报道，总的 5 年生存率为 80％，其中Ⅰ期为 87％，Ⅱ期为 76％，Ⅲ期为 30％，阴道上段病变较下段预后好，淋巴结有转移者预后差。

（祁亚芬）

# 第二节　子宫肉瘤

子宫肉瘤是一类来源于子宫内膜间质、结缔组织或平滑肌的子宫恶性肿瘤，好发于围绝经期妇女，多发生在 40～60 岁。临床十分少见，占妇科恶性肿瘤 1％～3％，占子宫恶性肿瘤的 2％～6％。子宫肉瘤虽少见，但组织成分繁杂，分类也繁多，主要有子宫平滑肌肉瘤、子宫内膜间质肉瘤和子宫恶性苗勒管混合瘤等。由于子宫肉瘤恶性程度高，预后较差，不易早期诊断，术后易复发，放射治疗和化学治疗不甚敏感，故病死率高，其 5 年生存率徘徊在 30％～50％。

## 一、组织发生及病理

根据组织来源，主要分为以下几种。

（一）平滑肌肉瘤

平滑肌肉瘤最多见，来自子宫肌层或子宫血管壁平滑肌纤维，也可由子宫肌瘤恶变而来，称子宫肌瘤肉瘤变性或恶变。巨检见肉瘤呈弥漫性生长，与子宫肌层无明显界限，肌瘤肉瘤变者常从中心开始向周围播散。剖面失去漩涡状结构，常呈均匀一片或鱼肉状，色灰黄，质地脆而软。50％以上见出血坏死。镜下见平滑肌细胞增生，细胞大小不一，排列紊乱，核异型，染色质多、深染且分布不均，核仁明显，有多核巨细胞，核分裂象大于 5-10/HP 及有凝固性坏死。

（二）子宫内膜间质肉瘤

子宫内膜间质肉瘤来自宫内膜间质细胞，分两类。

1.低度恶性子宫内膜间质肉瘤

低度恶性子宫内膜间质肉瘤以往称淋巴管内间质异位等，少见。巨检见子宫球状增大。剖面见子宫膜层有息肉状肿块，鱼肉样，棕褐色至黄色，可有出血、坏死和囊性变。镜下见子宫内膜间质细胞高度增生并浸润肌层，细胞大小一致，呈圆形或小梭形，核分裂象小于等于 3-10/HP。

2.高度恶性子宫内膜间质肉瘤

高度恶性子宫内膜间质肉瘤又称子宫内膜间质肉瘤，少见，恶性程度较高。巨检形似前者，但体积较大。镜下见内膜间质细胞呈梭形或多角形，大小不等，异形性明显，分裂象多，大于 10-10/HP。

（三）恶性中胚叶混合瘤肿瘤

恶性中胚叶混合瘤肿瘤（malignant mesodermal mixed tumor，MMMT）含肉瘤和腺癌两种成分，故又称癌肉瘤或恶性中胚叶混合瘤，较罕见的子宫恶性肿瘤，来自中胚叶。巨检见肿瘤从子宫内膜长出，向宫腔突出呈息肉样，多发性或分叶状，底部较宽或形成蒂状，质软，表面光滑或有溃烂，肿瘤切面呈鱼肉状，有出血和小囊腔。晚期浸润周围组织。镜下见癌（腺癌为主）和肉瘤两种成分混合存在。

### 二、临床表现

（一）早期症状

早期症状不明显，病灶向宫腔内生长者，症状出现较早，随病情变化可出现以下症状。

1.不规则阴道出血

不规则阴道出血是最常见的症状，量或多或少，系宫腔生长的肿瘤表面破溃所致。若合并感染坏死，可有大量脓性分泌物排出，内含组织碎片，味臭。肿瘤可自宫腔或宫颈脱至阴道内。

2.下腹部块物

子宫肌瘤迅速增大，尤其是绝经后的患者，应考虑为恶性。

3.压迫症状

晚期肿瘤向周围组织浸润，压迫周围组织，加上肿瘤生长迅速而出现下腹痛、腰痛等。压迫直肠、膀胱时出现相关脏器压迫症状。

4.晚期癌症状

癌肿转移腹膜或大网膜时出现血性腹水，晚期出现恶病质、消瘦、继发性贫血、发热等全身衰竭现象。

（二）体征

妇科检查：子宫增大，质软，表面不规则。有时宫口扩张，宫口内见赘生物或从宫口向阴道脱出的息肉样或葡萄状赘生物，呈暗红色，质脆，触之易出血。晚期肉瘤可浸润盆壁。

### 三、临床分期

常用国际抗癌协会（UICC）的分期法如下所述。

Ⅰ期：癌肿局限于宫体。

Ⅱ期：癌肿已浸润至宫颈。

Ⅲ期：癌肿已超出子宫范围，侵犯盆腔其他脏器及组织，但仍局限于盆腔。

Ⅳ期：癌肿超出盆腔范围，侵犯上腹腔或已有远处转移。

### 四、转移途径

转移途径有直接蔓延、淋巴转移及血行转移，以血行转移多见。

### 五、诊断

根据病史、症状、体征，应疑有子宫肉瘤的可能。分段诊刮是有效的辅助诊断方法，刮出物送病理检查可确诊；但因子宫肉瘤组织复杂，刮出组织太少易误诊为腺癌；有时取材不当仅刮出坏死组织以致误诊或漏诊。若肌瘤位于肌层内，尚未侵犯子宫内膜，刮宫无法诊断，B超及CT等检查可协助诊断，但最后诊断必须根据病理切片检查结果。手术切除的子宫肌瘤标本也应逐个详细检查，可疑者应做快速病理检查以确诊。子宫肉瘤易转移至肺部，故应常规行胸部X线片检查。

### 六、治疗

治疗原则是以手术为主。Ⅰ期行全子宫及双侧附件切除术。宫颈肉瘤、子宫肉瘤Ⅱ期、癌肉瘤应行子宫广泛性切除术及盆腔及主动脉旁淋巴结切除术。根据病情早晚,术后加用化学治疗或放射治疗可提高疗效,恶性苗勒管混合瘤对放射治疗较敏感,手术加放射治疗疗效较好。目前对肉瘤化学治疗效果较好的药物有顺铂、阿霉素、异环磷酰胺等,常用三药联合方案。子宫恶性中胚叶混合瘤和高度恶性子宫内膜间质肉瘤对放射治疗敏感。低度恶性子宫内膜间质肉瘤含雌孕激素受体,孕激素治疗有一定疗效,通常用醋酸甲羟孕酮或甲地孕酮。

### 七、预后

子宫肌瘤肉瘤变的恶性程度一般较低,预后较好。恶性苗勒管混合瘤恶性程度高,预后差。子宫肉瘤的 5 年存活率仅为 20%～30%。

（王宏兵）

# 第三节　子宫内膜癌

子宫内膜癌是女性生殖道常见的妇科恶性肿瘤之一,由于发病在宫体部,也称子宫体癌。其发病率仅次于子宫颈癌,占女性生殖道恶性肿瘤的 20%～30%,占女性全身恶性肿瘤的 7%,病死率为1.6/10 万。在我国,子宫内膜癌也呈现上升状态。值得注意的是,在卫生部公布的《2008 年中国卫生统计提要》中,对 2004—2005 年中国恶性肿瘤死亡抽样回顾调查显示,位于前 10 位恶性肿瘤病死率中,子宫恶性肿瘤病死率为 4.32/10 万,已超过子宫颈癌位居女性恶性肿瘤病死率的第 7 位;子宫颈癌为 2.84/10 万,位于第 9 位。

子宫内膜癌好发年龄 50～60 岁,平均 60 岁左右,较子宫颈癌晚,多见于围绝经期或绝经后老年妇女,60% 以上发生在绝经后妇女,约 30% 发生在绝经前。子宫内膜癌的年龄分布:绝经后 50～59 岁妇女最多,60%绝经后,30%绝经前,高发年龄 58 岁,中间年龄 61 岁。40 岁以下患者仅占 2%～5%,25 岁以下患者极少。近年来,有年轻化趋势,在发达国家,40 岁以下患者由 2/10 万增长为 40/10 万～50/10 万。

### 一、发病机制

发病机制尚不完全明了,一般认为与雌激素有关,主要是由于体内高雌激素状态长期刺激子宫内膜,可引起子宫内膜癌的发生。高雌激素状态有来自内源性和来自外源性两种。内源性雌激素引起的子宫内膜癌患者表现为多有闭经、多囊卵巢及不排卵,不孕、少孕和晚绝经,常合并肥胖、高血压、糖尿病。外源性雌激素引起的子宫内膜癌患者有雌激素替代史及与乳癌患者服用他莫昔芬史有关。均为子宫内膜腺癌者一般分期较早、肿瘤分化好,预后较好。

阿米蒂奇(Armitage)(2003)等对子宫内膜癌发病机制的研究表明,无孕激素拮抗的高雌激素长期作用,可增加患子宫内膜癌的风险。1960—1975 年,在美国 50～54 岁的妇女子宫内膜癌增加了 91%。发现应用外源性雌激素者将增加 4～8 倍患内膜癌的危险,若超过 7 年,则危险性增加14 倍。激素替代所致的内膜癌预后较好,这些患者分期早、侵肌浅、分化好,常合并内膜增生,5 年生存率为 94%。

子宫内膜癌发生的相关因素有以下几种。

81

（一）未孕、未产、不孕与子宫内膜癌的关系

与未能被孕激素拮抗的雌激素长期刺激有关。受孕少、未产妇比多于5个孩子的妇女患子宫内膜癌高3倍，年轻子宫内膜癌患者中66.45％为未产妇，子宫内膜癌发病时间多在末次妊娠后5～43年（平均23年），提示与原发或继发不孕有关。不孕、无排卵及围绝经期排卵紊乱者，子宫内膜癌发病率明显高于有正常排卵性月经者。

（二）肥胖

子宫内膜癌肥胖者居多，将近20％患者超过标准体重10％，超标准10％～20％者的宫体癌发病率较体重正常者高3倍，而超出标准体重22.7％则子宫内膜癌发病率高9倍。肥胖与雌激素代谢有关：雌激素蓄积在多量脂肪内，排泄较慢。绝经后妇女雌激素主要来源为肾上腺分泌的雄烯二酮，在脂肪中的芳香化转换为雌酮，体内雌酮增加可导致子宫内膜癌的发生。脂肪越多，转化能力越强，血浆中雌酮越高。

（三）糖尿病

临床发现10％子宫内膜癌患者合并糖尿病，糖尿病患者子宫内膜癌发病率较无糖尿病者高2～3倍。

（四）高血压

50％以上子宫内膜癌患者合并高血压，高血压妇女的子宫内膜癌发病率较正常者高1.7倍。

（五）遗传因素

20％的患者有家族史。近亲家族史3代内患者中，子宫颈癌占15.6％，子宫内膜癌30％。母亲为子宫内膜癌者占10.7％，故认为子宫内膜癌和遗传因素有关。家族遗传性肿瘤，即遗传性非息肉病性结直肠癌（HNPCC），也称林奇Ⅱ（LynchⅡ）综合征，与子宫内膜癌的关系密切，受到重视。

（六）癌基因与抑癌基因

分子生物学研究显示，癌基因与抑癌基因等与子宫内膜癌的发生、发展、转移有关，其中抑癌基因主要有 $PTEN$ 和 $p53$。$PTEN$ 是一种具有激素调节作用的肿瘤抑制蛋白，在子宫内膜样腺癌中，雌激素受体（ER）及孕激素受体（PR）多为阳性，30％～50％的病例出现 $PTEN$ 基因的突变，极少病例出现 $p53$ 突变。而在子宫浆液性腺癌中 ER、PR 多为阴性，$p53$ 呈强阳性表达。

## 二、子宫内膜癌的分型

子宫内膜癌分为雌激素依赖型（Ⅰ型）或相关型，和雌激素非依赖型（Ⅱ型）或非相关型，这两类子宫内膜癌的发病及作用机制尚不甚明确，其生物学行为及预后不同。博克曼（Bokhman）于1983年首次提出将子宫内膜癌分为两型。他发现近60％～70％的患者与高雌激素状态相关，大多发生于子宫内膜过度增生后，且多为绝经晚（大于50岁），肥胖，以及合并高血糖、高脂血症等内分泌代谢疾病，并提出将其称为Ⅰ型子宫内膜癌；对其余30％～40％的患者称其为Ⅱ型子宫内膜癌，多发生于绝经后女性，其发病与高雌激素无关，无内分泌代谢紊乱，病灶多继发于萎缩性子宫内膜之上。其后更多的研究发现两种类型子宫内膜癌的病理表现及临床表现不同，Ⅰ型子宫内膜癌组织类型为子宫内膜腺癌多为浅肌层浸润，细胞呈高、中分化，很少累及脉管，对孕激素治疗反应好，预后好。Ⅱ型子宫内膜癌多为深肌层浸润，细胞分化差，对孕激素无反应，预后差。

由于Ⅱ型子宫内膜癌主要是浆液性乳头状腺癌，少部分透明细胞癌，易复发和转移，预后差，近年来越来越多地引起了人们的关注。实际早在1947年诺瓦克（Novak）就报道了具有乳头状结构的子宫内膜癌，但直到1982年才由亨德里克逊（Hendrick-son）等将其正式命名为子宫乳头

状浆液性腺癌（uterine papillary serous carcinoma，UPSC），并制定了细胞病理学诊断标准。1995年克恩（King）等报道在73％子宫内膜癌患者中检测到 p53 基因的过度表达，而且 p53 过度表达者的生存率明显低于无 p53 过度表达的患者。科瓦廖夫（Kovalev）等也报道 UPSC 中有78％呈 p53 基因的过度表达，而且其中有53％可检测到 p53 基因的突变，而在高分化子宫内膜腺癌中其表达仅为10％～20％。谢尔曼（Sherman）等提出子宫内膜癌起源的两种假说。认为在雌激素长期作用下可导致子宫内膜腺癌通过慢性通道发生，而在 p53 作用下则可能为快速通路，导致 UPSC 的发生。p53 基因被认为与 UPSC 的发生和发展有很大的关系。

对两种类型子宫内膜癌诊断比较困难，主要依靠组织病理学的诊断。安布罗斯（Ambros）等在1995年提出内膜上皮内癌（endometrial intraepithelial carcinoma，EIC）的概念，认为 EIC 多发生在内膜息肉内，特征为子宫表面上皮和（或）腺体被相似于浆液性癌的恶性细胞所替代，间质无侵袭。在细胞学和免疫组织化学上与 UPSC 具有同样的形态学和免疫组织化学特征，表现为细胞分化差和 p53 强阳性，被认为是 UPSC 的原位癌。这一概念的提出有利于对 UPSC 进行早期诊断和早期治疗。

### 三、病理特点

（一）大体表现

本病可发生在子宫内膜各部位，不同组织类型的癌肉眼无明显区别，侵及肌层时子宫体积增大，浸润肌层癌组织境界清楚，呈坚实灰白色结节状肿块。子宫内膜癌呈两种方式生长。

1.弥散型

肿瘤累及整个宫腔内膜，可呈息肉菜花状，表面有坏死、溃疡，可有肌层浸润，组织呈灰白色、质脆、豆渣样。

2.局限型

肿瘤局限于宫腔某处，多见子宫腔底部或盆底部。累及内膜面不大，组织呈息肉样或表面粗糙呈颗粒状，易肌层浸润。

（二）镜下表现

腺体增生、排列紊乱，腺体侵犯间质，出现腺体共壁。分化好的肿瘤可见腺体结构明显，分化差的肿瘤腺体结构减少，细胞呈巢状、管状或索状排列。腺上皮细胞大小不等，排列紊乱，极性消失，核呈异型性、核大、深染。

（三）病理组织类型

在国际妇科病理协会（ISGP）1987年提出的子宫内膜癌分类基础上，现采用国际妇产科联盟（FIGO，2009年）修订的临床病理分期。最常见的是子宫内膜样腺癌，占80％～90％，其中包括子宫内膜腺癌伴有鳞状上皮分化的亚型：浆液性癌、透明细胞腺癌、黏液性癌、小细胞、未分化癌等。其中浆液性腺癌是常见恶性度高的肿瘤。

关于子宫内膜腺癌伴有鳞状上皮分化的亚型，以往作为鳞状上皮化生，并分为腺棘癌和鳞腺癌，认为鳞腺癌较腺棘癌恶性度更高。但研究发现：子宫内膜样癌的预后主要与肿瘤中腺体成分的分化程度有关，而与是否伴有鳞状上皮分化，及鳞状分化的好坏关系不大。因此，该区分已没有意义。现已不再分为腺棘癌和鳞腺癌，而将两者均包括在子宫内膜腺癌伴有鳞状上皮分化亚型内。

浆液性乳头状腺癌、透明细胞癌恶性度高，鳞癌、未分化癌罕见，但恶性度高。

### 四、转移途径

约75％子宫内膜癌患者为Ⅰ期,余25％为其他各期。特殊组织类型及低分化癌(G3)易出现转移,转移途径为直接蔓延,淋巴转移,晚期可有血行转移。

(一)直接蔓延

病灶沿子宫内膜蔓延。

(1)子宫上部及宫底部癌→宫角部→输卵管、卵巢→盆腹腔。

(2)子宫下部癌→子宫颈、阴道→盆腔。

(3)癌侵犯肌层→子宫浆膜层→输卵管、卵巢→盆腹腔。

(二)淋巴转移

淋巴转移是子宫内膜癌的主要转移途径。

(1)子宫内膜癌癌瘤生长部位与转移途径的关系:①子宫底部癌→阔韧带上部→骨盆漏斗韧带→腹主动脉旁淋巴结。②子宫角部或前壁上部癌灶→圆韧带→腹股沟淋巴结。③子宫下段累及子宫颈癌灶→宫旁淋巴结→闭孔淋巴结→髂内、外淋巴结→髂总淋巴结。④子宫后壁癌灶→宫骶韧带→直肠淋巴结。

(2)子宫内膜癌的淋巴结转移不像子宫颈癌那样有一定的规律性,而与腹腔冲洗液癌细胞检查是否阳性,癌灶在宫腔内的位置及病变范围的大小,肌层浸润的深度,是否侵犯子宫颈,附件有无转移,癌细胞组织病理学分级有关。①临床Ⅰ期、G1、G2、侵及肌层小于1/2或G3、癌灶仅限于内膜时,盆腹腔淋巴结转移率0～2％。②临床Ⅰ期、G2、G3或G1、侵及肌层大于1/2时,盆腔淋巴结转移率20％,腹主动脉旁淋巴结转移率16％。③临床Ⅰ、Ⅱ期盆腔淋巴结转移率9％～35％,腹主动脉旁淋巴结6％～14％。④在盆腔淋巴结中,最易受累为髂外淋巴结,有61％～78％转移,其次为髂内、髂总、闭孔和骶前淋巴结。转移中37％淋巴结直径小于2 mm,需经镜下检查确诊。

(三)子宫内膜癌的卵巢转移

转移到卵巢可能有两种途径:经输卵管直接蔓延到卵巢、经淋巴转移到卵巢实质。前者腹腔细胞学检查100％阳性,可无淋巴转移。后者腹腔细胞学检查19％阳性,36％淋巴转移。但两者复发率相近,分别为50％和52％。

### 四、临床表现

(1)常与雌激素水平相关疾病伴存。无排卵性功血、多囊卵巢综合征、功能性卵巢肿瘤。

(2)易发生在不孕、肥胖、高血压、糖尿病、未婚、不孕、少产、绝经延迟的妇女,这些内膜癌的危险因素称为子宫体癌综合征。

(3)有近亲家族肿瘤史,较子宫颈癌高。

(4)症状与体征:75％均为早期患者,极早期可无症状,病程进展后有以下表现。①阴道流血:为最常见症状。未绝经者经量增多、经期延长,或经间期出血。绝经者阴道持续性出血或间歇性出血,个别也有闭经后出血。②阴道排液:在阴道流血前有此症状。少数主诉白带增多,晚期合并感染可有脓血性白带伴臭味。③疼痛:因宫腔积液、宫腔积脓可引起下腹痛。腹腔转移时可有腹部胀痛。晚期癌浸润周围组织时可引起相应部位疼痛。④全身症状:腹腔转移时可有腹部包块、腹胀、腹水,晚期可引起贫血、消瘦、恶病质及全身衰竭。⑤子宫增大、变软:早期患者无明显体征,病情进展后触及子宫稍大、稍软,晚期子宫固定,并可在盆腔内触及不规则肿块。

### 五、诊断及鉴别诊断

(一)诊断

1.病史

高育龄妇女出现不规则阴道出血,尤其绝经后阴道出血,结合上述临床特点,应考虑有患子宫内膜癌的可能。

2.辅助检查

(1)细胞学检查:仅从子宫颈口吸取分泌物涂片细胞学检查阳性率不高,用宫腔吸管或宫腔刷吸取分泌物涂片,可提高阳性率。

(2)诊断性刮宫:是诊断子宫内膜癌最常用的方法,确诊率高。①先用小刮匙环刮颈管。②再用探针探宫腔,然后进宫腔搔刮内膜,操作要小心,以免子宫穿孔。刮出物已足够送病理学检查时,应停止操作。肉眼仔细检查刮出物是否新鲜,如见糟脆组织,应高度可疑癌。③子宫颈管及宫腔刮出物应分别送病理学检查。

(3)影像学检查。①B超检查:超声下子宫内膜增厚,失去线形结构,可见不规则回声增强光团,内膜与肌层边界模糊,伴有出血或溃疡,内部回声不均。彩色多普勒显示内膜血流低阻。通过B超检查,可了解病灶大小、是否侵犯子宫颈,及有无侵肌层,有无合并子宫肌瘤,有助于术前诊断更接近手术病理分期。②CT检查可正确诊断肌层浸润的深度以及腹腔脏器及淋巴结转移,腹腔脏器及淋巴结转移。③MRI检查能准确显示病变范围、肌层受侵深度和盆腔淋巴结转移情况。Ⅰ期准确率为88.9%,Ⅱ期为75%,Ⅰ/Ⅱ期为84.6%。④正电子发射计算机断层成像(PET):均出现氟代脱氧葡萄糖(18F-FDG)聚集病灶,有利于发现病灶,但对子宫内膜癌术前分期的诊断欠佳。

(4)宫腔镜检查:可在直视下观察病灶大小、生长部位、形态,并取活组织检查。

适应证:有异常出血而诊断性刮宫阴性,了解有无子宫颈管受累,疑为早期子宫内膜癌可在直视下活体组织检查。

在应用宫腔镜对子宫内膜癌进行检查时,是否会因使用膨宫剂时引起内膜癌向腹腔扩散,一直是争论的焦点。不少研究者认为不增加子宫内膜癌的转移。库杰拉(Kudela)等进行的一项多中心的临床研究对术前子宫内膜癌两组病例分别进行宫腔镜检查活检与诊断性刮宫操作,于术中观察两组腹腔冲洗液细胞学变化,结果两组术中腹腔冲洗液癌细胞阳性无统计学差异,结论是宫腔镜诊断不增加子宫内膜癌细胞向腹膜腔播散的风险。对术前曾接受宫腔镜检查的子宫内膜癌病例进行随访,认为宫腔镜对子宫内膜癌的预后未产生负面影响。尽管如此,仍应强调宫腔镜适于早期子宫内膜癌的检查,且在使用宫腔镜检查子宫内膜癌时,应注意膨宫压力,最好在80 mmHg以内。

(5)血清标志物检查:CA125、CA110-9、癌胚抗原(CEA)、CP2等检测有一定参考价值。在95%的特异度下CA125的敏感性较低,Ⅰ期内膜癌只有20.8%,Ⅱ~Ⅳ期敏感性为32.9%,多种肿瘤标志物联合检测可以提高阳性率。近年来发现人附睾分泌蛋白4(Human Epididymis Secretory Protein 4,HE4)可作为肿瘤标志物,在卵巢癌和子宫内膜癌的诊断中优于CA125。在早期和晚期内膜癌中HE4优于其他的肿瘤标志物,比CA125的敏感性高。如果HE4与CA125联合使用优于单独使用CA125,可以提高诊断率。

（二）鉴别诊断

1.功能失调性子宫出血

病史及妇科检查难以鉴别,诊断性刮宫病理学检查可以鉴别。

2.子宫内膜炎合并宫腔积脓

宫腔积脓时患者阴道排出脓液或浆液,出现腹胀,有时发热,检查子宫增大,扩宫可有脓液流出,病理检查无癌细胞。但要警惕与子宫内膜癌并存的可能。

3.子宫黏膜下肌瘤或内膜息肉

诊断性刮宫、B超、宫腔镜检查等可鉴别诊断。

4.子宫颈癌（内生型）

通过妇科检查、巴氏涂片检查、阴道镜下活检、分断刮宫及病理学检查可以鉴别。子宫颈腺癌与子宫内膜癌鉴别较难,前者有时呈桶状子宫颈,宫体相对较小。

5.子宫肉瘤

均表现为阴道出血和子宫增大,分段刮宫有助于诊断。

6.卵巢癌

卵巢内膜样癌与晚期子宫内膜癌不易鉴别。

# 六、治疗

手术治疗是子宫内膜癌首选治疗方法,根据患者全年龄、有无内科并发症等,以及术前评估的分期,选择适当的手术范围。根据期别采用以下术式。

（一）手术

手术是首选的治疗方法。通过手术可以了解病变的范围,与预后相关的因素,术后采取的相应治疗。

1.手术范围

（1）Ⅰ期A、B及细胞分化好（G1、G2）可行筋膜外子宫切除、双附件切除。盆腔淋巴结及腹主动脉旁淋巴结取样送病理学检查。

对于年轻、子宫内膜样腺癌ⅠA期G1或ⅠB期G1的患者可行筋膜外全子宫、单侧附件切除术,保留一侧卵巢。但强调术后需定期严密随访。

随着微创技术的提高,对早期子宫内膜癌可应用腹腔镜进行分期手术。

（2）ⅠB期（侵及肌层大于等于1/2）、Ⅱ期、细胞分化差（G3）,或虽为Ⅰ期,但组织类型为子宫内膜浆液性乳头状腺癌,透明细胞癌,因其恶性程度高,早期即可有淋巴转移及盆腹腔转移,即使癌变局限于子宫内膜,30％～50％患者已有子宫外病变。其手术应与卵巢癌相同,应切除子宫、双侧附件、盆腔及腹主动脉旁淋巴,还应切除大网膜及阑尾。

（3）Ⅲ期或Ⅳ期（晚期癌、浆液性乳头状腺癌或子宫外转移）应以缩瘤为目的,行肿瘤细胞减灭术,除切除子宫、双附件及盆腔和腹主动脉旁淋巴结、大网膜阑尾外,还应尽可能切除癌块,使残留癌小于2 cm,但需根据个体情况区别对待。

2.术中注意事项

（1）吸取子宫直肠凹陷处腹腔液,或用生理盐水200 mL冲洗子宫直肠凹陷、侧腹壁,然后抽取腹腔冲洗液,做细胞学检查找癌细胞。

（2）探查盆腹腔各脏器有无转移,腹膜后淋巴结（盆腔及腹主动脉旁淋巴结）有无增大、质硬。

（3）高位切断结扎卵巢动静脉。

（4）切除子宫后应立即肉眼观察病灶位置、侵犯肌层情况，必要时送快速冰冻病理检查。

（5）子宫内膜癌标本应行雌、孕激素受体检查，有条件还可行 $PTEN$、$p53$ 等基因蛋白免疫组化检测，进行分子分型。

3.复发癌的手术治疗

如初次治疗为手术治疗，阴道断端复发者可首选手术切除。如初次治疗为放射治疗，或已行次广泛或广泛性全子宫切除术后的中心性复发者，可经严格选择及充分准备后行盆腔脏器廓清术。如为孤立病灶复发灶者可手术，术后行放、化学治疗及激素治疗。

（二）放射治疗

1.术前放射治疗

目的是给肿瘤以致死量，减小肿瘤范围或体积，使手术得以顺利进行。适应证包括可疑癌瘤侵犯肌层、Ⅱ期子宫颈转移或Ⅲ期阴道受累者。细胞分化不良于术前行腔内放射治疗，放射治疗后再手术。晚期癌患者先行体外照射及腔内照射，大剂量照射后一般需间隔 8～10 周后手术。

2.术后放射治疗

腹水癌细胞阳性、细胞分化差、侵犯肌层深、有淋巴转移者行术后放射治疗，组织类型为透明细胞癌、腺鳞癌者需术后放射治疗。多行体外照射，如有子宫颈或阴道转移则加腔内照射。

3.单纯放射治疗

单纯放射治疗主要用于晚期或有严重内科疾病、高龄和无法手术的其他晚期患者。

（三）化学治疗

由于子宫内膜癌对化学治疗药物的耐药性，目前主要对晚期、复发者进行化学治疗，多采用以下方案。

（1）CAP 方案：顺铂（DDP）、阿霉素（ADM）、环磷酰胺（CTX）联合化学治疗（DDP 50 mg/m²，ADM 500 mg/m²，CTX 500 mg/m²，静脉注射，4 周一次）。

（2）CA 方案：CTX 500 mg/m²，ADM 500 mg/m²，静脉注射，4 周一次。

（3）CAF 方案：CTX 500 mg/m²，ADM 500 mg/m²，5-FU 500 mg/m²，静脉注射，4 周一次。

（4）紫杉醇、卡铂联合化学治疗方案。

（四）抗雌激素治疗

1.孕激素治疗

孕激素可直接作用于癌细胞，延缓 DNA、RNA 的修复，从而抑制瘤细胞生长。孕激素治疗后使癌细胞发生逆转改变，分化趋向成熟。目前主要对晚期复发子宫内膜癌进行激素治疗。常用孕激素有以下几种：①醋酸甲羟孕酮，剂量 250～500 mg/d，口服。②醋酸甲地孕酮，剂量 80～160 mg/d，口服。③己酸孕酮，为长效孕激素，剂量 250～500 mg，每周 2 次，肌内注射。

2.抗雌激素治疗

他莫昔芬为非甾体抗雌激素药物，并有微弱雌激素作用，可与 $E_2$ 竞争雌激素受体占据受体面积，起到抗雌激素作用，可使孕激素受体水平升高。用法为口服 20 mg/d，3～6 个月。对受体阴性者，可与孕激素每周交替使用。

# 七、预后

子宫内膜癌因生长缓慢，转移晚，症状显著，多于早期发现，约 75% 为早期患者，预后较好，

5 年生存率为 60％～70％。预后与以下因素有关：组织学类型、临床分期、肿瘤分级、肌层浸润深度、盆腔及腹主动脉旁淋巴结有无转移、子宫外转移等。

**（王宏兵）**

# 第四节　子宫颈癌

子宫颈癌是我国最常见的女性生殖道恶性肿瘤，其发病率有明显的地区差异。在世界范围内，子宫颈癌发病率最高的地区是哥伦比亚，最低的是以色列。我国属于高发区，但不同的地区发病率也相差悬殊，地区分布特点是高发区连接成片，从山西、内蒙古、陕西，经湖北、湖南到江西，形成一个子宫颈癌的高发地带；农村高于城市，山区高于平原。随着近 50 年来国内外长期大面积普查普治及妇女保健工作的开展，子宫颈癌的发病率和病死率均已明显下降，且晚期肿瘤的发生率明显下降，早期及癌前病变的发生率在上升。发病年龄以 40～55 岁为最多见，20 岁以前少见。子宫颈癌以鳞状细胞癌为最多见，其次还有腺癌及鳞腺癌。少见病理类型还有神经内分泌癌、未分化癌、混合型上皮/间叶肿瘤、黑色素瘤、淋巴瘤等。

## 一、子宫颈鳞状细胞癌

子宫颈恶性肿瘤中 70％～90％为鳞状细胞癌。多发生于子宫颈鳞状上皮细胞和柱状上皮细胞交界的移行区。子宫颈鳞状细胞癌又有疣状鳞癌及乳头状鳞癌等亚型。

（一）病因

子宫颈癌病因至今比较明确的是与人乳头瘤病毒（HPV）感染有关。HPV 在自然界广泛存在，主要侵犯人的皮肤和黏膜，导致不同程度的增生性病变。目前鉴定出的 HPV 有 130 余种亚型，大约有 40 种与肛门生殖道感染有关。根据其在子宫颈癌发生中危险性的不同，可将 HPV 分为两类：高危型 HPV，包括 HPV 16、18、31、33、35、39、45、51、52、56、58、59、68、73、82 型，此种类型通常与子宫颈高度病变和子宫颈癌的发生相关，如 HPV 16、18 型常常在子宫颈癌中检测到。而我国还包括 HPV 33、31、58 及 52 型。低危型 HPV，包括 HPV 6、11、40、42、43、44、54、61、70、72、81、88，CP 6108 型等，常常在良性或子宫颈低度病变中检测到，而很少存在于癌灶中，如 HPV6、11 型与外生殖器和肛周区域的外生型湿疣关系密切。目前还有三型疑似高危型：HPV 26、53 和 66 型。

已有大量研究证实 HPV 阴性者几乎不会发生子宫颈癌（子宫颈微偏腺癌、透明细胞癌除外）。因此，检测 HPV 感染是子宫颈癌的一种重要的辅助筛查手段。

但以往资料也显示，子宫颈癌的发生可能也与下列因素有关：①早婚、早育、多产。②性生活紊乱、性卫生不良。③子宫颈裂伤、外翻、糜烂及慢性炎症的长期刺激。④其他病毒：疱疹病毒Ⅱ型（HSV-Ⅱ）及人巨细胞病毒（HCMV）等感染。⑤有高危的性伴侣：性伴侣有多种性病、性伴侣又有多个性伴、性伴侣患有阴茎癌、性伴侣的前任妻子患有子宫颈癌等。⑥吸烟者。⑦社会经济地位低下、从事重体力劳动者。

（二）病理特点

**1.组织发生**

子宫颈鳞状细胞癌的好发部位为子宫颈阴道部鳞状上皮与子宫颈管柱状上皮交界部,即移行带。在子宫颈移行带形成过程中,其表面被覆的柱状上皮可通过鳞状上皮化生或鳞状上皮化被鳞状上皮所代替。此时,如有某些外来致癌物质刺激或 HPV 高危亚型的持续感染存在等,使移行带区近柱状上皮活跃的未成熟储备细胞或化生的鳞状上皮,向细胞的不典型方向发展,形成子宫颈上皮内瘤变,并继续发展为镜下早期浸润癌和浸润癌。这一过程绝大多数是逐渐的、缓慢的,但也可能有少数患者不经过原位癌而于短期内直接发展为浸润癌。

**2.病理表现**

（1）根据癌细胞的分化程度分为三种类型。①高分化鳞癌（角化性大细胞型,Ⅰ级）:癌细胞大,高度多形性。有明显的角化珠形成,可见细胞间桥,癌细胞异型性较轻,核分裂较少,或无核分裂。②中分化鳞癌（非角化性大细胞型,Ⅱ级）:癌细胞大,多形性,细胞异型性明显,核深染,不规则,核浆比例失常,核分裂较多见,细胞间桥不明显,无或有少量角化珠,可有单个的角化不良细胞。③低分化鳞癌（小细胞型,Ⅲ级）:含有小的原始细胞,核深染,含粗颗粒。癌细胞大小均匀,核浆比例更高。无角化珠形成,亦无细胞间桥存在,偶可找到散在的角化不良的细胞。细胞异型性明显,核分裂象多见。此型常需利用免疫组化及电镜来鉴别。

（2）根据肿瘤生长的方式及形态,子宫颈鳞癌大体标本可分为以下四种。

外生型:最常见,累及阴道。①糜烂型:子宫颈外形清晰,肉眼未见肿瘤,子宫颈表面可见不规则糜烂,程度不一,多呈粗糙颗粒性,质地较硬,容易接触性出血,此种类型多见于早期子宫颈癌。②结节型:肿瘤从子宫颈外口向子宫颈表面生长,多个结节融合形成团块状,有明显的突起,常有深浅不一的溃疡形成。肿瘤质地较硬、脆,触诊时出血明显。③菜花型:为典型外生型肿瘤。癌肿生长类似菜花样,自子宫颈向阴道内生长。此型瘤体较大,质地较脆、血液循环丰富、接触性出血明显,常伴有感染和坏死灶存在。因向外生长,故较少侵犯宫旁组织,预后相对好。

内生型:癌灶向子宫颈邻近组织浸润,子宫颈表面光滑或仅有柱状上皮异位,子宫颈肥大质硬呈桶装,常累及宫旁组织。

溃疡型:内生型和乳头型,肿瘤向子宫颈管侵蚀性生长,形成溃疡或空洞,状如火山口。有时整个子宫颈穹隆组织及阴道溃烂而完全消失,边缘不整齐。组织坏死,分泌物恶臭,排液,癌瘤组织硬脆。此型多见于体形消瘦、体质虚弱、一般情况差的患者。

颈管型:癌灶发生于颈管内,常侵及子宫颈管及子宫峡部供血层及转移至盆腔淋巴结。

一般内生型子宫颈癌血管、淋巴结转移及宫旁和宫体受侵较多见,外生型侵犯宫体较少。

**3.根据癌灶浸润的深浅分类**

（1）原位癌:见子宫颈上皮内瘤变。

（2）微小浸润癌:在原位癌的基础上,镜下发现癌细胞小团似泪滴状甚至锯齿状出芽穿破基底膜,或进而出现膨胀性间质浸润,但深度不超过 5 mm,宽不超过 7 mm,且无癌灶互相融合现象,浸润间质。

（3）浸润癌:癌组织浸润间质的深度超过 5 mm,宽度超过 7 mm 或在淋巴管、血管中发现癌栓。

（三）转移途径

1.直接蔓延

直接蔓延最常见。向下侵犯阴道,向上可累及子宫峡部及宫体,向两侧扩散到子宫颈旁组织和主、骶韧带,压迫输尿管并侵犯阴道旁组织,晚期向前后可侵犯膀胱和直肠,形成膀胱阴道瘘或直肠阴道瘘。

2.淋巴转移

淋巴转移是子宫颈癌转移的主要途径,转移率与临床期别有关。最初受累的淋巴结有宫旁、子宫颈旁、闭孔、髂内、髂外、髂总、骶前淋巴结,称一级组淋巴转移。继而受累的淋巴结有腹主动脉旁淋巴结和腹股沟深浅淋巴结,称为二级组淋巴结转移。晚期还可出现左锁骨上淋巴结转移。

3.血行转移

血行转移较少见,多发生在癌症晚期。主要转移部位有肺、肝、骨骼等处。

（四）临床分期

子宫颈癌临床分期目前采用的是国际妇产科联盟(FIGO,2009 年)的临床分期标准。

1.子宫颈癌临床分期

Ⅰ期:癌已侵犯间质,但局限于子宫颈。①ⅠA 期:镜下早期浸润,即肉眼未见病变,用显微镜检查方能做出诊断,间质的浸润小于 5 mm,宽度小于等于 7 mm,无脉管的浸润。ⅠA1 期,显微镜下可测量的微灶间质浸润癌,其间质浸润深度小于等于 3 mm,水平扩散小于等于 7 mm;ⅠA2 期,显微镜下可测量的微小癌,其浸润间质的深度大于 3 mm 但小于等于 5 mm,水平扩散小于等于 7 mm。②ⅠB 期,临床病变局限在子宫颈,或病灶超过ⅠA 期。ⅠB1 期,临床病变局限在子宫颈,癌灶小于等于 4 cm;ⅠB2 期,临床病变局限在子宫颈,癌灶大于 4 cm。

Ⅱ期:癌灶超过子宫颈,但阴道浸润未达下 1/3,宫旁浸润未达骨盆壁。①ⅡA 期:癌累及阴道为主,但未达下 1/3,无明显宫旁浸润。ⅡA1,临床可见癌灶,小于等于 4 cm;ⅡA2,临床可见癌灶,大于 4 cm。②ⅡB 期:癌浸润宫旁为主,未达盆壁。

Ⅲ期:癌侵犯阴道下 1/3 或延及盆壁。有肾盂积水或肾无功能者,均列入Ⅲ期,但非癌所致的肾盂积水或肾无功能者除外。①ⅢA 期:宫旁浸润未达盆壁,但侵犯阴道下 1/3。②ⅢB 期:宫旁浸润已达盆壁,癌瘤与盆壁间无空隙,或引起肾盂积水或肾无功能。

Ⅳ期:癌扩展超出真骨盆或临床侵犯膀胱和(或)直肠黏膜。①ⅣA 期:癌肿侵犯膀胱或(和)直肠黏膜等邻近器官。②ⅣB 期:癌肿浸润超出真骨盆,有远处器官转移。

2.分期注意事项

（1）ⅠA 期应包括最小的间质浸润及可测量的微小癌。ⅠA1 及ⅠA2 均为显微镜下的诊断,非肉眼可见。

（2）静脉和淋巴管等脉管区域受累,宫体扩散和淋巴结受累均不参与分期。

（3）检查宫旁组织增厚并非一定是癌性浸润所致,还可能是因为炎性,只有宫旁组织结节性增厚、弹性差、硬韧未达盆壁者才能诊断为ⅡB 期,达盆壁者诊断为ⅢB 期。

（4）癌性输尿管狭窄而产生的肾盂积水或肾无功能时,无论其他检查是否仅Ⅰ或Ⅱ期,均应定为Ⅲ期。

（5）仅有膀胱泡样水肿者不能列为Ⅳ期而为Ⅲ期。必须膀胱冲洗液有恶性细胞、病理证实有膀胱黏膜下浸润时,方可诊断为Ⅳ期。

（五）诊断

子宫颈癌在出现典型症状和体征后，一般已为浸润癌，诊断多无困难，活组织病理检查可确诊。但早期子宫颈癌及癌前病变往往无症状，体征也不明显，目前国内外均主张使用三阶梯检查法来进行子宫颈病变和子宫颈癌的筛查/检查，从而尽早发现癌前病变和早期癌，同时减少漏诊的发生。

1.症状

（1）无症状：微小浸润癌一般无症状，多在普查中发现。

（2）阴道出血：ⅠB期后，癌肿侵及间质内血管，开始出现阴道出血，最初表现为少量血性白带或性交后、双合诊检查后少量出血，称接触性出血。也可能有经间期或绝经后少量不规则出血。晚期癌灶较大时则表现为多量出血，甚至因较大血管被侵蚀而引起致命大出血。

（3）排液、腐臭味：阴道排液，最初量不多，呈白色或淡黄色，无臭味。随着癌组织破溃和继发感染，阴道可排出大量米汤样、脓性或脓血性液体，常伴有蛋白质腐败样的恶臭味。

（4）疼痛：晚期癌子宫颈旁组织有浸润，常累及闭孔神经、腰骶神经等，可出现严重持续的腰骶部或下肢疼痛。癌瘤压迫髂血管或髂淋巴，可引起回流受阻，出现下肢肿胀疼痛。癌肿压迫输尿管，引起输尿管及肾盂积水，则伴有腰部胀痛不适。

（5）水肿：癌症晚期肿瘤压迫髂淋巴或髂内、髂外动静脉引起血流障碍，发生下肢水肿、外阴水肿、腹壁水肿等。末期营养障碍也可能发生全身水肿。

（6）邻近器官转移。①膀胱：晚期癌侵犯膀胱，可引起尿频、尿痛或血尿。双侧输尿管受压，可出现无尿，排尿异常及尿毒症。癌浸润穿透膀胱壁，可发生膀胱阴道瘘。②直肠：癌肿压迫或侵犯直肠，常有里急后重、便血或排便困难，严重者可发生肠梗阻及直肠阴道瘘。

（7）远处器官转移：晚期子宫颈癌可通过血行转移发生远处器官转移。最常见肺脏、骨骼及肝脏等器官的转移。①肺转移：患者出现咳嗽、血痰、胸痛、背痛、胸腔积液等。②骨骼转移：常见于腰椎、胸椎、耻骨等，有腰背痛及肢体痛发生，病灶侵犯或压迫脊髓，可引起肢体感觉及运动障碍。③肝脏转移：早期可不表现，晚期则出现黄疸、腹水及肝区痛等表现。

2.体征

早期子宫颈癌子宫颈的外观和质地可无异常，或仅见不同程度的糜烂。子宫颈浸润癌外观上可见糜烂、菜花、结节及溃疡，有时子宫颈肿大变硬呈桶状。妇科检查除注意子宫颈情况外，还应注意穹隆及阴道是否被侵犯，子宫是否受累。要注意子宫大小、质地、活动度、宫旁有无肿物及压痛。

3.辅助检查

（1）子宫颈细胞学检查。传统涂片巴氏染色，结果分为五级：Ⅰ级为正常的阴道上皮细胞涂片，不需特殊处理。Ⅱ级为炎症。现多将Ⅱ级再分为ⅡA和ⅡB级。ⅡA级细胞为炎症变化，ⅡB级细胞有核异质的不典型改变。对Ⅱ级特别是ⅡB级应先给予抗感染治疗，4～6周后行涂片检查追访。如持续异常，应行阴道镜检查或阴道镜下定位活组织检查。Ⅲ、Ⅳ、Ⅴ级分别为可疑癌、高度可疑癌及癌。对Ⅲ级以上的涂片，应立即重复涂片，并做进一步检查，如阴道镜检查、碘试验、活组织检查等。目前即使是传统涂片，也主张采用 TBS 描述性诊断法进行报告。

TBS 描述性诊断法包括：①良性细胞改变。a.感染：滴虫性阴道炎，真菌形态符合念珠菌属，球杆菌占优势，形态符合阴道变异菌群（阴道嗜血杆菌）。杆菌形态符合放线菌属，细胞改变与单纯疱疹病毒有关。b.反应性改变：与炎症（包括不典型修复）、萎缩性阴道炎、放射治疗、宫内避孕器(IUD)及其他因素有关。②上皮细胞改变。a.鳞状上皮细胞:无明确诊断意义的非典型鳞状细胞(ASCUS)、低度鳞状上皮内病变(LSIL)、HPV感染、宫颈上皮内瘤变Ⅰ级(CINⅠ)、高度鳞状上皮内病变(HSIL)、原位癌、CINⅡ、CINⅢ、鳞状上皮细胞癌。b.腺上皮细胞:宫内膜细胞(良性,绝经后)、无明确诊断意义的非典型腺上皮(AGUS)、子宫颈腺癌、宫内膜腺癌、宫外腺癌、腺癌。c.其他恶性新生物。

(2)碘试验:称席勒(Schiller)或卢戈(Lugol)试验。将2%的溶液涂在子宫颈和阴道壁上,观察其染色。正常子宫颈鳞状上皮含糖原,与碘结合后呈深赤褐色或深棕色;子宫颈炎或子宫颈癌的鳞状上皮及不成熟的化生上皮不含或缺乏糖原而不着色。碘试验主要用于子宫颈细胞学检查可疑癌,无阴道镜的条件下识别子宫颈病变的危险区,确定活检的部位,了解阴道有无癌浸润。

(3)阴道镜检查:是一种简便有效的了解子宫颈及阴道有无病变的方法。当子宫颈防癌涂片可疑或阳性,而肉眼不能见到子宫颈上皮及毛细血管异常时,通过阴道镜的放大作用则可明确其形态变化;可根据形态异常部位活组织检查,以提高活检的准确率,常作为子宫颈细胞学检查异常,组织病理学检查时确定活检部位的检查方法,并可定期追踪观察CIN治疗后的变化。但阴道镜无法观察子宫颈管内疾病。

(4)人乳头瘤病毒(HPV)检测:鉴于人乳头瘤病毒感染与子宫颈癌的直接关系,近年来常以检测子宫颈细胞内HPV-DNA,对细胞学不明意义的不典型鳞状上皮细胞(ASG-US)以上的人群进行分流,对子宫颈癌进行辅助诊断。子宫颈涂片检查呈阴性或可疑者,如HPV-DNA阳性,重新复查涂片或再次取材可降低子宫颈涂片的假阴性率。因为细胞学对残留病变的敏感性为70%,HPV为90%,但HPV阴性者意义更大。同时HPV的分型检测对于临床上追踪HPV的持续感染、CIN及子宫颈癌的治疗后追踪评价、疫苗注射前的感染与否的知晓均有意义。

(5)子宫颈和颈管活组织检查及子宫颈管内膜刮取术:是确诊CIN和子宫颈癌最可靠和不可缺少的方法。一般无阴道镜时应在子宫颈鳞-柱交界部的3、6、9、12点四处取活检。有阴道镜时可在碘试验不着色区、醋白试验明显异常区,上皮及血管异常区或肉眼观察的可疑癌变部位取多处组织,各块组织分瓶标清楚位置送病理检查。除做子宫颈活组织检查外,怀疑腺癌时还应用刮匙做子宫颈管搔刮术,特别是子宫颈刮片细胞学检查为Ⅲ级或Ⅲ级以上而子宫颈活检为阴性时,以确定颈管内有无肿瘤或子宫颈癌是否已侵犯颈管尤为重要。

(6)子宫颈锥形切除术:在广泛应用阴道镜以前,绝大部分阴道涂片检查呈异常的患者,都行子宫颈锥切术作为辅助诊断的方法,以排除子宫颈浸润癌。目前阴道镜下多点活检结合颈管诊刮术已代替了许多锥切术。

下列情况下应用锥切:①子宫颈细胞学检查多次为阳性,而子宫颈活检及颈管内膜刮取术为阴性时。②细胞学检查与阴道镜检查或颈管内膜刮取术结果不符。③活检诊断为子宫颈原位癌或微灶型浸润癌,但不能完全除外浸润癌。④级别高的CIN病变超出阴道镜检查的范围,延伸到颈管内。⑤临床怀疑早期腺癌,细胞学检查阴性,阴道镜检查未发现明显异常时。

做子宫颈锥切时应注意:手术前要避免做过多的阴道和子宫颈准备,以免破坏子宫颈上皮。尽量用冷刀不用电刀,锥切范围高度在癌灶外0.5 cm,锥高延伸至颈管2~2.5 cm,应包括阴道镜下确定的异常部位、颈管的异常上皮。怀疑为鳞癌时,重点为子宫颈外口的鳞柱状细胞交界处及阴道镜检查的异常范围。怀疑为腺癌时,子宫颈管应切达子宫颈管内口处。

(7)子宫颈环形电切术(LEEP)及移形带大的环状切除术(LLETZ):一种新的较为成熟的CIN及早期浸润癌的诊断及治疗方法。

该方法常用于：①不满意的阴道镜检查。②颈管内膜切除术阳性。③细胞学和颈管活检不一致。④子宫颈的高等级病变（CINⅡ～Ⅲ）。此种方法具有一定的热损伤作用，应切除范围在病灶外0.5～1.0 cm，方不影响早期浸润癌的诊断。

（8）其他：当子宫颈癌诊断确定后，根据具体情况，可进行肺摄片、B超检查、膀胱镜、直肠镜检查及静脉肾盂造影等检查，以确定子宫颈癌的临床分期。视情况可行 MRI、CT、PET-CT、骨扫描等检查。

（六）鉴别诊断

1.子宫颈良性病变

子宫颈良性病变包括子宫颈糜烂和子宫颈息肉、子宫颈子宫内膜异位症。可出现接触性出血和白带增多，外观有时与子宫颈癌难以鉴别，应做子宫颈涂片或取活体组织进行病理检查。

2.子宫颈良性肿瘤

子宫颈良性肿瘤包括子宫黏膜下肌瘤、子宫颈管肌瘤、子宫颈乳头瘤等。子宫颈表面如有感染坏死，有时可误诊为子宫颈癌。但肌瘤多为球形，来自颈管或宫腔，常有蒂，质硬，且可见正常的子宫颈包绕肌瘤，或肌瘤的蒂部。

3.子宫颈恶性肿瘤

子宫颈恶性肿瘤包括原发性恶性黑色素瘤、肉瘤及淋巴瘤、转移性癌。

（七）治疗

子宫颈癌的治疗方法主要是放射及手术治疗或两者联合应用。近年来随着抗癌药物的发展，化学治疗已成为常用的辅助治疗方法，尤其在晚期癌及转移癌患者。其他还有免疫治疗、中医中药治疗等。

对患者选择放射治疗还是手术，应根据子宫颈癌的临床分期、病理类型、患者年龄、全身健康状况、患者意愿以及治疗单位的设备条件和技术水平等而定。一般早期鳞癌如Ⅰ期～ⅡA期，多采用手术治疗，ⅡB期以上多用放射治疗。早期病例放射治疗与手术治疗的效果几乎相同。手术治疗的优点是早期病例一次手术就能完全清除病灶，治疗期短，对年轻患者既可保留正常卵巢功能又可保留正常性交能力。其缺点是手术范围大，创伤多，术时、术后可能发生严重并发症。放射治疗的优点是适合于各期患者，缺点是病灶旁可造成正常组织的永久性损伤以及发生继发性肿瘤。

1.放射治疗

放射治疗是治疗子宫颈癌的主要方法，适用于各期。早期病例以腔内放射治疗为主，体外照射为辅。晚期病例以体外照射为主，腔内放射治疗为辅。腔内照射的目的是控制局部病灶。体外照射则用于治疗盆腔淋巴结及子宫颈旁组织等转移灶。腔内照射的放射源主要有$^{60}$钴、$^{137}$铯、$^{192}$铱。现已采用后装技术，既可保证放射位置准确，又可减轻直肠、膀胱的反应，提高治疗效果，同时也解决了医护人员的防护问题。体外照射目前已用直线加速器、高 LET 射线、快中子、质子、负 π 介子等射线。低剂量率照射时 A 点（相当于输尿管和子宫动脉在子宫颈内口水平交叉处）给 70～80 Gy/10 d。高剂量率在早期患者 A 点给 50 Gy/5 w（宫腔 25 Gy，穹隆 25 Gy）。晚期患者 A 点给 40 Gy/4 w（宫腔 17.5 Gy，穹隆 22.5 Gy）。体外照射，早期患者给予两侧骨盆中部剂量为 40～45 Gy，晚期患者全盆腔照射 30 Gy 左右，以后小野照射至骨盆中部剂量达50～55 Gy。

（1）选择放射治疗应考虑的因素：①既往有剖腹手术史、腹膜炎、附件炎史，可能有肠管粘连、肠管与腹膜的粘连及肠管与附件的粘连,进行大剂量的放射治疗时易损伤膀胱及肠管。②阴道狭窄者行腔内治疗时,直肠及膀胱的受量增大。③内脏下垂者,下垂的内脏有被照射的危险。④放射耐受不良的患者,能手术时尽量手术治疗。⑤残端癌患者子宫颈变短,膀胱和直肠与子宫颈部接近,有与膀胱、直肠粘连的可能,使邻近器官受量大,且由于既往的手术改变了子宫颈部的血流分布,使放射敏感性降低。

(2)放射治疗的时机。①术前照射:在手术前进行的放射治疗为术前照射。术前照射的目的为使手术困难的肿瘤缩小,以利手术,如ⅠB2期肿瘤,减少肿瘤细胞的活性,防止手术中挤压造成游离的肿瘤细胞发生转移,手术野残存的微小病灶放射治疗后灭活,可防止术后复发。术前照射一般取放射剂量的半量,术前照射一般不良反应较大,常造成术中困难、术后创伤组织复原困难。②术中照射:即在开腹手术中,术中对准病灶部位进行放射。这是近些年来出现的一种新的、较为理想的治疗方式。③术后照射:对术后疑有癌残存及淋巴清扫不彻底者应进行术后补充治疗。

术后照射的适应证:盆腔淋巴结阳性者,宫旁有浸润、切缘有病灶者,子宫颈原发病灶大或有脉管癌栓者,阴道切除不足者。术后照射的原则:为体外照射。应根据术者术中的情况进行全盆腔或中央挡铅进行盆腔四野照射,总的肿瘤剂量可达 45～50 Gy。

(3)放射治疗后并发症。①丧失内分泌功能:完全采用放射治疗,使卵巢功能丧失。造成性功能减退、性欲下降。若手术后保留卵巢者,则应游离悬吊双卵巢,并放置标志物,使体外照射治疗时可保留双卵巢功能。②放射性炎症使器官功能受损,包括阴道狭窄及闭锁:放射治疗后阴道上端及阴道旁组织弹性发生变化,黏膜变薄、充血、干燥、易裂伤,甚至上段粘连发生闭锁。放射性膀胱炎:治疗期间可发生较严重的急性膀胱炎,出现尿频、尿急、尿痛、血尿等表现,远期可出现慢性膀胱炎的表现。放射性肠炎:可表现为腹痛、顽固性腹泻、营养不良等表现。骨髓抑制:放射性治疗可造成骨髓抑制,白细胞计数降低、贫血及出血倾向。③放射治疗后可引发远期癌症:如卵巢癌、结肠癌、膀胱癌及白血病。

2.手术治疗

(1)手术适应证:手术治疗是早期子宫颈浸润癌的主要治疗方法之一。其适应证原则上限于Ⅰ期及ⅡB期以下的病例,特别情况应当另行考虑。患者年轻、卵巢无病变、为鳞状细胞癌,可以保留卵巢。

(2)禁忌证:患者体质不良,过于瘦弱。过于肥胖,对极度肥胖的患者选择手术时应慎重。伴有严重心、肺、肝、肾等内科疾病不能耐受手术者,不宜行手术治疗。对 70 岁以上有明显内科并发症的高龄患者尽量采用放射治疗。

(3)不同期别的手术范围。①ⅠA1 期:行扩大筋膜外全子宫切除术。本手术按一般筋膜外全子宫切除术进行。阴道壁需切除 0.5～1.0 cm。②ⅠA2 期:行次广泛全子宫切除术。本术式需切除的范围为全子宫切除合并切除宫旁组织 1.5～2 cm,宫骶韧带 2.0 cm,阴道壁需切除1.5～2.0 cm。手术时必须游离输尿管内侧,将其推向外侧。游离输尿管时必须保留其营养血管。同时应行盆腔淋巴结切除术。③ⅠB～ⅡA 期:行广泛性全子宫切除术及盆腔淋巴结清扫术。对于年轻、鳞癌患者应考虑保留附件。切除子宫时必须打开膀胱侧窝、隧道及直肠侧窝,游离输尿管,并将子宫的前后韧带、两侧韧带及结缔组织分离和切断,主韧带周围的脂肪组织亦需切除。切除主韧带的多少可以根据病灶浸润范围决定,至少要在癌灶边缘以外2.5 cm以上,一般切除的宫旁组织及主韧带应在 3.0 cm 以上,有时甚至沿盆壁切除之。阴道上段有侵犯时,应切除病灶达外缘 1.0 cm 以上。需清除的盆腔淋巴结为髂总、髂内、髂外、腹股沟深、闭孔及子宫旁等淋巴结,必要时需清除腹主动脉旁、骶前等淋巴结。

此外,有人主张对ⅡB期及部分ⅢB期病例行超子宫根治术,即将主韧带从其盆壁附着的根部切除。对ⅣA期年轻、全身一般情况好的病例行盆腔脏器切除术。但这些手术范围广,创伤大,手术后并发症多,即使有条件的大医院也需慎重考虑。

(4)手术后常见并发症及其防治。

膀胱功能障碍:子宫颈癌行广泛性全子宫切除术由于术中必须游离输尿管、分离下推膀胱,处理子宫各韧带,切除组织较多,常易损伤支配膀胱的副交感神经,引起术后膀胱逼尿肌功能减弱,影响膀胱功能,导致排尿困难、尿潴留、尿路感染。为减少此并发症,术中处理宫骶韧带及主韧带时应尽量保留盆腔神经丛及其分支。分离膀胱侧窝及直肠时尽量减少神经纤维的损伤,保留膀胱上、下动脉及神经节。手术操作要轻柔,止血细致。术后认真护理,防止继发感染。常规保留输尿管 14 天,后 2 天尿管要定时开放,做膀胱操,每 2~3 小时开放半小时,促进膀胱舒缩功能的恢复。拔除输尿管后,做好患者思想工作,消除其顾虑和紧张情绪,让患者试行排尿。如能自解,需测残余尿,以了解排尿功能。如残余尿小于 100 mL,则认为膀胱功能已基本恢复,不必再保留输尿管。如剩余尿大于 120 mL,则需继续保留输尿管,并可做下腹热敷、耻上封闭、针灸、超声、理疗等促进膀胱功能恢复。同时应注意外阴清洁,给抗生素预防感染。

输尿管瘘:术中游离输尿管时,易损伤输尿管鞘或影响其局部血循环,加之术后继发感染、粘连、排尿不畅等,可使输尿管壁局部损伤处或血供障碍处发生坏死、脱落,形成输尿管瘘。输尿管瘘最常发生于术后 1~3 周。为防止输尿管瘘的形成,应提高手术技巧,术中尽量保留输尿管的外鞘及营养血管,术后预防盆腔感染。如术中发现输尿管损伤,应立即进行修补,多能愈合。术后发生输尿管瘘,可在膀胱镜下试行瘘侧插入输尿管导管,一般保留 2~3 周可自愈。若导管通不过修补口,则需行肾盂造瘘,之后行吻合术,修补性手术应在损伤发现后 3~6 个月进行。

盆腔淋巴囊肿:行盆腔淋巴结清扫术后,腹膜后留有无效腔,回流的淋巴液滞留在腹膜后形成囊肿,即盆腔淋巴囊肿。常于术后 1 周左右在下腹部腹股沟上方或其下方单侧或双侧触及卵圆形囊肿,可有轻压痛。一般可在 1~2 个月内自行吸收。也可用大黄、芒硝局敷或热敷消肿,促进淋巴液吸收。如囊肿较大有压迫症状或继发感染,应用广谱抗生素,或行腹膜外切开引流术。

盆腔感染:因手术范围大,时间长,剥离创面多,渗血、渗出液聚积等,易发生盆腔感染。若抗生素应用无效,且有脓肿形成,宜切开引流。术中若在双侧闭孔窝部位放置橡皮条经阴道断端向阴道外引流,可减少盆腔感染的发生。

3.手术前后放射治疗

对ⅠB2期菜花型、年轻ⅡB期患者,最好在术前先给半量放射治疗,以缩小局部肿瘤,使手术易于进行,减低癌瘤的活力,避免手术时的扩散,减少局部复发的机会。放射治疗结束后应在 4~6 周内手术。术后放射治疗适用于术中发现有盆腔淋巴结有癌转移、宫旁组织癌转移、手术切缘有癌细胞残留者,以提高术后疗效。

4.化学治疗

手术及放射治疗对于早期子宫颈癌的疗效均佳,但是对中晚期、低分化病例的疗效均不理想。近30年来随着抗癌药物的不断问世,使晚期病例在多药联合治疗、不同途径给药等综合治疗下生存期有所延长。作为肿瘤综合治疗的一种手段,化学治疗本身具有一定疗效,同时对于放射治疗有一定的增敏作用。子宫颈癌的化学治疗主要用于下述三个方面:①对复发、转移癌的姑息治疗。②对局部巨大肿瘤患者术前或放射治疗前的辅助治疗。③对早期但有不良预后因素患者的术后或放射治疗中的辅助治疗。

化学治疗与手术或放射治疗并用,综合治疗的意义在于:杀灭术野或照射野以外的癌灶,杀灭术野内的残存病灶或照射野内的放射线抵抗性癌灶,使不能手术的大癌灶缩小,提高手术切除率,增加放射敏感性。

(1)常用单一化学治疗用药:顺铂(DDP)、博莱霉素(BLM)、异环磷酰胺(IFO)、氟尿嘧啶(5-FU)、环磷酰胺(CTX)、阿霉素(ADM)、甲氨蝶呤(MTX)等效果较好。如顺铂 $20\sim50\ mg/m^2$,静脉滴注,每 3 周为一周期,其单药反应率 $6\%\sim25\%$。

(2)联合静脉全身化学治疗常用的方案有:①博莱霉素 $10\ mg/m^2$,肌内注射,每周 1 次,每 3 周重复。②长春新碱 $1.5\ mg/m^2$,静脉滴注,第 1 天,每 10 天重复。顺铂 $50\sim60\ mg/m^2$,静脉滴注,第 1 天,4 周内完成3次。③异环磷酰胺 $5\ g/m^2$ 静脉滴注。卡铂 $300\ mg/m^2$(AUC=4.5)静脉滴注,每 4 周重复。④顺铂$60\ mg/m^2$,静脉滴注,第 1 天。长春瑞滨 $25\ mg/m^2$ 静脉滴注,第 1 天,每3周重复。博莱霉素 $15\ mg$,静脉滴注,第 1 天,8 天,15 天。

(3)动脉插管化学治疗:采用区域性动脉插管灌注化学治疗药物,可以提高肿瘤内部的药物浓度,使肿瘤缩小,增加手术机会。在控制盆腔肿瘤的同时又可减少对免疫系统的影响,因而可以提高疗效。所使用的药物与全身化学治疗所使用的药物相同,但可根据所具有的条件采用不同的途径给药,如髂内动脉插管、腹壁下动脉插管、子宫动脉插管等,在插管化学治疗的同时还可加用暂时性动脉栓塞来延长药物的作用时间。常采用的化学治疗方案为:①顺铂 $70\ mg/m^2$,博莱霉素 $15\ mg/m^2$,长春瑞滨$25\ mg/m^2$,动脉注射,一次推注,$3\sim4$ 周重复。②顺铂 $70\ mg/m^2$,吡柔比星 $40\ mg/m^2$,长春瑞滨 $25\ mg/m^2$,动脉注射,一次推注,$3\sim4$ 周重复。③顺铂 $70\ mg/m^2$,阿霉素 $25\sim50\ mg/m^2$,动脉注射,一次推注。环磷酰胺 $600\ mg/m^2$,静脉注射,分两次入小壶,$3\sim4$ 周重复。

(八)预后

子宫颈癌的预后与临床期别、有无淋巴结转移、肿瘤分级等的关系最密切。临床期别高、组织细胞分化差、淋巴结阳性为危险因素。据 FIGO 资料,子宫颈癌的 5 年存活率Ⅰ期为 85%,Ⅱ期为 60%,Ⅲ期为 30%,Ⅳ期为 10%。国内中国医科院肿瘤医院放射治疗的 5 年生存率为Ⅰ期95.6%,Ⅱ期82.7%,Ⅲ期26.6%。手术治疗的 5 年生存率为Ⅰ期 95.6%,Ⅱ期 68.7%。子宫颈癌的主要死亡原因是肿瘤压迫双侧输尿管造成的尿毒症,肿瘤侵蚀血管引起的大出血以及感染、恶病质等。

## 二、子宫颈腺癌

子宫颈腺癌较子宫颈鳞癌少见,占子宫颈浸润癌的 $5\%\sim15\%$,近年来发病率有上升趋势。发病平均年龄为 54 岁,略高于子宫颈鳞状细胞癌,但 20 岁以下妇女的子宫颈癌以腺癌居多。子宫颈腺癌的发病原因仍不清楚,但一般认为与子宫颈鳞癌病因不同。腺癌的发生与性生活及分娩无关,而可能与性激素失衡,服用外源性雌激素及 HPV18 型感染及其他病毒的感染有关。

(一)病理特点

1.子宫颈腺癌大体形态

在早期微浸润癌时,子宫颈表面可光滑或呈糜烂、息肉、乳头状。当子宫颈浸润到颈管壁、病灶大到一定程度时,颈管扩大使整个子宫颈呈现为"桶状宫颈",子宫颈表面光滑或轻度糜烂,但整个子宫颈质硬。外生型者可呈息肉状、结节状、乳头状、菜花状等。

2.子宫颈腺癌组织学类型

目前尚无统一的病理学分类标准,但以子宫颈管内膜腺癌最常见。其组织形态多种多样,常见者为腺性,其次为黏液性。高度分化的腺癌有时与腺瘤样增生很难区别,而分化不良的腺癌有时则极似分化很差的鳞状细胞癌。腺癌中含有鳞状化生的良性上皮,称为腺棘皮癌。如鳞状上皮有重度间变,称为腺鳞癌。黏液性腺癌的特征是产生黏液,根据细胞的分化程度分为高、中、低分化。子宫颈腺癌中还有几种特殊组织起源的腺癌,如子宫颈透明细胞癌(起源于残留的副中肾管上皮)、子宫颈中肾癌(起源于残留的中肾管)、浆液乳头状腺癌、未分化腺癌、微偏腺癌(黏液性腺癌中的一种)等。

(二)转移途径及临床分期

同子宫颈鳞癌。

(三)诊断及鉴别诊断

症状与子宫颈鳞癌大致相同,可有异常阴道流血包括接触性出血、白带内带血、不规则阴道流血或绝经后阴道出血。但子宫颈腺癌患者的白带有其特点,一般为水样或黏液样,色白、量大、无臭味。患者常主诉大量黏液性白带,少数呈黄水样脓液,往往一天要换数次内裤或卫生垫。查体见子宫颈局部可光滑或呈糜烂、息肉状生长;部分子宫颈内生性生长,呈有特色的质硬的桶状子宫颈。根据症状及体征还需做以下检查。阴道细胞学涂片检查假阴性率高,阳性率较低,易漏诊。因此,阴道细胞学涂片检查只能用于初筛,如症状与涂片结果不符,需进一步检查。如细胞学检查腺癌细胞为阳性,还应行分段诊刮术,以明确腺癌是来自子宫内膜还是来自子宫颈管。子宫颈腺癌的确诊必须依靠病理检查。活检对ⅠA期的诊断比较困难,因为活检所取的组织仅为小块组织,难以肯定浸润的深度,要诊断腺癌是否属于ⅠA期,有人建议行子宫颈锥形切除术。

(四)治疗

子宫颈腺癌对放射治疗不甚敏感。其治疗原则是只要患者能耐受手术,病灶估计尚能切除,早中期患者应尽量争取手术治疗。晚期病例手术困难或估计难以切干净者,在术前或术后加用动脉插管化学治疗、全身化学治疗或放射治疗可能有助于提高疗效。

1.Ⅰ期

行广泛性全子宫切除+双附件切除术及双侧盆腔淋巴结清扫术。

2.Ⅱ期

能手术者行广泛性全子宫切除+双附件切除术及双侧盆腔淋巴结清扫术,根据情况决定术前或术后加用放、化学治疗。病灶大者可于术前放射治疗,待病灶缩小后再手术。如病灶较小,估计手术能切除者,可先手术,根据病理结果再决定是否加用放射治疗。

3.Ⅲ期及Ⅳ期

宜用放射治疗为主的综合治疗。若病变仅侵犯膀胱黏膜或直肠黏膜,腹主动脉旁淋巴结病理检查为阴性者,可考虑行全、前或后盆腔除脏术。

## 三、子宫颈复发癌

子宫颈复发癌是指子宫颈癌经根治性手术治疗后1年,放射治疗后超过半年又出现癌灶。据报道,子宫颈晚期浸润癌治疗后,约有35%将来会复发,其中50%复发癌发生于治疗后第1年内,70%以上发生于治疗后3年内,10年后复发的机会较少。如治疗10年后复发,则称为子宫颈晚期复发癌。复发可分为手术后复发及放射治疗后复发。复发部位以盆腔为主,占60%～70%;远处复发相对较少,占30%～40%,其中以锁骨上淋巴结、肺、骨、肝多见。

（一）诊断

1.症状

随复发部位不同而异。早期或部分患者可无症状。

(1)中心性复发:子宫颈、阴道或宫体的复发,常见于放射治疗后复发。最常见的症状有白带增多(水样或有恶臭)和阴道出血。

(2)宫旁复发:盆壁组织的复发。下腹痛、腰痛及骶髂部疼痛、下肢痛伴水肿、排尿排便困难为宫旁复发的常见症状。

(3)远处复发及转移:咳嗽、咯血、胸背疼痛或其他局部疼痛为肺或其他部位转移的症状。

(4)晚期恶病质患者可出现食欲减退、消瘦、贫血等全身消耗表现。

2.体征

阴道和(或)子宫颈复发,窥视阴道可见易出血的癌灶。盆腔内复发可发现低位盆腔内有肿块或片状增厚。但需注意,宫颈局部结节感、溃疡坏死及盆腔内片状增厚疑有复发时,应与放射线引起的组织反应相鉴别。全身检查应注意有无可疑病灶及浅表淋巴结肿大,尤其是左锁骨上淋巴结有无转移。

3.辅助检查

(1)细胞学和阴道镜检查:对中心性复发的早期诊断有帮助。但放射治疗后局部变化,尤其阴道上端闭锁者常影响检查的可靠性,需有经验者进行检查以提高准确率。

(2)病理检查:诊断复发必须依靠病理。对可疑部位行多点活检、颈管刮术或分段诊刮取子宫内膜,必要时行穿刺活检等。

(3)其他辅助检查:胸部或其他部位的X线检查,盆腹腔彩色B超、CT、磁共振成像、PET-CT等,同位素肾图及静脉肾盂造影等检查对诊断盆腔内复发和盆腔外器官转移可提供一定的参考价值和依据。

（二）治疗

子宫颈复发癌的治疗,主要依据首次治疗的方法、复发部位以及肿瘤情况等因素而分别采取以下治疗。

1.放射治疗

凡手术后阴道残端复发者,可采用阴道腔内后装放射治疗。如阴道残端癌灶较大,累及盆壁,应加盆腔野的体外放射治疗。

2.手术治疗

放射治疗后阴道、子宫颈部位复发者,可予手术治疗,但在放射治疗区域内手术难度大,并发症多,需严格选择患者。

3.综合治疗

对较大的盆腔复发灶,可先行盆腔动脉内灌注抗癌化学治疗药物,待肿块缩小后再行放射治疗。放射治疗后的盆腔内复发灶,能手术切除者应先切除,术后给予盆腔动脉插管化学治疗。不能手术者,可行动脉插管化学治疗和(或)应用高能放射源中子束进行放射治疗。对肺、肝的单发癌灶,能切除者考虑先行切除,术后加全身或局部化学治疗。不能手术者、锁骨上淋巴结转移或多灶性者,可化学治疗与放射治疗配合应用。化学治疗对复发癌也有一定疗效。化学治疗方案见子宫颈鳞状细胞癌的化学治疗。

### 四、子宫颈残端癌

子宫次全切除术后,残留的子宫颈以后又发生癌称为子宫颈残端癌,可分为真性残端癌和隐性残端癌。前者为次全子宫切除术后发生,后者为次全子宫切除时癌已存在,而临床上漏诊,未能发现。随着次全子宫切除术的减少,子宫颈残端癌的发生已非常少见,国内报道仅占子宫颈癌的1%以下。

（一）治疗

与一般子宫颈癌一样,应根据不同期别决定治疗方案。但由于次全子宫切除术后残留的子宫颈管较短,腔内放射治疗受很大限制,宫旁及盆腔组织的照射剂量较一般腔内放射治疗量减低,需通过外照射做部分补充。Ⅰ期及ⅡA期子宫颈残端癌仍可行手术治疗,但是由于前次手术后盆腔结构有变化,手术有一定难度,极易出现输尿管及肠管的损伤。不能手术者可行放射治疗。

（二）预防

因妇科疾患需行子宫切除术前,应了解子宫颈情况,常规做子宫颈刮片细胞学检查,必要时做阴道镜检查及子宫颈活检,以排除癌变。除年轻患者外,尽量行全子宫切除术而不做次全子宫切除术。即使保留子宫颈,也应去除颈管内膜及子宫颈的移行带区。

（靳明兰）

# 第五节 卵巢肿瘤

卵巢肿瘤是常见的妇科肿瘤,由于卵巢位于盆腔深部,早期病变不易发现,一旦出现症状多属晚期,应高度警惕。卵巢上皮性肿瘤好发于50～60岁的妇女,5年生存率一直徘徊于30%～40%,病死率居妇科恶性肿瘤首位,已成为严重威胁妇女生命和健康的主要肿瘤。卵巢生殖细胞肿瘤多见于30岁以下的年轻女性,恶性程度高,由于有效化学治疗方案的应用,使卵巢恶性生殖细胞肿瘤的治疗效果有了明显的提高,病死率从90%降至10%。

## 一、卵巢肿瘤概论

卵巢组织成分非常复杂,是全身各脏器原发肿瘤类型最多的器官,不同类型卵巢肿瘤的组织学结构和生物学行为都存在很大的差异。除组织类型繁多外,尚有良性、交界性和恶性之分。卵巢亦为胃肠道恶性肿瘤、乳腺癌、子宫内膜癌等的常见转移部位。

（一）组织学分类

最常用的分类是世界卫生组织(WHO)的卵巢肿瘤组织学分类。该分类于1973年制定,2003年修改,2014年再次修订。主要的组织学分类如下。

1.上皮性肿瘤

上皮性肿瘤占原发性卵巢肿瘤的50%～70%,其恶性类型占卵巢恶性肿瘤的85%～90%。上皮性肿瘤细胞来源于卵巢表面的表面上皮,而表面上皮来自原始的体腔上皮,具有分化为各种苗勒管上皮的潜能。若向输卵管上皮分化,形成浆液性肿瘤;向宫颈黏膜分化,形成黏液性肿瘤;向子宫内膜分化,形成子宫内膜样肿瘤。

2.生殖细胞肿瘤

生殖细胞肿瘤占卵巢肿瘤的 $20\%\sim40\%$。生殖细胞来源于生殖腺以外的内胚叶组织,在其发生、移行及发育过程中,均可发生变异,形成肿瘤。生殖细胞有发生多种组织的功能,未分化者为无性细胞瘤,胚胎多能者为胚胎癌,向胚胎结构分化为畸胎瘤,向胚外结构分化为内胚窦瘤、绒毛膜癌。

3.性索间质肿瘤

性索间质肿瘤约占卵巢肿瘤的 $5\%$。性索间质来源于原始体腔的间叶组织,可向男女两性分化。性索向上皮分化形成颗粒细胞瘤或支持细胞瘤,向间质分化形成卵泡膜细胞瘤或间质细胞瘤。此类肿瘤常有内分泌功能,故又称功能性卵巢肿瘤。

4.继发性肿瘤

继发性肿瘤占卵巢肿瘤的 $5\%\sim10\%$,其原发部位多为胃肠道、乳腺及生殖器官。

(二)临床表现

1.卵巢良性肿瘤

早期肿瘤较小,多无症状,常在妇科检查时偶然发现。肿瘤增至中等大时,感腹胀或腹部扪及肿块,边界清楚。妇科检查在子宫一侧或双侧触及球形肿块,多为囊性,表面光滑、活动与子宫无粘连。若肿瘤长大充满盆、腹腔即出现压迫症状,如尿频、便秘、气急、心悸等。腹部膨隆,肿块活动度差,叩诊呈实音,无移动性浊音。

2.卵巢恶性肿瘤

早期常无症状,可在妇科检查发现。主要症状为腹胀、腹部肿块及腹水,症状的轻重决定于:①肿瘤的大小、位置、侵犯邻近器官的程度;②肿瘤的组织学类型;③有无并发症。肿瘤若向周围组织浸润或压迫神经,可引起腹痛、腰痛或下肢疼痛;若压迫盆腔静脉,出现下肢水肿;若为功能性肿瘤,产生相应的雌激素或雄激素过多症状。晚期可表现消瘦、严重贫血等恶病质征象。三合诊检查在阴道后穹隆触及盆腔内硬结节,肿块多为双侧,实性或半实性,表面凹凸不平,不活动,常伴有腹水。有时在腹股沟、腋下或锁骨上可触及肿大淋巴结。

(三)并发症

1.蒂扭转

蒂扭转为常见的妇科急腹症,约 $10\%$ 卵巢肿瘤并发蒂扭转。好发于瘤蒂长、中等大、活动度良好、重心偏于一侧的肿瘤(如畸胎瘤)。常在患者突然改变体位时,或妊娠期和产褥期子宫大小、位置改变时发生蒂扭转。卵巢肿瘤扭转的蒂由骨盆漏斗韧带、卵巢固有韧带和输卵管组成。发生急性扭转后静脉回流受阻,瘤内极度充血或血管破裂瘤内出血,致使瘤体迅速增大,后因动脉血流受阻,肿瘤发生坏死变为紫黑色,可破裂和继发感染。其典型症状是突然发生一侧下腹剧痛,常伴恶心、呕吐甚至休克,系腹膜牵引绞窄引起。妇科检查扪及肿物张力大,压痛,以瘤蒂最明显。有时不全扭转可自然复位,腹痛随之缓解。蒂扭转一经确诊,应尽快行剖腹手术,术时应在蒂根下方钳夹后再将肿瘤和扭转的瘤蒂切除,钳夹前不可将扭转回复,以防栓塞脱落。

2.破裂

约 $3\%$ 卵巢肿瘤会发生破裂,破裂有自发性和外伤性两种。自发性破裂常因肿瘤生长过速所致,多为肿瘤浸润性生长穿破囊壁。外伤性破裂常因腹部受重击、分娩、性交、妇科检查及穿刺等引起。其症状轻重取决于破裂口大小、流入腹腔囊液的性质和数量。小囊肿或单纯浆液性囊腺瘤破裂时,患者仅感轻度腹痛,大囊肿或成熟畸胎瘤破裂后,常致剧烈腹痛、伴恶心呕吐,有时导致腹腔内出血、腹膜炎及休克。妇科检查可发现腹部压痛、腹肌紧张,可有腹水征,原有肿块摸不到或扪及缩小张力低的肿块。疑有肿瘤破裂应立即剖腹探查,术中应尽量吸净囊液,并涂片行细胞学检查,清洗腹腔及盆腔,切除标本应行仔细的肉眼观察,尤需注意破口边缘有无恶变并送病理学检查。

3.感染

感染较少见,多因肿瘤扭转或破裂后引起,也可来自邻近器官感染灶如阑尾炎扩散。临床表现为发热、腹痛、肿块及腹部压痛、反跳痛、腹肌紧张及白细胞计数升高等。治疗应先应用抗生素抗感染,后行手术切除肿瘤。若短期内不能控制感染,宜急诊手术。

4.恶变

卵巢良性肿瘤可发生恶变,恶变早期无症状,不易发现。若发现肿瘤生长迅速,尤其双侧性,应考虑恶变。近年来,子宫内膜异位囊肿恶变引起临床高度关注,因此,确诊为卵巢肿瘤者应尽早手术明确性质。

(四)诊断

病理学是诊断卵巢肿瘤的标准。临床表现和相关的辅助检查有助于诊断。

卵巢肿瘤无特异性症状,常于体检时发现。根据患者的年龄、病史及局部体征等特点可初步确定是否为卵巢肿瘤,并对良、恶性进行评估。术前常用的辅助诊断方法有以下几种。

1.影像学检查

(1)超声:能检测肿块部位、大小、形态,提示肿瘤性质,鉴别卵巢肿瘤、腹水和结核性包裹性积液,超声检查的临床诊断符合率大于90%。通过彩色多普勒超声扫描,能测定卵巢及其新生组织血流变化,有助于诊断。

(2)胸部、腹部X线平片:对判断有无胸腔积液、肺转移和肠梗阻有诊断意义。卵巢畸胎瘤,腹部平片可显示牙齿及骨质,囊壁为密度增高的钙化层,囊腔呈放射透明阴影。

(3)CT检查:可清晰显示肿块形态,良性肿瘤多呈均匀性吸收,囊壁薄,光滑,恶性肿瘤轮廓不规则,并向周围浸润或伴腹水。CT还可显示有无肝、肺结节及腹膜后淋巴结转移。

(4)磁共振成像(MRI):MRI具有较高的软组织分辨度,在判断子宫病变的性质、评估肿瘤局部浸润的程度、周围脏器的浸润、有无淋巴转移、有无肝脾转移和确定手术方式时有重要参考价值。

(5)PET-CT检查:正电子发射计算机断层显像(PET-CT)是将PET与CT完美融为一体的现代影像学检查。由PET提供病灶详尽的功能与代谢等分子信息,而CT提供病灶的精确解剖定位,一次显像可获得全身各方位的断层图像,具有灵敏、准确、特异及定位精确等特点,可一目了然地了解全身整体状况,达到早期发现病灶和诊断疾病的目的。PET-CT更有助于复发卵巢癌的定性和定位诊断。

2.肿瘤标志物

不同类型卵巢肿瘤有相对较为特殊标志物,可用于辅助诊断及病情监测。

(1)CA125:80%卵巢上皮癌患者CA125水平高于正常值,90%以上患者CA125水平的高低与病情缓解或恶化相一致,可用于病情监测,敏感性高。

(2)人附睾蛋白4(HE4):是一种新的卵巢癌肿瘤标志物。正常生理情况下,HE4在卵巢癌组织和患者血清中均高度表达,可用于卵巢癌的早期检测、鉴别诊断、治疗监测及预后评估。88%的卵巢癌患者都会出现 HE4 升高的现象。与 CA125 相比,HE4 的敏感度更高、特异性更强,尤其是在疾病初期无症状表现的阶段。HE4 与 CA125 两者联合应用,诊断卵巢癌的敏感性可增加到 92%,并将假阴性结果减少 30%,大大增加了卵巢癌诊断的准确性。

(3)CA199 和 CEA 等肿瘤标志物在卵巢上皮癌患者中也会升高,尤其对卵巢黏液性癌的诊断价值较高。

(4)甲胎蛋白(AFP):对卵巢内胚窦瘤有特异性价值,对未成熟畸胎瘤、混合性无性细胞瘤中含卵黄囊成分者有协助诊断意义。

(5)HCG:对于原发性卵巢绒癌有特异性。

(6)性激素:颗粒细胞瘤、卵泡膜细胞瘤可产生较高水平雌激素。

3.腹腔镜检查

腹腔镜可直接观察肿块状况,对盆腔、腹腔及横膈部位进行窥视,并在可疑部位进行多点活检,抽吸腹腔液行细胞学检查。

4.细胞学检查

腹水或腹腔冲洗液找癌细胞对Ⅰ期患者进一步确定分期及选择治疗方法有意义,若有胸腔积液应做细胞学检查确定有无胸腔转移。

(五)鉴别诊断

1.卵巢良性肿瘤与恶性肿瘤的鉴别

见表 6-1。

表 6-1　卵巢良性肿瘤与恶性肿瘤鉴别

| 鉴别内容 | 良性肿瘤 | 恶性肿瘤 |
| --- | --- | --- |
| 病史 | 病程长,生长缓慢 | 病程短,迅速增大 |
| 肿块部位及性质 | 单侧多,囊性,光滑,活动 | 双侧多,实性或囊实性,不规则,固定,后穹隆实性结节或肿块 |
| 腹水征 | 多无 | 常有腹水,可能查到恶性细胞 |
| 一般情况 | 良好 | 可有消瘦、恶病质 |
| 超声检查 | 为液性暗区,边界清晰,有间隔光带 | 液性暗区内有杂乱光团、光点,界限不清 |
| CA125*(大于 50 岁) | 小于 35 U/mL | 大于 35 U/mL |

*因 50 岁以下患者常有盆腔炎、子宫内膜异位症等可使 CA125 升高的疾病,故参考价值不大。50 岁以上患者中,若有卵巢肿块伴 CA125 升高,则恶性者可能性大,有鉴别诊断意义

2.卵巢良性肿瘤的鉴别诊断

(1)卵巢瘤样病变:滤泡囊肿和黄体囊肿最常见。多为单侧,直径小于 5 cm,壁薄,暂行观察或口服避孕药,2～3 个月内自行消失,若持续存在或长大,应考虑为卵巢肿瘤。

(2)输卵管卵巢囊肿:为炎性囊性积液,常有不孕或盆腔感染史,两侧附件区条形囊性肿块,边界较清,活动受限。

(3)子宫肌瘤:浆膜下肌瘤或肌瘤囊性变易与卵巢实体瘤或囊肿混淆。肌瘤常为多发性,与子宫相连,检查时肿瘤随宫体及宫颈移动。超声检查可协助鉴别。

(4)妊娠子宫:妊娠早期或中期时,子宫增大变软,峡部更软,三合诊时宫体与宫颈似不相连,易将宫体误认为卵巢肿瘤。但妊娠妇女有停经史,作 HCG 测定或超声检查即可鉴别。

(5)腹水:大量腹水应与巨大卵巢囊肿鉴别,腹水常有肝病、心脏病史,平卧时腹部两侧突出如蛙腹,叩诊腹部中间鼓音,两侧浊音,移动性浊音阳性;超声检查见不规则液性暗区,液平面随体位改变,其间有肠曲光团浮动,无占位性病变。巨大囊肿平卧时腹部中间隆起,叩诊浊音,腹部两侧鼓音,无移动性浊音,边界清楚;超声检查见圆球形液性暗区,边界整齐光滑,液平面不随体位移动。

3.卵巢恶性肿瘤的鉴别诊断

(1)子宫内膜异位症:子宫内膜异位症形成的粘连性肿块及直肠子宫陷凹结节与卵巢恶性肿瘤很难鉴别。前者常有进行性痛经、月经多,经前不规则阴道流血等。超声检查、腹腔镜检查是有效的辅助诊断方法,必要时应剖腹探查确诊。

(2)结核性腹膜炎:常合并腹水,盆腹腔内形成粘连性肿块。但多发生于年轻、不孕妇女,伴月经稀少或闭经。多有肺结核史,有消瘦、乏力、低热、盗汗、食欲缺乏等全身症状。妇科检查肿块位置较高,形状不规则,界线不清,不活动。叩诊时鼓音和浊音分界不清。X 线胸片检查、结核菌素试验等可协助诊断,必要时行剖腹探查取材行活体组织检查确诊。

(3)生殖道以外的肿瘤:需与腹膜后肿瘤、直肠癌、乙状结肠癌等鉴别。腹膜后肿瘤固定不动,位置低者使子宫、直肠或输尿管移位。直肠癌和乙状结肠癌多有相应的消化道症状,超声检查、钡剂灌肠、乙状结肠镜检等有助于鉴别。

(4)转移性卵巢肿瘤:与卵巢原发恶性肿瘤不易鉴别。对于双侧性、中等大、肾形、活动的实性肿块,应疑为转移性卵巢肿瘤,有消化道癌、乳癌病史者,更要考虑转移性卵巢肿瘤诊断。若患者有消化道症状应做胃镜检查,此外要排除其他可能的原发肿瘤。如未发现原发性肿瘤病灶,应做剖腹探查。

(5)慢性盆腔炎:有流产或产褥感染病史,有发热、下腹痛,妇科检查附件区有肿块及组织增厚、压痛、片状块物达盆壁。用抗生素治疗症状缓解,块物缩小。若治疗后症状、体征无改善,或块物增大,应考虑为盆腔或卵巢恶性肿瘤。超声检查有助于鉴别。

(六)恶性肿瘤的转移途径

卵巢恶性肿瘤的转移特点是外观局限的肿瘤,可在腹膜、大网膜、腹膜后淋巴结、横膈等部位有亚临床转移。主要通过直接蔓延及腹腔种植,瘤细胞可直接侵犯包膜,累及邻近器官,并广泛种植于盆腹膜及大网膜、横膈、肝表面。淋巴道也是重要的转移途径,有三种方式:①沿卵巢血管经卵巢淋巴管向上到腹主动脉旁淋巴结;②沿卵巢门淋巴管达髂内、髂外淋巴结,经髂总至腹主动脉旁淋巴结;③偶有沿圆韧带入髂外及腹股沟淋巴结。横膈为转移的好发部位,尤其右膈下淋巴丛密集,故最易受侵犯。血行转移少见,晚期可转移到肺、胸膜及肝。

(七)卵巢恶性肿瘤临床分期

卵巢恶性肿瘤临床分期现多采用 FIGO 2013 年手术-病理分期(表 6-2),用以估计预后和比较疗效。

表 6-2　卵巢癌、输卵管癌、腹膜癌的手术-病理分期（FIGO，2013 年）

| | |
|---|---|
| Ⅰ期 | 病变局限于卵巢或输卵管 |
| ⅠA | 肿瘤局限于一侧卵巢（包膜完整）或输卵管，卵巢和输卵管表面无肿瘤，腹水或腹腔冲洗液未找到癌细胞 |
| ⅠB | 肿瘤局限于双侧卵巢（包膜完整）或输卵管，卵巢和输卵管表面无肿瘤，腹水或腹腔冲洗液未找到癌细胞 |
| ⅠC | 肿瘤局限于单侧或双侧卵巢或输卵管，并伴有如下任何一项： |
| ⅠC1 | 手术导致肿瘤破裂 |
| ⅠC2 | 手术前肿瘤包膜已破裂或卵巢、输卵管表面有肿瘤 |
| ⅠC3 | 腹水或腹腔冲洗液发现癌细胞 |
| Ⅱ期 | 肿瘤累及一侧或双侧卵巢或输卵管并有盆腔内扩散（在骨盆入口平面以下）或原发性腹膜癌 |
| ⅡA | 肿瘤蔓延或种植到子宫和（或）输卵管和（或）卵巢 |
| ⅡB | 肿瘤蔓延至其他盆腔内组织 |
| Ⅲ期 | 肿瘤累及单侧或双侧卵巢、输卵管或原发性腹膜癌，伴有细胞学或组织学证实的盆腔外腹膜转移或证实存在腹膜后淋巴结转移 |
| ⅢA1 | 仅有腹膜后淋巴结阳性（细胞学或组织学证实） |
| ⅢA1（ⅰ） | 淋巴结转移最大直径小于等于 10 mm |
| ⅢA1（ⅱ） | 淋巴结转移最大直径大于 10 mm |
| ⅢA2 | 显微镜下盆腔外腹膜受累，伴或不伴腹膜后阳性淋巴结 |
| ⅢB | 肉眼盆腔外腹膜转移，病灶最大直径小于等于 2 cm，伴或不伴腹膜后阳性淋巴结 |
| ⅢC | 肉眼盆腔外腹膜转移，病灶最大直径大于 2 cm，伴或不伴腹膜后阳性淋巴结（包括肿瘤蔓延至肝包膜和脾，但未转移到脏器实质） |
| Ⅳ期 | 超出腹腔外的远处转移 |
| ⅣA | 胸腔积液中发现癌细胞 |
| ⅣB | 腹腔外器官实质转移（包括肝实质转移和腹股沟淋巴结和腹腔外淋巴结转移） |

（八）治疗

一经发现卵巢肿瘤，应行手术。手术目的：①明确诊断；②切除肿瘤；③恶性肿瘤进行手术-病理分期。术中不能确定肿瘤性质者，应将切下的卵巢肿瘤进行快速冷冻组织病理学检查，明确诊断。手术可通过腹腔镜和（或）剖腹进行。术后应根据卵巢肿瘤的性质、组织学类型、手术-病理分期等因素来决定是否进行辅助治疗。

（九）随访与监测

卵巢恶性肿瘤易于复发，应长期予以随访和监测。

1.随访时间

术后 1 年内每月一次；术后 2 年每 3 月一次；术后 3～5 年视病情 4～6 月一次；5 年以后者每年一次。

2.监测内容

临床症状、体征、全身检查及盆腔检查（包括三合诊检查），超声检查。必要时做 CT 或 MRI 检查。肿瘤标志物测定，如 CA125、HE4、CA199、CEA、AFP、HCG、雌激素和雄激素等可根据病情选用。

（十）妊娠合并卵巢肿瘤

妊娠合并良性肿瘤以成熟囊性畸胎瘤及浆液性（或黏液性）囊腺瘤居多,占妊娠合并卵巢肿瘤的 90%,恶性者以无性细胞瘤及浆液性囊腺癌为多。若无并发症,妊娠合并卵巢肿瘤一般无明显症状。早孕时三合诊即能查得。中期妊娠以后不易查得,需依靠病史及超声诊断。

早孕时肿瘤嵌入盆腔可能引起流产,中期妊娠时易并发蒂扭转,晚期妊娠时若肿瘤较大可导致胎位异常,分娩时可引起肿瘤破裂,若肿瘤位置低可梗阻产道导致难产。妊娠时盆腔充血,可能使肿瘤迅速增大,并促使恶性肿瘤扩散。

早孕合并卵巢囊肿,以等待至妊娠 3 个月后进行手术为宜,以免诱发流产。妊娠晚期发现者,可等待至足月,临产后若肿瘤阻塞产道即行剖宫产,同时切除肿瘤。

若诊断或疑为卵巢恶性肿瘤,应尽早手术,其处理原则同非孕期。

## 二、卵巢原发上皮性肿瘤

卵巢上皮性肿瘤为最常见的卵巢肿瘤,多见于中老年妇女,很少发生在青春期前女孩和婴幼儿。卵巢上皮性肿瘤分为良性、交界性和恶性。交界性肿瘤是指上皮细胞增生活跃及核异型,核分裂象增加,表现为上皮细胞层次增加,但无间质浸润,是一种低度潜在恶性肿瘤,生长缓慢,转移率低,复发迟。卵巢上皮性癌发展迅速,不易早期诊断,治疗困难,病死率高。

（一）发病原因及高危因素

卵巢上皮癌的发病原因一直未明。近年的研究证据表明,卵巢癌由卵巢表面表面上皮起源假说缺乏科学依据,卵巢外起源学说则引起高度重视,并提出了上皮性卵巢癌发生的二元理论。二元论将卵巢上皮癌分为两型,Ⅰ型卵巢癌包括了低级别卵巢浆液性癌及低级别卵巢子宫内膜样癌、透明细胞癌、黏液性癌和移行细胞癌;Ⅱ型卵巢癌包括了高级别卵巢浆液性癌及高级别卵巢子宫内膜样癌、未分化癌和恶性中胚叶混合性肿瘤（癌肉瘤）。Ⅰ型卵巢癌起病缓慢,常有前驱病变,多为临床早期,预后较好;Ⅱ型卵巢癌发病快,无前驱病变,侵袭性强,多为临床晚期,预后不良。两型卵巢癌的发生、发展可能有两种不同的分子途径,因而具有不同的生物学行为。高级别卵巢浆液性癌大多起源于输卵管的观点已被国际上多数研究者所接受。

此外,下列因素也可能与卵巢上皮癌的发病密切相关。

1.遗传因素

5%～10%的卵巢上皮癌具有遗传异常。上皮性卵巢癌的发生与 3 个遗传性癌综合征有关,即遗传性乳腺癌-卵巢癌综合征（HBOC）,遗传性位点特异性卵巢癌综合征（HSSOC）,和遗传性非息肉性结直肠癌综合征（HNPCC）,最常见的是 HBOC。真正的遗传性卵巢癌和乳腺癌一样,主要是由于 *BRCA*1 和 *BRCA*2 基因突变所致,属于常染色体显性遗传。

2.子宫内膜异位症

相关的形态学和分子遗传学的证据提示,卵巢子宫内膜样癌和透明细胞癌可能来源于子宫内膜异位症的病灶恶变。抑癌基因 *ARID*1A 基因突变不仅见于卵巢子宫内膜样癌和透明细胞癌的癌组织,同时见于邻近的子宫内膜异位症和癌变前期病灶,这是卵巢子宫内膜样癌和透明细胞癌起源异位子宫内膜的有力证据。

3.持续排卵

持续排卵使卵巢表面上皮不断损伤与修复,在修复过程中卵巢表面上皮细胞突变的可能性增加。减少或抑制排卵可减少卵巢上皮由排卵引起的损伤,可能降低卵巢癌发病危险。流行病学调查发现卵巢癌危险因素有未产、不孕,而多次妊娠、哺乳和口服避孕药有保护作用。

(二)病理

1.组织学类型

卵巢上皮肿瘤组织学类型主要有以下几种。

(1)浆液性肿瘤:①浆液性囊腺瘤:约占卵巢良性肿瘤的 25%。多为单侧,球形,大小不等,表面光滑,囊性,壁薄,内充满淡黄色清亮液体。有单纯性及乳头状两型,前者多为单房,囊壁光滑,后者常为多房,可见乳头,向囊外生长。镜下见囊壁为纤维结缔组织,内为单层柱状上皮,乳头分支较粗,间质内见砂粒体(成层的钙化小球状物)。②交界性浆液性囊腺瘤:中等大小,多为双侧,乳头状生长在囊内较少,多向囊外生长。镜下见乳头分支纤细而密,上皮复层不超过3层,细胞核轻度异型,核分裂象小于1/HP,无间质浸润,预后好。对于存在浸润性种植患者,晚期和复发概率增加。③浆液性囊腺癌:占卵巢恶性肿瘤的40%~50%。多为双侧,体积较大,半实质性。结节状或分叶状,灰白色,或有乳突状增生,切面为多房,腔内充满乳头,质脆,出血、坏死。镜下见囊壁上皮明显增生,复层排列,一般在5层以上。癌细胞为立方形或柱状,细胞异型明显,并向间质浸润。

2014 年版 WHO 女性生殖道肿瘤分类中将浆液性癌分为低级别癌与高级别癌二类,采用的是安德森癌症中心(M.D.Anderson)的分类标准(见表 6-3)。

表 6-3　卵巢浆液性癌组织学分类(WHO,2014)

|  | 高级别 | 低级别 |
|---|---|---|
| 组织病理特点 | 细胞核多形性,大小相差超过3倍 | 细胞核较均匀一致,仅轻到中度异型性 |
|  | 核分裂数大于12个/HPF | 核分裂数小于等于12个/HPF |
|  | 常见坏死和多核瘤巨细胞 | 无坏死或多核瘤巨细胞 |
|  |  | 核仁可明显,可有胞质内黏液 |

注:级别的确定基于细胞形态,非组织结构

(2)黏液性肿瘤:黏液性肿瘤组织学上分为肠型、宫颈型或混合型,由肠型黏膜上皮或宫颈管黏膜上皮(苗勒氏体分化)组成。①黏液囊腺瘤:占卵巢良性肿瘤的 20%。多为单侧,圆形或卵圆形,体积较大,表面光滑,灰白色。切面常为多房,囊腔内充满胶冻样黏液,含黏蛋白和糖蛋白,囊内很少有乳头生长。镜下见囊壁为纤维结缔组织,内衬单层柱状上皮,可见杯状细胞及嗜银细胞。恶变率为 5%~10%。偶可自行破裂,瘤细胞种植在腹膜上继续生长并分泌黏液,在腹膜表面形成胶冻样黏液团块,极似卵巢癌转移,称腹膜假黏液瘤。腹膜假性黏液瘤主要继发于肠型分化的肿瘤,瘤细胞呈良性,分泌旺盛,很少见细胞异型和核分裂,多限于腹膜表面生长,一般不浸润脏器实质。手术是主要治疗手段,术中应尽可能切净所有肿瘤。然而,手术很少能根治,本病复发率高,患者需要多次手术,患者常死于肠梗阻。②交界性黏液性囊腺瘤:一般较大,少数为双侧,表面光滑,常为多房。切面见囊壁增厚,有实质区和乳头状形成,乳头细小、质软。镜下见上皮不超过3层,细胞轻度异型,细胞核大、染色深,有少量核分裂,增生上皮向腔内突出形成短粗的乳头,无间质浸润。③黏液性囊腺癌:占卵巢恶性肿瘤的 10%。多为单侧,瘤体较大,囊壁可见乳头或实质区,切面为囊、实性,囊液混浊或血性。镜下见腺体密集,间质较少,腺上皮超过3层,细胞明显异型,并有间质浸润。

（3）卵巢子宫内膜样肿瘤：良性瘤较少见，多为单房，表面光滑，囊壁衬以单层柱状上皮，似正常子宫内膜。囊内被覆扁平上皮，间质内可有含铁血黄素的吞噬细胞。子宫内膜样交界性瘤很少见。卵巢子宫内膜样癌占卵巢恶性肿瘤的10%～24%，肿瘤单侧多，中等大，囊性或实性，有乳头生长，囊液多为血性。镜下特点与子宫内膜癌极相似，多为高分化腺癌或腺棘皮癌，常并发子宫内膜异位症和子宫内膜癌，不易鉴别何者为原发或继发。

（4）透明细胞肿瘤：来源于苗勒氏管上皮，良性罕见，交界性者上皮由1～3层多角形靴钉状细胞组成，核有异型性但无间质浸润，常合并透明细胞癌存在。透明细胞癌占卵巢癌5%～11%，患者均为成年妇女，平均年龄48～58岁，10%合并高血钙症。常合并子宫内膜异位症（25%～50%）。易转移至腹膜后淋巴结，对常规化学治疗不敏感。呈囊实性，单侧多，较大，镜下瘤细胞质丰富或呈泡状，含丰富糖原，排列成实性片、索状或乳头状。瘤细胞核异型性明显，深染，有特殊的靴钉细胞附于囊内及管状结构。

（5）勃勒纳瘤：由卵巢表面上皮向移行上皮分化而形成，占卵巢肿瘤1.5%～2.5%。多数为良性，单侧，体积小（直径小于5 cm），表面光滑，质硬，切面灰白色漩涡或编织状。小肿瘤常位于卵巢髓质近卵巢门处。亦有交界性及恶性。

（6）未分化癌：在未分化癌中，小细胞癌最有特征。发病年龄9～43岁，平均24岁，70%患者有高血钙。常为单侧，较大，表面光滑或结节状，切面为实性或囊实性，质软、脆，分叶或结节状，褐色或灰黄色，多数伴有坏死出血。镜检癌细胞为未分化小细胞，圆形或梭形，胞质少，核圆或卵圆有核仁，多见核分裂[(16～50)/10HPFs]。细胞排列紧密，呈弥散、巢状、片状生长。恶性程度极高，预后极差，90%患者在1年内死亡。

2.组织学分级

2014年版WHO女性生殖道肿瘤分类中，对卵巢上皮癌的组织学分级达成共识。浆液性癌分为低级别癌与高级别癌两类。子宫内膜样癌根据FIGO分级系统分三级，1级实性区域小于5%，2级实性区域5%～50%，3级实性区域大于50%。黏液性癌不分级，但分为三型：①非侵袭性（上皮内癌）；②侵袭性（膨胀性或融合性）；③侵袭性（浸润型）。浆黏液性癌按不同的癌成分各自分级。透明细胞癌和未分化癌本身为高级别癌，不分级。恶性布伦纳瘤（Brenner瘤）的恶性成分参照尿路上皮癌分级，分为低级别和高级别。

肿瘤组织学分级对患者预后有重要的影响，应引起重视。

（三）治疗

1.良性肿瘤

若卵巢肿块直径小于5 cm，疑为卵巢瘤样病变，可作短期观察。一经确诊为卵巢良性肿瘤，应手术治疗。根据患者年龄、生育要求及对侧卵巢情况决定手术范围。年轻、单侧良性肿瘤应行患侧卵巢囊肿剥出或卵巢切除术，尽可能保留正常卵巢组织和对侧正常卵巢。即使双侧良性囊肿，也应争取行囊肿剥出术，保留正常卵巢组织。围绝经期妇女可行单侧附件切除或子宫及双侧附件切除术。术中剖开肿瘤肉眼观察区分良、恶性，必要时做冷冻切片组织学检查明确性质，确定手术范围。若肿瘤大或可疑恶性，尽可能完整取出肿瘤，防止囊液流出及瘤细胞种植于腹腔。巨大囊肿可穿刺放液，待体积缩小后取出，穿刺前需保护穿刺周围组织，以防囊液外溢，放液速度应缓慢，以免腹压骤降发生休克。

2.交界性肿瘤

手术是卵巢交界性肿瘤最重要的治疗，手术治疗的目标是将肿瘤完全切除。卵巢交界瘤建议行全面分期手术,是否要行腹膜后淋巴结系统切除或取样活检,多数研究者倾向否定意见,尤其是卵巢黏液性肿瘤。年轻患者可考虑行保留生育功能治疗。晚期复发是卵巢交界瘤的特点,78%在5年后甚至10~20年后复发。复发的肿瘤一般仍保持原病理形态,即仍为交界性肿瘤,复发的肿瘤一般仍可切除。

卵巢交界性瘤一般不主张进行术后化学治疗,化学治疗仅在以下几种情况考虑应用:①肿瘤期别较晚,有广泛种植,术后可施行3~6个疗程化学治疗;②有大网膜、淋巴结或其他远处部位浸润性种植的患者更可能发生早期复发,这些患者应按照低级别浆液性癌进行化学治疗。

**3.恶性肿瘤**

治疗原则是手术为主,辅以化学治疗、放射治疗及其他综合治疗。

(1)手术:是治疗卵巢上皮癌的主要手段。应根据术中探查及冷冻病理检查结果,决定手术范围,卵巢上皮癌第一次手术彻底性与预后密切相关。

早期(FIGO Ⅰ~Ⅱ期)卵巢上皮癌应行全面确定分期的手术,包括留取腹水或腹腔冲洗液进行细胞学检查,全面探查盆、腹腔,对可疑病灶及易发生转移部位多处取材做组织学检查,全子宫和双附件切除(卵巢动静脉高位结扎)、盆腔及腹主动脉旁淋巴结清除、大网膜和阑尾切除。一般认为,对于上皮性卵巢癌施行保留生育功能(保留子宫和对侧附件)的手术应是谨慎和严格选择的,必须具备以下条件方可施行:①患者年轻,渴望生育;②ⅠA期;③细胞分化好(G1);④对侧卵巢外观正常、剖探阴性;⑤有随诊条件。亦有研究者主张完成生育后视情况再行手术切除子宫及对侧附件。对于有高危因素而要求保留生育功能的患者则需充分知情。

晚期卵巢癌(FIGO Ⅲ~Ⅳ期)应行肿瘤细胞减灭术,术式与全面确定分期的手术相同,手术的主要目的是尽最大努力切除卵巢癌之原发灶和转移灶,使残余肿瘤直径小于1 cm,必要时切除部分肠管或脾脏等。对于手术困难的患者可在组织病理学确诊为卵巢癌后,先行1~2程先期化学治疗后再进行手术。

复发性卵巢癌的手术治疗价值尚有争议,主要用于以下三个方面:①解除肠梗阻;②对二线化学治疗敏感的复发灶(化学治疗后间隔大于12个月)的减灭;③切除孤立的复发灶。对于复发癌的治疗多数只能缓解症状,而不是为了治愈,生存质量是最应该考虑的因素。

(2)化学药物治疗:为主要的辅助治疗。常用于术后杀灭残留癌灶,控制复发,也可用于复发病灶的治疗。化学治疗可以缓解症状,延长患者存活期。暂无法施行手术的晚期患者,化学治疗可使肿瘤缩小,为以后手术创造条件。

一线化学治疗是指首次肿瘤细胞减灭术后的化学治疗。常用化学治疗药物有顺铂、卡铂、紫杉醇、环磷酰胺、异环磷酰胺、氟尿嘧啶、博来霉素、长春新碱、依托泊苷(VP-16)等。近年来多以铂类药物和紫杉醇为主要的化学治疗药物,常用联合化学治疗方案见表6-4。根据病情可采用静脉化学治疗或静脉腹腔联合化学治疗。腹腔内化学治疗不仅能控制腹水,又能使小的腹腔内残存癌灶缩小或消失。化学治疗疗程数一般为6~9个疗程。二线化学治疗主要用于卵巢癌复发的治疗。选择化学治疗方案前应了解一线化学治疗用什么药物及药物累积量,一线化学治疗疗效如何,毒性如何,反应持续时间及停药时间。患者一线治疗中对铂类的敏感性对选择二线化学治疗具重要参考价值。二线化学治疗的用药原则:①以往未用铂类者可选用含铂类的联合化学治疗;②在铂类药物化学治疗后6个月以上出现复发,用以铂类为基础的二线化学治疗通常有效;③难治性患者不应再选用以铂类为主的化学治疗,而应选用与铂类无交叉耐药的药物,如紫杉醇、托扑替康、异环磷酰胺、六甲蜜胺、吉西他滨、脂质体阿霉素等。

表 6-4　卵巢上皮性癌常用联合化学治疗方案

| 方案 | 药物 | 剂量及方法 | 疗程间隔 |
|---|---|---|---|
| 1.TC | 紫杉醇(T) | 175 mg/m² 静脉滴注 1 次,3 小时滴完 | 3 周 |
| | 卡铂(C) | 卡铂(剂量按 AUC＝5 计算)静脉滴注 1 次 | |
| 2.TP | 紫杉醇(T) | 175 mg/m² 静脉滴注 1 次,3 小时滴完 | 3 周 |
| | 顺铂(P) | 70 mg/m² 静脉滴注 1 次 | |
| 3.PC | 顺铂(P) | 70 mg/m² 静脉滴注 1 次 | 3～4 周 |
| | 环磷酰胺(C) | 700 mg/m² 静脉滴注 1 次 | |

（3）放射治疗:外照射对于卵巢上皮癌的治疗价值有限,可用于锁骨上和腹股沟淋巴结转移灶和部分紧靠盆壁的局限性病灶的局部治疗。对上皮性癌不主张以放射治疗作为主要辅助治疗手段,但在ⅠC期,或伴有大量腹水者经手术后仅有细小粟粒样转移灶或肉眼看不到有残留病灶的可辅以放射性同位素³²P腹腔内注射以提高疗效,减少复发,腹腔内有粘连时禁用。

（4）免疫治疗:靶向药物治疗是目前改善晚期卵巢癌预后的主要趋势。近几年,贝伐珠单抗在卵巢癌的一线治疗以及复发卵巢癌的治疗中都取得了较好的疗效,可提高患者的无瘤生存期,但其昂贵的价格使其还需进行价值医学方面的评价。

（四）预后

预后与分期、组织学分类及分级、患者年龄及治疗方式有关。以分期最重要,期别越早预后越好。据文献报道Ⅰ期卵巢癌,病变局限于包膜内,5 年生存率达 90％。若囊外有赘生物、腹腔冲洗液找到癌细胞降至 68％;Ⅲ期卵巢癌,5 年生存率为 30％～40％;Ⅳ期卵巢癌仅为 10％。低度恶性肿瘤疗效较恶性程度高者为佳,细胞分化良好者疗效较分化不良者好。对化学治疗药物敏感者,疗效较好。术后残余癌灶直径小于 1 cm者,化学治疗效果较明显,预后良好。

（五）预防

卵巢上皮癌的病因不清,难以预防。但若能积极采取措施对高危人群严密监测随访、以早期诊治可改善预后。

（1）高危人群严密监测:40 岁以上妇女每年应行妇科检查;高危人群每半年检查一次,早期发现或排除卵巢肿瘤。若配合超声检查、CA125 检测等则更好。

（2）早期诊断及处理:卵巢实性肿瘤或囊肿直径大于 5 cm 者,应及时手术切除。重视青春期前、绝经后或生育年龄口服避孕药的妇女发现卵巢肿大,应及时明确诊断。盆腔肿块诊断不清或治疗无效者,应及早行腹腔镜检查或剖腹探查,早期诊治。

（3）乳癌和胃肠癌的女性患者,治疗后应严密随访,定期做妇科检查,确定有无卵巢转移癌。

（4）家族史和基因检测是临床医师决定是否行预防性卵巢切除的主要考虑因素,基因检测是最关键的因素。对 *BRCA*1（＋）的遗传性卵巢癌综合征（HOCS）家族成员行预防性卵巢切除是合理的。

### 三、卵巢生殖细胞肿瘤

卵巢生殖细胞肿瘤是指来源于胚胎性腺的原始生殖细胞而具有不同组织学特征的一组肿瘤,其发病率仅次于上皮性肿瘤,多发生于年轻的妇女及幼女,绝经后仅占 4％。卵巢恶性生殖细胞肿瘤恶性程度大,病死率高。由于找到有效的化学治疗方案,使其预后大为改观。卵巢恶性生殖细胞肿瘤的存活率分别由过去的 10% 提高到目前 90%,大部分患者可行保留生育功能的治疗。

（一）病理分类

1.畸胎瘤

由多胚层组织结构组成的肿瘤,偶见含一个胚层成分。肿瘤组织多数成熟,少数未成熟。多数为囊性,少数为实性。肿瘤的良、恶性及恶性程度取决于组织分化程度,而不决定于肿瘤质地。

（1）成熟畸胎瘤:又称皮样囊肿,属良性肿瘤,占卵巢肿瘤的 10%～20%,占生殖细胞肿瘤的 85%～97%,占畸胎瘤的 95% 以上。成熟畸胎瘤可发生于任何年龄,以 20～40 岁居多;多为单侧,双侧占 10%～17%;中等大小,呈圆形或卵圆形,壁光滑、质韧;多为单房,腔内充满油脂和毛发,有时可见牙齿或骨质。囊壁内层为复层鳞状上皮,壁上常见小丘样隆起向腔内突出称"头节"。肿瘤可含外、中、内胚层组织。偶见向单一胚层分化,形成高度特异性畸胎瘤,如卵巢甲状腺肿,分泌甲状腺激素,甚至引起甲亢。成熟囊性畸胎瘤恶变率为 2%～4%,多见于绝经后妇女。"头节"的上皮易恶变,形成鳞状细胞癌,预后较差。

（2）未成熟畸胎瘤:属恶性肿瘤,含 2～3 胚层,占卵巢畸胎瘤 1%～3%。肿瘤由分化程度不同的未成熟胚胎组织构成,主要为原始神经组织。肿瘤多见于年轻患者,平均年龄 11～19 岁;多为实性,可有囊性区域。肿瘤的恶性程度根据未成熟组织所占比例、分化程度及神经上皮含量而定。该肿瘤的复发及转移率均高,但复发后再次手术可见未成熟肿瘤组织具有向成熟转化的特点,即恶性程度的逆转现象。

2.无性细胞瘤

无性细胞瘤为中度恶性的实性肿瘤,占卵巢恶性肿瘤的 5%。好发于青春期及生育期妇女,单侧居多,右侧多于左侧。肿瘤为圆形或椭圆形,中等大,实性,触之如橡皮样;表面光滑或呈分叶状;切面淡棕色,镜下见圆形或多角形大细胞,细胞核大,胞质丰富,瘤细胞呈片状或条索状排列,有少量纤维组织相隔,间质中常有淋巴细胞浸润。对放射治疗特别敏感,纯无性细胞瘤的 5 年存活率可达 90%,混合型(含绒癌、内胚窦成分)预后差。

3.卵黄囊瘤

卵黄囊瘤来源于胚外结构卵黄囊,其组织结构与大鼠胎盘的内胚窦特殊血管周围结构(schiller-dural 小体)相似,又名内胚窦瘤。卵黄囊瘤占卵巢恶性肿瘤 1%,但是恶性生殖细胞肿瘤的常见类型,其恶性程度高,常见于儿童及年轻妇女。肿瘤多为单侧,瘤体较大,圆形或卵圆形;切面部分囊性,组织质脆,多有出血坏死区,呈灰红或灰黄色,易破裂。镜下见疏松网状和内皮窦样结构,瘤细胞扁平、立方、柱状或多角形,产生甲胎蛋白(AFP),故患者血清 AFP 浓度很高,其浓度与肿瘤消长相关,是诊断及治疗监测时的重要标志物。肿瘤生长迅速,易早期转移,预后差,既往平均生存期仅 1 年,现经手术及联合化学治疗后,生存期明显延长。

4.胚胎癌

胚胎癌是一种未分化并具有多种分化潜能的恶性生殖细胞肿瘤。极少见,发生率占卵巢恶性生殖细胞瘤的 5% 以下。胚胎癌具有向胚体方向分化的潜能,可形成不同程度分化的畸胎瘤,向胚外方向分化则形成卵黄囊结构或滋养细胞结构。形态上与睾丸的胚胎癌相似,但发生在卵巢的纯型胚胎癌远较在睾丸少见,其原因尚不明。肿瘤体积较大,有包膜,质软,常伴出血、梗死和包膜破裂;切面为实性,灰白色,略呈颗粒状。与其他生殖细胞瘤合并存在时,则依所含的成分和占的比例不同呈现出杂色多彩状,囊性变和出血坏死多见。瘤组织由较原始的多角形细胞聚集形成的实性上皮样片块和细胞巢与原始幼稚的黏液样间质构成。肿瘤细胞和细胞核的异型性突出,可见瘤巨细胞。在稍许分化的区域,瘤细胞有形成裂隙和乳头的倾向,细胞略呈立方或柱状上皮样,但不形成明确的腺管。胚胎癌具有局部侵袭性强、播散广泛及早期转移的特性,转移的途径早期经淋巴管,晚期合并血行播散。

5.绒癌

原发性卵巢绒癌也称为卵巢非妊娠性绒癌,是由卵巢生殖细胞中的多潜能细胞向胚外结构(滋养细胞或卵黄囊等)发展而来的一种恶性程度极高的卵巢肿瘤,可分为单纯型或混合型。混合型,即除绒癌成分外,还同时合并存在其他恶性生殖细胞肿瘤,如未成熟畸胎瘤、卵黄囊瘤、胚胎癌及无性细胞瘤等。原发卵巢绒癌多见的是混合型,单纯型极为少见。妊娠性绒癌一般不合并其他恶性生殖细胞肿瘤。典型的肿瘤体积较大,单侧,实性,质软,出血坏死明显。镜下形态如同子宫绒癌,由细胞滋养细胞和合体滋养细胞构成。因其他生殖细胞肿瘤特别是胚胎性癌常有不等量的合体细胞,诊断必须同时具备两种滋养细胞。非妊娠性绒癌预后较妊娠性绒癌差,治疗效果不好,病情发展快,短期内即死亡。

(二)诊断

卵巢恶性生殖细胞肿瘤在临床表现方面具有一些特点,如发病年龄轻,肿瘤较大,肿瘤标志物异常,很易产生腹水,病程发展快等。若能注意到这些肿瘤的特点,诊断并不难。特别是血清甲胎蛋白(AFP)和人绒毛膜促性腺激素(HCG)的检测可以起到明确诊断的作用。卵黄囊瘤可以合成 AFP,卵巢绒癌可分泌 HCG,这些都是很特异的肿瘤标志物。血清 AFP和 HCG 的动态变化与癌瘤病情的好转和恶化是一致的,临床完全缓解的患者其血清 AFP或 HCG 值轻度升高也预示癌瘤的残存或复发。虽然血清 AFP 和 HCG 的检测对卵巢内胚窦瘤和卵巢绒癌有明确诊断的意义,但卵巢恶性生殖细胞肿瘤的最后确诊还是依靠组织病理学的诊断。

(三)治疗

1.良性生殖细胞肿瘤

单侧肿瘤应行卵巢肿瘤剥除或患侧附件切除术,双侧肿瘤争取行卵巢肿瘤剥除术,围绝经期妇女可考虑行全子宫双附件切除术。

2.恶性生殖细胞肿瘤

(1)手术治疗:由于绝大部分恶性生殖细胞肿瘤患者是希望生育的年轻女性,常为单侧卵巢发病,即使复发也很少累及对侧卵巢和子宫,更为重要的是卵巢恶性生殖细胞肿瘤对化学治疗十分敏感。因此,手术的基本原则是无论期别早晚,只要对侧卵巢和子宫未受肿瘤累及,均应行保留生育功能的手术,即仅切除患侧附件,同时行全面分期探查术。对于复发的卵巢生殖细胞仍主张积极手术。

(2)化学治疗:恶性生殖细胞肿瘤对化学治疗十分敏感。根据肿瘤分期、类型和肿瘤标志物的水平,术后可采用 3~6 个疗程的联合化学治疗。常用化学治疗方案见表 6-5。

(3)放射治疗:为手术和化学治疗的辅助治疗。无性细胞瘤对放射治疗最敏感,但由于无性细胞瘤的患者多年轻,要求保留生育功能,目前放射治疗已较少应用。对复发的无性细胞瘤,放射治疗仍能取得较好疗效。

表 6-5    卵巢恶性生殖细胞肿瘤常用联合化学治疗方案

| 方案 | 药物 | 剂量及方法 | 疗程间隔 |
| --- | --- | --- | --- |
| PEB | 顺铂(P) | 30~35 mg/(m² · d),静脉滴注,第 1~3 天 | 3 周 |
| | 依托泊苷(E) | 100 mg/(m² · d),静脉滴注,第 1~3 天 | |
| | 博来霉素(B) | 30 mg/周,肌内注射(化学治疗第二天开始) | |
| PVB | 顺铂(P) | 30~35 mg/(m² · d),静脉滴注,第 1~3 天 | 3 周 |
| | 长春新碱(V) | 1~1.5 mg/m²(2 mg)静脉注射,第 1~2 天 | |
| | 博来霉素(B) | 30 mg/周,肌内注射(化学治疗第二天开始) | |
| VAC | 长春新碱(V) | 1~1.5 mg/m²(最大 2 mg)静脉注射,第 1 天 | 4 周 |
| | 放线菌素 D(A) | 5~7 mg/(kg · d),静脉滴注,第 2~6 天 | |
| | 环磷酰胺(C) | 5~7 mg/(kg · d),静脉滴注,第 2~6 天 | |

## 四、卵巢性索间质肿瘤

卵巢性索间质肿瘤来源于原始性腺中的性索及间质组织,占卵巢肿瘤的 4.3%~6%。在胚胎正常发育过程中,原始性腺中的性索组织,在男性将演变成睾丸曲细精管的支持细胞,在女性将演变成卵巢的颗粒细胞,而原始性腺中的特殊间叶组织将演化为男性睾丸的间质细胞及女性卵巢的泡膜细胞。卵巢性索间质肿瘤即是由上述性索组织或特殊的间叶组织演化而形成的肿瘤,它们仍保留了原来各自的分化特性。肿瘤可由单一细胞构成,如颗粒细胞瘤、泡膜细胞瘤、支持细胞瘤、间质细胞瘤。肿瘤亦可由不同细胞组合形成,当含两种细胞成分时,可以形成颗粒-泡膜细胞瘤,支持-间质细胞瘤。而当肿瘤含有上述四种细胞成分时,此种性索间质肿瘤称为两性母细胞瘤。许多类型的性索间质肿瘤能分泌类固醇激素,临床出现内分泌失调症状,但是肿瘤的诊断依据是肿瘤特有的病理形态,临床内分泌紊乱和激素水平异常仅能做参考。

(一)病理分类和临床表现

1.颗粒-间质细胞瘤

此类肿瘤由性索的颗粒细胞及间质的衍生成分如成纤维细胞及卵泡膜细胞组成。

(1)颗粒细胞瘤:在病理上颗粒细胞瘤分为成人型和幼年型两种。95%的颗粒细胞瘤为成人型,属低度恶性的肿瘤,可发生于任何年龄,高峰为 45~55 岁。肿瘤能分泌雌激素,故有女性化作用。青春期前患者可出现假性性早熟,生育年龄患者出现月经紊乱,绝经后患者则有不规则阴道流血,常合并子宫内膜增生过长,甚至发生腺癌。肿瘤多为单侧,圆形或椭圆形,呈分叶状,表面光滑,实性或部分囊性,切面组织脆而软,伴出血坏死灶。镜下见颗粒细胞环绕小圆形囊腔,菊花样排列、中心含嗜伊红物质及核碎片(Call-Exner 小体)。瘤细胞呈小多边形,偶呈圆形或圆柱形,胞质嗜淡伊红或中性,细胞膜界限不清,核圆,核膜清楚。预后较好,5 年生存率达 80%以上,但有远期复发倾向。幼年型颗粒细胞瘤罕见,仅占 5%,是一种恶性程度极高的卵巢肿瘤。主要发生在青少年,98%为单侧。镜下呈卵泡样,缺乏核纵沟,胞质丰富,核分裂更活跃,极少含卡-埃二氏小体(Call-Exner body),10%~15%呈重度异型性。

(2)卵泡膜细胞瘤:为有内分泌功能的卵巢实性肿瘤,因能分泌雌激素,故有女性化作用。常与颗粒细胞瘤合并存在,但也有纯卵泡膜细胞瘤。卵泡膜细胞瘤多为良性肿瘤,多为单侧,圆形、卵圆形或分叶状,表面被覆薄的有光泽的纤维包膜。切面为实性,灰白色。镜下见瘤细胞短梭形,胞质富含脂质,细胞交错排列呈漩涡状。瘤细胞团为结缔组织分隔。常合并子宫内膜增生过长,甚至子宫内膜癌。恶性卵泡膜细胞瘤较少见,可直接浸润邻近组织,并发生远处转移。其预后较一般卵巢癌为佳。

(3)纤维瘤:为较常见的良性肿瘤,占卵巢肿瘤的 2%～5%,多见于中年妇女。单侧居多,中等大小,表面光滑或结节状,切面灰白色,实性、坚硬。镜下见瘤体由梭形瘤细胞组成,排列呈编织状。偶见患者伴有腹水或胸腔积液,称梅格斯综合征。腹水经淋巴或横膈至胸腔,右侧横膈淋巴丰富,故多见右侧胸腔积液。手术切除肿瘤后,胸腔积液、腹水自行消失。

2.支持细胞-间质细胞瘤

支持细胞-间质细胞瘤又称睾丸母细胞瘤,罕见,多发生在 40 岁以下妇女。单侧居多,通常较小,可局限在卵巢门区或皮质区,实性,表面光滑而滑润,有时呈分叶状,切面灰白色伴囊性变,囊内壁光滑,含血性浆液或黏液。镜下见不同分化程度的支持细胞及间质细胞。高分化者属良性,中低分化为恶性,具有男性化作用,少数无内分泌功能呈现女性化,雌激素可由瘤细胞直接分泌或由雄激素转化而来。10%～30%呈恶性行为,5 年生存率为 70%～90%。

(二)治疗

1.良性的性索间质肿瘤

年轻妇女患单侧肿瘤,应行卵巢肿瘤剥除或患侧附件切除术,双侧肿瘤争取行卵巢肿瘤剥除术,围绝经期妇女可考虑行全子宫双附件切除术。卵巢纤维瘤、卵泡膜细胞瘤和硬化性间质瘤是良性的,可按上述处理。

2.恶性的性索间质肿瘤

颗粒细胞瘤、间质细胞瘤、环管状性索间质瘤是低度或潜在恶性的。Ⅰ期的卵巢性索间质肿瘤希望生育的年轻患者,可考虑行患侧附件切除术,保留生育功能,但应进行全面细致的手术病理分期;不希望生育者应行全子宫双附件切除术和确定分期手术。晚期肿瘤应采用肿瘤细胞减灭术。与上皮性卵巢癌不同,对于复发的性索间质肿瘤仍主张积极手术。术后辅助治疗并没有公认有效的方案。以铂类为基础的多药联合化学治疗可作为术后辅助治疗的选择,尤其是晚期和复发患者的治疗。常用方案为 TC、PAC、PEB、PVB,一般化学治疗 6 个疗程。本瘤有晚期复发的特点,应长期随诊。

## 五、卵巢转移性肿瘤

体内任何部位原发性癌均可能转移到卵巢,乳腺、肠、胃、生殖道、泌尿道等是常见的原发肿瘤器官。库肯勃瘤,即印戒细胞癌,是一种特殊的转移性腺癌,原发部位在胃肠道,肿瘤为双侧性,中等大,多保持卵巢原状或呈肾形。一般无粘连,切面实性,胶质样。镜下见典型的印戒细胞,能产生黏液,周围是结缔组织或黏液瘤性间质。

卵巢转移瘤的处理取决于原发灶的部位和治疗情况,需要多学科协作,共同诊治。治疗的原则是有效的缓解和控制症状。如原发瘤已经切除且无其他转移和复发迹象,卵巢转移瘤仅局限于盆腔,可采用原发性卵巢恶性肿瘤的手术方法,尽可能切除盆腔转移瘤,术后应按照原发瘤进行辅助治疗。大部分卵巢转移性肿瘤的治疗效果不好,预后很差。

(靳明兰)

# 第七章 病理妊娠

## 第一节 胎盘早剥

20周以后或分娩期正常位置的胎盘在胎儿娩出前部分或全部从子宫壁剥离，称为胎盘早剥。胎盘早剥是妊娠晚期严重并发症，具有起病急、发展快的特点，若处理不及时可危及母儿生命。胎盘早剥的发病率：国外1‰～2‰，国内0.46‰～2.1‰。

### 一、病因

胎盘早剥确切的原因及发病机制尚不清楚，可能与下述因素有关。

（一）孕妇血管病变

孕妇患严重妊娠期高血压疾病、慢性高血压、慢性肾脏疾病或全身血管病变时，胎盘早剥的发生率增高。妊娠合并上述疾病时，底蜕膜螺旋小动脉痉挛或硬化，引起远端毛细血管变性坏死甚至破裂出血，血液流至底蜕膜层与胎盘之间形成胎盘后血肿，致使胎盘与子宫壁分离。

（二）机械性因素

外伤尤其是腹部直接受到撞击或挤压；脐带过短（小于30 cm）或脐带围绕颈、绕体相对过短时，分娩过程中胎儿下降牵拉脐带造成胎盘剥离；羊膜穿刺时刺破前壁胎盘附着处，血管破裂出血引起胎盘剥离。

（三）宫腔内压力骤减

双胎妊娠分娩时，第一胎儿娩出过速，羊水过多时，人工破膜后羊水流出过快，均可使宫腔内压力骤减，子宫骤然收缩，胎盘与子宫壁发生错位剥离。

（四）子宫静脉压突然升高

妊娠晚期或临产后，孕妇长时间仰卧位，巨大妊娠子宫压迫下腔静脉，回心血量减少，血压下降。此时子宫静脉淤血、静脉压增高、蜕膜静脉床淤血或破裂，形成胎盘后血肿，导致部分或全部胎盘剥离。

（五）其他一些高危因素

如高龄孕妇、吸烟、可卡因滥用、孕妇代谢异常、孕妇有血栓形成倾向、子宫肌瘤（尤其是胎盘附着部位肌瘤)等与胎盘早剥发生有关。有胎盘早剥史的孕妇再次发生胎盘早剥的危险性比无胎盘早剥史者高10倍。

## 二、分类及病理变化

胎盘早剥主要病理改变是底蜕膜出血并形成血肿,使胎盘从附着处分离。按病理类型,胎盘早剥可分为显性、隐性及混合性3种(图7-1)。若底蜕膜出血量少,出血很快停止,多无明显的临床表现,仅在产后检查胎盘时发现胎盘母体面有凝血块及压迹。若底蜕膜继续出血,形成胎盘后血肿,胎盘剥离面随之扩大,血液冲开胎盘边缘并沿胎膜与子宫壁之间经过颈管向外流出,称为显性剥离或外出血。若胎盘边缘仍附着于子宫壁或由于胎先露部固定于骨盆入口,使血液积聚于胎盘与子宫壁之间,称为隐性剥离或内出血。由于子宫内有妊娠产物存在,子宫肌不能有效收缩,以压迫破裂的血窦而止血,血液不能外流,胎盘后血肿越积越大,子宫底随之升高。当出血达到一定程度时,血液终会冲开胎盘边缘及胎膜外流,称为混合型出血。偶有出血穿破胎膜溢入羊水中成为血性羊水。

胎盘早剥发生内出血时,血液积聚于胎盘与子宫壁之间,随着胎盘后血肿压力的增加,血液浸入子宫肌层,引起肌纤维分离、断裂甚至变性;当血液渗透至子宫浆膜层时,子宫表面现紫蓝色瘀斑,称为子宫胎盘卒中,又称为库弗莱尔子宫。有时血液还可渗入输卵管系膜、卵巢表面上皮下、阔韧带内。子宫肌层由于血液浸润、收缩力减弱,造成产后出血。

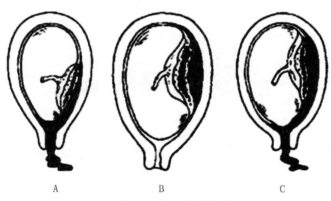

**图7-1　胎盘早剥类型**
A.显性剥离;B.隐性剥离;C.混合性剥离

严重的胎盘早剥可以引发一系列病理生理改变。从剥离处的胎盘绒毛和蜕膜中释放大量组织凝血活酶,进入母体血循环,激活凝血系统,导致弥散性血管内凝血(DIC),肺、肾等脏器的毛细血管内微血栓形成,造成脏器缺血和功能障碍。胎盘早剥持续时间越长,促凝物质不断进入母血,激活纤维蛋白溶解系统,产生大量的纤维蛋白原降解产物(FDP),引起继发性纤溶亢进。发生胎盘早剥后,消耗大量凝血因子,并产生高浓度FDP,最终导致凝血功能障碍。

## 三、临床表现

根据病情严重程度,谢尔(Sher)将胎盘早剥分为三度。

### (一)Ⅰ度

Ⅰ度多见于分娩期,胎盘剥离面积小,患者常无腹痛或腹痛轻微,贫血体征不明显。腹部检查见子宫软,大小与妊娠周数相符,胎位清楚,胎心率正常。产后检查见胎盘母体面有凝血块及压迹即可诊断。

**(二)Ⅱ度**

Ⅱ度的胎盘剥离面为胎盘面积1/3左右。主要症状为突然发生持续性腹痛、腰酸或腰背痛,疼痛程度与胎盘后积血量成正比。无阴道流血或流血量不多,贫血程度与阴道流血量不相符。腹部检查见子宫大于妊娠周数,子宫底随胎盘后血肿增大而升高。胎盘附着处压痛明显(胎盘位于后壁则不明显),宫缩有间歇,胎位可扪及,胎儿存活。

**(三)Ⅲ度**

胎盘剥离面面超过胎盘面积1/2。临床表现较Ⅱ度重。患者可出现恶心、呕吐、面色苍白、四肢湿冷、脉搏细数、血压下降等休克症状,且休克程度大多与阴道流血量不成正比。腹部检查见子宫硬如板状,宫缩间歇时不能松弛,胎位扪不清,胎心消失。

## 四、处理原则

纠正休克、及时终止妊娠是处理胎盘早剥的原则。患者入院时,情况危重、处于休克状态,应积极补充血容量,及时输入新鲜血液,尽快改善患者状况。胎盘早剥一旦确诊,必须及时终止妊娠。终止妊娠的方法根据胎次、早剥的严重程度、胎儿宫内状况及宫口开大等情况而定。此外,对并发症如凝血功能障碍、产后出血和急性肾衰竭等进行紧急处理。

(周立岩)

# 第二节 胎儿窘迫

胎儿在宫内有缺氧征象危及胎儿健康和生命者,称为胎儿窘迫。胎儿窘迫是一种由于胎儿缺氧而表现的呼吸、循环功能不全综合征,是当前剖宫产的主要适应证之一。胎儿窘迫主要发生在临产过程,以第一产程末及第二产程多见,也可发生在妊娠后期。发病率各家报道不一,一般在10.0%～20.5%。产前及产时胎儿窘迫是围产儿死亡的主要原因。

## 一、病因

通过子宫胎盘循环,母体将氧输送给胎儿,$CO_2$从胎儿排入母体,在输送交换过程中某一环节出现障碍,均可引起胎儿窘迫。

**(一)母体血氧含量不足**

母体血氧含量不足:如产妇患严重心肺疾病或心肺功能不全、妊娠期高血压疾病、高热、重度贫血、失血性休克、仰卧位低血压综合征等,均使母体血氧含量降低,影响对胎儿的供氧。导致胎儿缺氧的母体因素有以下几种:①微小动脉供血不足,如妊娠期高血压疾病等。②红细胞携氧量不足,如重度贫血、一氧化碳中毒等。③急性失血,如前置胎盘、胎盘早剥等。④各种原因引起的休克与急性感染发热。⑤子宫胎盘血运受阻,如急产或不协调性子宫收缩乏力等,缩宫素使用不当引起过强宫缩;产程延长,特别是第二产程延长;子宫过度膨胀,如羊水过多和多胎妊娠;胎膜早破等。

（二）胎盘、脐带因素

脐带和胎盘是母体与胎儿间氧及营养物质的输送传递通道,其功能障碍必然影响胎儿获得所需氧及营养物质。常见的胎盘功能低下病因包括妊娠期高血压疾病、慢性肾炎、过期妊娠、胎盘发育障碍（过小或过大）、胎盘形状异常（膜状胎盘、轮廓胎盘等）和胎盘感染、胎盘早剥等。常见的脐带血运受阻,病因为脐带脱垂、脐带绕颈、脐带打结引起母儿间循环受阻。

（三）胎儿因素

胎儿方面的病因包括严重的心血管疾病,呼吸系统疾病,胎儿畸形,母儿血型不合,胎儿宫内感染,颅内出血,颅脑损伤等。

## 二、病理生理

胎儿血氧降低、二氧化碳蓄积出现呼吸性酸中毒。初期通过自主神经反射,兴奋交感神经,肾上腺儿茶酚胺及皮质醇分泌增多,血压上升及心率加快。若继续缺氧,则转为兴奋迷走神经,胎心率减慢。缺氧继续发展,刺激肾上腺增加分泌,再次兴奋交感神经,胎心由慢变快,说明胎儿已处于代偿功能极限,提示为病情严重。无氧糖酵解增加,导致丙酮酸、乳酸等有机酸增加,转为代谢性酸中毒,胎儿血 pH 下降,细胞膜通透性加大,胎儿血钾增加,胎儿在宫内呼吸运动加强,导致混有胎粪的羊水吸入,出生后延续为新生儿窒息及吸入性肺炎。肠蠕动亢进,肛门括约肌松弛,胎粪排出。若在孕期慢性缺氧情况下,可出现胎儿发育及营养不正常,形成胎儿宫内发育迟缓,临产后易发生进一步缺氧。

## 三、临床表现

根据胎儿窘迫发生速度可分为急性胎儿窘迫及慢性胎儿窘迫两类。

（一）慢性胎儿窘迫

慢性胎儿窘迫多发生在妊娠末期,往往延续至临产并加重。其原因多因孕妇全身性疾病或妊娠期疾病引起胎盘功能不全或胎儿因素所致。临床上除可发现母体存在引起胎盘供血不足的疾病外,还发生胎儿宫内发育受限。孕妇体重、宫高、腹围持续不长或增长很慢。

（二）急性胎儿窘迫

急性胎儿窘迫主要发生在分娩期,多因脐带因素（如脐带脱垂、脐带绕颈、脐带打结）、胎盘早剥、宫缩强且持续时间长及产妇低血压,休克引起。

## 四、诊断

根据病史、胎动变化以及有关检查可以做出诊断。

## 五、辅助检查

（一）胎心率变化

胎心率是了解胎儿是否正常的一个重要标志,胎心率的改变是急性胎儿窘迫最明显的临床征象。①胎心率大于 160 次/分,尤其是大于 180 次/分,为胎儿缺氧的初期表现（孕妇心率不快的情况下）;②随后胎心率减慢,胎心率小于 120 次/分,尤其是小于 100 次/分,为胎儿危险征;③胎心监护仪图像出现以下变化,应诊断为胎儿窘迫:出现频繁的晚期减速,多为胎盘功能不良。重度可变减速的出现,多为脐带血运受阻表现,若同时伴有晚期减速,表示胎儿缺氧严重,情况紧急。

（二）胎动计数

胎动减少是胎儿窘迫的一个重要指标，每天监测胎动可预知胎儿的安危。妊娠近足月时，胎动大于 20 次/24 小时。胎动消失后，胎心在 24 小时内也会消失。急性胎儿窘迫初期，表现为胎动过频，继而转弱及次数减少，直至消失，也应予以重视。

（三）胎心监护

首先进行无负荷试验（NST），NST 无反应型需进一步行宫缩应激试验（CST）或缩宫素激惹试验（OCT），CST 或 OCT 阳性高度提示存在胎儿宫内窘迫。

（四）胎儿脐动脉血流测定

胎儿脐动脉血流速度波形测定是一项胎盘功能试验，对怀疑有慢性胎儿窘迫者可行此监测。通过测定收缩期最大血流速度与舒张末期血流速度的比值（S/D）表示胎儿胎盘循环的阻力情况，反映胎盘的血流灌注。脐动脉舒张期血流缺失或倒置，提示胎儿严重胎儿窘迫，应该立即终止妊娠。

（五）胎盘功能检查

测定血浆 $E_3$ 测定并动态连续观察，若急骤减少 30%～40%，表示胎儿胎盘功能减退，胎儿可能存在慢性缺氧。

（六）生物物理象监测

在 NST 监测的基础上应用 B 超仪监测胎动、胎儿呼吸、胎儿张力及羊水量，综合评分了解胎儿在宫内的安危状况。曼宁（Manning）评分 10 分为正常，小于等于 8 分可能有缺氧，小于等于 6 分可疑有缺氧，小于等于 4 分可疑有缺氧，小于等于 2 分为缺氧。

（七）羊水胎粪污染

胎儿缺氧，兴奋迷走神经，肠蠕动亢进，肛门括约肌松弛，胎粪排入羊水中，羊水呈绿色，黄绿色，浑浊棕黄色，即羊水Ⅰ度、Ⅱ度、Ⅲ度污染。破膜可直接观察羊水性状及粪染程度。未破膜经羊膜镜窥检，透过胎膜了解羊水性状。羊水Ⅰ度污染无肯定的临床意义。羊水Ⅱ度污染，胎心音好者，应密切监测胎心，不一定是胎儿窘迫。羊水Ⅲ度污染，应及早结束分娩。

（八）胎儿头皮血测定

头皮血气测定应在电子胎心监护异常的基础上进行。头皮血 pH 7.20～7.24 为病理前期，可能存在胎儿窘迫，应立即进行宫内复苏，间隔 15 分钟复查血气值。pH 7.15～7.19 提示胎儿酸中毒及窘迫，应立即复查，如仍小于等于 7.19，除外母体酸中毒后应在 1 小时内结束分娩。pH小于 7.15 是严重胎儿窘迫的危险信号，须迅速结束分娩。

## 六、鉴别诊断

对于胎儿窘迫，主要是综合考虑判断是否确实存在胎儿窘迫。

## 七、治疗

（一）慢性胎儿窘迫

应针对病因处理，视孕周、有无胎儿畸形、胎儿成熟度和窘迫的严重程度决定处理。

（1）定期做产前检查者，估计胎儿情况尚可，应嘱孕妇取侧卧位减少下腔静脉受压，增加回心血流量，使胎盘灌注量增加，改善胎盘血供应，延长孕周数。每天吸氧提高母血氧分压，静脉注射50%葡萄糖40 mL加维生素 C 2 g，每天 2 次。根据情况做 NST 检查，每天胎动计数。

（2）情况难以改善：接近足月妊娠，估计在娩出后胎儿生存机会极大者，为减少宫缩对胎儿的影响，可考虑行剖宫产。如胎肺尚未成熟，可在分娩前 48 小时静脉注射地塞米松 10 mg 促进胎儿肺泡表面活性物质的合成，预防呼吸窘迫综合征的发生。如果孕周小，胎儿娩出后生存可能性小，将情况向家属说明，做到知情选择。

（二）急性胎儿窘迫

（1）若宫内窘迫达严重阶段必须尽快结束分娩，其指征是：①胎心率低于 120 次/分或高于 180 次/分，伴羊水Ⅱ～Ⅲ度污染；②羊水Ⅲ度污染，B 超显示羊水池小于 2 cm；③持续胎心缓慢达 100 次/分以下；④胎心监护反复出现晚期减速或出现重度可变减速，胎心 60 次/分以下持续 60 秒以上；⑤胎心图基线变异消失伴晚期减速。

（2）积极寻找原因并排除如心力衰竭、呼吸困难、贫血、脐带脱垂等。改变体位左或右侧卧位，以改变胎儿脐带的关系，增加子宫胎盘灌注量。①持续吸氧提高母体血氧含量，以提高胎儿的氧分压。静脉注射 50％葡萄糖 40 mL 加维生素 C 2 g。②宫颈尚未完全扩张，胎儿窘迫情况不严重，可吸氧、左侧卧位，观察 10 分钟，若胎心率变为正常，可继续观察。若因使用缩宫素宫缩过强造成胎心率异常减缓者，应立即停止滴注或用抑制宫缩的药物，继续观察是否能转为正常。若无显效，应行剖宫产术。施术前做好新生儿窒息的抢救准备。③宫口开全，胎先露已达坐骨棘平面以下 3 cm，吸氧同时尽快助产经阴道娩出胎儿。

（周立岩）

# 第三节 早 产

## 一、早产定义

1961 年世界卫生组织（WHO）将早产（Preterm birth，PTB）定义在孕龄 37 周以下终止者。1997 年美国妇产科医师学会将早产定义为妊娠 20～37 周分娩者。欧美国家普遍接受的早产孕周下限为 20～24 周。

目前我国采用的早产界定在发生于妊娠满 28～36$^{+6}$ 周的分娩。自发性早产（spontaneous preterm birth，SPB）约占所有早产的 80％，因母胎疾病治疗需要终止妊娠者称医学指征性早产，约占所有早产的 20％。早产儿近期影响包括呼吸窘迫综合征、脑室内出血、支气管肺发育不全、动脉导管持续开放、早产儿视网膜病变、坏死性小肠结膜炎、呼吸暂停、高胆红素血症、低血糖、红细胞计数减少、视觉和听觉障碍等疾病。远期影响包括脑瘫、慢性肺部疾病、感知和运动障碍、视觉和听觉障碍、学习能力低下等。

## 二、病因和发病机制

确切的早产病因和发病机制并不清楚。

（一）感染

感染包括局部蜕膜-羊膜炎、细菌性阴道病、全身感染和无症状性菌尿等，以及非细菌性炎症反应。各种炎症通过启动蜕膜-羊膜细胞因子网络系统，增加前列腺素释放，导致早产。

（二）母体紧张、胎儿窘迫以及胎盘着床异常

母体或胎儿的下丘脑-垂体-肾上腺轴异常活跃，导致胎盘及蜕膜细胞分泌促肾上腺激素释放激素增加，雌激素增加，子宫对缩宫素敏感度增加。

（三）蜕膜出血

导致局部凝血酶及抗凝血酶Ⅲ复合物增加，启动局部细胞因子网络或蛋白分解酶网络或直接引发宫缩。

（四）子宫过度膨胀

多胎妊娠，羊水过多，子宫畸形等。

## 三、临床表现和诊断

早产分娩发生前可以历经先兆早产、早产临产和难免早产三个阶段。三个阶段主要是从临床方面的宫缩、宫颈变化和病程可否逆转来考虑，截然界限很难分清楚。

（一）先兆早产

出现腹痛、腰酸，阴道流液、流血，宫缩大于等于 6 次/小时，宫颈尚未扩张，但经阴道 B 超测量宫颈长度小于等于 2 cm，或为 2～3 cm，同时胎儿纤维连接蛋白阳性者。

（二）早产临产

宫缩大于等于 6 次/小时，宫颈缩短大于等于 80%，宫颈扩张大于等于 3 cm。

（三）难免早产

早产临产进行性发展进入不可逆转阶段，如规律宫缩不断加强，子宫颈口扩张至 4 cm 或胎膜破裂，致早产不可避免者。

## 四、处理

（一）高危因素识别

于孕前、孕早期和产前检查时注意对高危因素的警觉，尤其注意叠加因素者。

1.前次早产史

有早产史的孕妇再发早产风险比一般孕妇高 2.5 倍，前次早产越早，再次早产的风险越高。

2.宫颈手术史

宫颈锥切、LEEP 手术治疗、反复人工流产扩张宫颈等与早产有关。

3.子宫畸形

子宫、宫颈畸形增加早产风险。

4.孕妇年龄等

孕妇小于 17 岁或大于 35 岁，文化层次低、经济状况差或妊娠间隔短。

5.孕妇体质

孕妇体质指数小于 19 kg/m²，或孕前体重小于 50 kg，营养状况差，工作时间大于 80 小时/周。

6.妊娠异常

接受辅助生殖技术后妊娠、多胎妊娠、胎儿异常、阴道流血、羊水过多/过少者。

7.妊娠期患病

孕妇患高血压病、糖尿病、甲状腺疾患、自身免疫病、哮喘、腹部手术史、有烟酒嗜好或吸

毒者。

**8.生殖器官感染**

孕妇患细菌性阴道病、滴虫性阴道炎、衣原体感染、淋病、梅毒、尿路感染、严重的病毒感染、宫腔感染。

**9.宫颈缩短**

妊娠14～28周,宫颈缩短。

**10.胎儿纤维连接蛋白阳性**

妊娠22～34周,宫颈或阴道后穹隆分泌物检测胎儿纤维连接蛋白阳性。

**11.生活方式的改变**

中国人西方化生活方式。

**(二)风险评估和预测**

**1.妊娠前干预**

对有早产史、复发性流产史者在孕前查找原因,必要时进行宫颈内口松弛状况检查。如有生殖系统畸形需要外科手术矫正。指导孕期规律产前检查。

**2.妊娠中检测**

对疑似宫颈功能不全或存在早产风险因素者,对出现痛性或频繁无痛性子宫收缩、腹下坠或盆腔压迫感、月经样腹绞痛、阴道排液或出血以及腰骶痛等症状时,应联合检测宫颈长度(cervical length,CL)和胎儿纤维连接蛋白(fetal fibronectin,fFN)预测早产。CL 小于等于2.5 cm结合 fFN 阳性,48 小时内分娩者7.9％,7 天内分娩者 13％,预测敏感性、特异性、阳性预测值、阴性预测值分别为 42％、97％、75％、91％。

**(三)一般处理**

(1)早孕期 B 超检查确定胎龄、了解胎数(如果是双胎应了解绒毛膜性,如果能测 NT 则可了解胎儿非整倍体及部分重要器官畸形的风险)。

(2)对于有早产高危因素者,适时进行针对性预防。

(3)筛查和治疗无症状性菌尿。

(4)平衡饮食,合理增加妊娠期体重。

(5)避免吸烟饮酒、长时间站立和工作时间过长。

**(四)抗早产干预措施**

**1.宫颈环扎术**

宫颈环扎术对诊断宫颈功能不全者可于孕 13～14 周后行预防性宫颈环扎术。对于宫颈功能不全所致宫口开大或者胎膜突向阴道时的紧急治疗性环扎是有效的。对有早产史者,如果妊娠 24 周时 CL 小于 2.5 cm 应进行宫颈环扎;对双胎、子宫发育异常、宫颈锥切者,宫颈环扎没有预防早产作用,但应在孕期注意监测。

**2.黄体酮的应用**

预防早产的黄体酮包括天然黄体酮阴道栓(天然黄体酮凝胶90毫升/支、微粒化黄体酮胶囊200毫升/粒)和17-α羟孕酮(250毫升/支,注射剂)。在单胎无早产史孕妇妊娠 24 周 CL 小于2 cm时,应用天然黄体酮凝胶 90 mg 或微粒化黄体酮胶囊 200 mg 每天一次阴道给药,从 24 周开始至36周,能减少围生期病死率。对单胎以前有早产史者,可应用 17-α羟孕酮 250 mg 每天一次肌内注射,从16～20周开始至36周。黄体酮使用总体安全,但有报道应用 17-α羟孕酮可增加中期妊娠死胎风险,也增加妊娠糖尿病发病风险。

　　3.宫缩抑制剂的应用

　　使用宫缩抑制剂的目的在于延迟分娩,完成促胎肺成熟治疗,以及为孕妇转诊到有早产儿抢救条件的医疗机构赢得时间。宫缩抑制剂只适用于先兆早产和早产临产者、胎儿能存活且无继续妊娠禁忌证者。当孕龄大于等于 34 周时,一般多不再推荐宫缩抑制剂应用。如果没有感染证据,应当对 32 周或 34 周以下未足月胎膜早破(PPROM)患者使用宫缩抑制剂。

　　(1)钙通道阻滞剂:①作用机制是在子宫平滑肌细胞动作电位的复极阶段,选择性地抑制钙内流,使胞质内的钙减少,从而有效地减少子宫平滑肌收缩。②常用药物是硝苯地平。③不良反应:母体一过性低血压、潮红、头晕、恶心等,胎儿无明显不良反应。④禁忌证:左心功能不全、充血性心力衰竭、血流动力学不稳定者。⑤给药剂量:尚无一致看法,通常首剂量为 20 mg,口服,90 分钟后重复一次。或10～20 mg,口服,每 20 分钟一次,共 3 次,然后 10～20 mg,每 6 小时 1 次,维持 48 小时。

　　(2)$\beta_2$ 受体激动剂:①通过作用于子宫平滑肌的 $\beta_2$ 受体,启动细胞内的腺苷酸环化酶,使 cAMP 增加,降低肌浆蛋白轻链激酶的活性,细胞内钙离子浓度降低,平滑肌松弛。②主要有利托君。③母体不良反应较多,包括恶心、头痛、鼻塞、低钾、心动过速、胸痛、气短、高血糖、肺水肿,偶有心肌缺血等。胎儿及新生儿的不良反应包括心动过速、低血糖、低血钾、低血压、高胆红素,偶有脑室周围出血等。④禁忌证:明显的心脏病、心动过速、糖尿病控制不满意、甲状腺功能亢进。⑤用药剂量:利托君起始剂量为 50～100 $\mu g/min$ 静脉滴注,每 10 分钟可增加剂量 50 $\mu g/min$,至宫缩停止,最大剂量不超过 350 $\mu g/min$,共 48 小时。用药过程中应观察心率及患者的主诉,必要时停止给药。

　　(3)硫酸镁:从 1969 年开始,硫酸镁作为宫缩抑制剂应用于临床,产前使用硫酸镁可使早产儿脑瘫严重程度及发生率有所降低,有脑神经保护作用,故建议对 32 周前在使用其他宫缩抑制剂抗早产的同时加用硫酸镁。①不良反应:恶心、潮热、头痛、视力模糊,严重者有呼吸、心跳抑制。应用硫酸镁过程中要注意呼吸大于 16 次/分、尿量大于 24 mL、膝反射存在,否则停用,镁中毒时可静脉注射钙剂解救。②给药方法与剂量:硫酸镁负荷剂量 5～6 g,加入 5% 葡萄糖溶液 100 mL 中,30 分钟滴完,此后,1～2 g/h 维持,24 小时不超过 30 g。

　　(4)前列腺素合成酶抑制剂:用于抑制宫缩的前列腺素合成抑制剂是吲哚米辛(非特异性环氧化酶抑制剂)。①母体不良反应:恶心、胃酸反流、胃炎等。②胎儿不良反应:在妊娠 32 周前给药或使用时间不超过48 小时,则不良反应很小,否则应注意羊水量、动脉导管有无狭窄或提前关闭。③禁忌证:血小板功能不良、出血性疾病、肝功能不良、胃溃疡、对阿司匹林过敏的哮喘。④给药方法:50 mg 口服,或100 mg阴道内或直肠给药,接着以 24 mg 每 4～6 小时给药一次,用药时间不超过 48 小时。

　　(5)缩宫素受体拮抗剂:阿托西班是一种选择性缩宫素受体拮抗剂,在欧洲应用较多。阿托西班对母儿的不良反应轻微。无明确禁忌证。负荷剂量 6.74 mg,静脉注射,继之300 $\mu g/min$,维持3 小时,接着 100 $\mu g/h$,直到 45 小时。

　　(6)氧化亚氮(nitricoxide,NO)供体制剂:氧化亚氮为平滑肌松弛剂,硝酸甘油为 NO 的供体,用于治疗早产。硝酸甘油的头痛症状较其他宫缩抑制剂发生率要高,但是其他不良反应较轻。其不良反应主要是低血压。

4.糖皮质激素促胎肺成熟

所有小于等于 34 周,估计 7 天内可能发生早产者应当给予一个疗程的糖皮质激素治疗:倍他米松 12 mg,肌内注射,24 小时重复一次,共 2 次;地塞米松 6 mg,肌内注射,6 小时重复一次,共 4 次。如果 7 天前曾使用过一疗程糖皮质激素未分娩,目前仍有 34 周前早产可能,重复一疗程糖皮质激素可以改善新生儿结局。不主张超过 2 个疗程以上的给药。

5.抗生素

对于胎膜完整的早产,预防性抗生素给药不能预防早产,除非分娩在即而下生殖道 GBS 阳性,应当用抗生素预防感染,否则不推荐预防性应用抗生素。

6.联合治疗

早产临产者存在宫缩和宫颈的双重变化,既存在机械性改变又存在生物化学效应,单纯的宫缩抑制剂和单纯的宫颈环扎都不可能有效阻断病程,此时双重阻断突显重要性。此外注意针对病因和风险因素、诱发因素实施相应治疗。

(周立岩)

# 第四节 过 期 妊 娠

平时月经周期规则,妊娠达到或超过 42 周(大于 294 天)尚未分娩者,称为过期妊娠。其发生率占妊娠总数的 3%~15%。过期妊娠使胎儿窘迫、胎粪吸入综合征、过熟综合征、新生儿窒息、围生儿死亡、巨大儿,以及难产等不良结局发生率增高,并随妊娠期延长而增加。

## 一、病因

过期妊娠可能与下列因素有关。

(一)雌、孕激素比例失调

内源性前列腺素和雌二醇分泌不足而孕酮水平增高,导致孕激素优势。抑制前列腺素和缩宫素的作用,延迟分娩发动,导致过期妊娠。

(二)头盆不称

部分过期妊娠胎儿较大,导致头盆不称和胎位异常,使胎先露部不能紧贴子宫下段及宫颈内口,反射性子宫收缩减少,容易发生过期妊娠。

(三)胎儿畸形

如无脑儿,由于无下丘脑,垂体-肾上腺轴发育不良或缺如,促肾上腺皮质激素产生不足,胎儿肾上腺皮质萎缩,使雌激素的前身物质 16α-羟基硫酸脱氢表雄酮不足,从而雌激素分泌减少,小而不规则的胎儿不能紧贴子宫下段及宫颈内口诱发宫缩,导致过期妊娠。

(四)遗传因素

某家族、某个体常反复发生过期妊娠,提示过期妊娠可能与遗传因素有关。胎盘硫酸酯酶缺乏症是一种罕见的伴性隐性遗传病,可导致过期妊娠。其发生机制是因胎盘缺乏硫酸酯酶,胎儿肾上腺与肝脏产生的 16α-羟基硫酸脱氢表雄酮不能脱去硫酸根转变为雌二醇及雌三醇,从而使血雌二醇及雌三醇明显减少,降低子宫对缩宫素的敏感性,使分娩难以启动。

## 二、临床表现

### (一)胎盘

过期妊娠的胎盘病理有两种类型:一种是胎盘功能正常,除重量略有增加外,胎盘外观和镜检均与妊娠足月胎盘相似。另一种是胎盘功能减退,肉眼观察胎盘母体面呈片状或多灶性梗死及钙化,胎儿面及胎膜常被胎粪污染,呈黄绿色。

### (二)羊水

正常妊娠38周后,羊水量随妊娠推延逐渐减少,妊娠42周后羊水减少迅速,约30%减至300 mL以下。羊水粪染率明显增高,是足月妊娠的2~3倍,若同时伴有羊水过少,羊水粪染率达71%。

### (三)胎儿

过期妊娠胎儿生长模式与胎盘功能有关,可分以下三种。

**1.正常生长及巨大儿**

胎盘功能正常者,能维持胎儿继续生长,约25%成为巨大儿,其中1.4%胎儿出生体重大于4 500 g。

**2.胎儿成熟障碍**

10%~20%过期妊娠并发胎儿成熟障碍。胎盘功能减退与胎盘血流灌注不足、胎儿缺氧及营养缺乏等有关。由于胎盘合成、代谢、运输及交换等功能障碍,胎儿不易再继续生长发育。临床分为三期:第Ⅰ期为过度成熟期,表现为胎脂消失、皮下脂肪减少、皮肤干燥松弛多皱褶,头发浓密,指(趾)甲长,身体瘦长,容貌似"小老人"。第Ⅱ期为胎儿缺氧期,肛门括约肌松弛,有胎粪排出,羊水及胎儿皮肤黄染,羊膜和脐带绿染,同胎儿患病率及围生儿病死率最高。第Ⅲ期为胎儿全身因粪染历时较长广泛黄染,指(趾)甲和皮肤呈黄色,脐带和胎膜呈黄绿色,此期胎儿已经历和渡过第Ⅱ期危险阶段,其预后反较第Ⅱ期好。

**3.胎儿生长受限**

小样儿可与过期妊娠共存,后者更增加胎儿的危险性,约1/3过期妊娠死产儿为生长受限小样儿。

## 三、处理原则

应根据胎盘功能、胎儿大小、宫颈成熟度综合分析,以确诊过期妊娠,并选择恰当的分娩方式终止妊娠,在产程中密切观察羊水情况、胎心监护,出现胎儿窘迫征象,行剖宫产尽快结束分娩。

(周立岩)

# 第八章　妊娠合并内科疾病

## 第一节　TORCH 综合征

妊娠感染性疾病是指妊娠期感染各种病原微生物引起的疾病,病原微生物包括病毒、细菌、真菌、衣原体、支原体、螺旋体、原虫等,因可以导致围生儿的死亡与新生儿的出生缺陷,受到广泛重视。

TORCH 综合征(TORCH syndrome)也称为 TORCH 感染,指孕妇感染一种或数种病原微生物后引起的胎儿宫内感染,甚至造成新生儿缺陷的综合征,其中,TORCH 分别指弓形虫(toxoptasmagondi,TOXO)、风疹病毒(Rubella,RVB)、巨细胞病毒(cytomegalovirus,CMV)以及单纯疱疹病毒(herpes simplex virus,HSV)。TORCH 综合征的特点是孕妇患其中任何一种疾病后,多数自身症状轻微,甚至无临床症状,但病原体可以导致胎儿宫内感染,使胎儿、新生儿出现严重症状和体征,或出现流产、死胎、死产以及出生后中枢神经系统障碍等先天性缺陷。

### 一、感染途径

（一）孕妇为易感人群

弓形虫的病原体为刚地弓形虫,猫科动物为其终宿主,孕妇通过食用含有包囊的生肉或未煮熟的肉类、蛋类、未洗涤的蔬菜、水果而感染。风疹病毒可以通过直接传播或呼吸道飞沫传播感染孕妇。巨细胞病毒、单纯疱疹病毒、梅毒螺旋体主要通过性接触传播。

（二）胎儿及新生儿感染

孕妇垂直传播至胎儿的途径主要有三种。

1.宫内感染

（1）经胎盘感染:孕妇患生殖道以外部位的感染性疾病,病原微生物可进入孕妇血中,孕妇血中的病毒可直接通过胎盘屏障感染胚胎或胎儿,而细菌、原虫、螺旋体等需要在胎盘部位形成病灶后感染胚胎或胎儿。

（2）上行感染宫腔:临产后宫颈管扩张,羊膜囊与寄生在阴道内的内源性菌群接触,引起羊膜腔内的感染,如有胎膜早破存在时,感染更易发生。

（3）病原体上行沿胎膜外再经胎盘感染胎儿。

2.产道感染

胎儿在分娩时通过软产道，软产道内存在内源性病原微生物和外源性病原微生物，如巨细胞病毒、单纯疱疹病毒Ⅱ型，均可以引起新生儿感染。

3.出生后感染

通过母乳、母亲唾液、母血感染新生儿。最常见的病原微生物为巨细胞病毒，此途径并不常见，但不可忽视。

## 二、对母儿的影响

（一）对孕妇的影响

不同微生物感染所致的影响也不同。

1.弓形虫病

孕妇感染弓形虫后约90％发生淋巴结炎，全身或局部淋巴结肿大，特点是无粘连、触痛。若侵犯多个脏器出现全身反应。

2.风疹

孕妇感染风疹病毒后出现低热、咳嗽、咽痛等上呼吸道症状，随后面颊部及全身相继出现浅红色斑丘疹，耳后及枕部淋巴结肿大，数天后消退，在临床上易被忽略。

3.巨细胞病毒

巨细胞病毒多为隐性感染，可长时间呈带病毒状态，经唾液、尿液、乳汁、宫颈分泌物排除病毒。少数患者表现为低热、无力、头痛、肌肉关节痛、白带增多、颈部淋巴结肿大等。

4.生殖器疱疹

孕妇感染疱疹病毒后出现外阴部多发性、左右对称的表浅溃疡，周围表皮形成疱疹。初次感染的病情轻，复发的病情重。

5.梅毒

早期梅毒主要为皮肤损害，晚期可侵犯骨骼、心血管、神经系统等重要脏器，造成劳动力丧失甚至死亡。

（二）对胚胎、胎儿、新生儿的影响

对胚胎、胎儿、新生儿影响的大小取决于病原微生物的种类、数量及胚胎发育的时期。

1.弓形虫病

妊娠早期感染可引起胎儿死亡、流产或发育缺陷，多不能生存，幸存者智力低下。妊娠中期感染可发生广泛性病变，引起死胎、早产或胎儿脑内钙化、脑积水、小眼球等严重损害。晚期感染可致胎儿肝脾大、黄疸、心肌炎，或在生后数十年出现智力发育不全、听力障碍、白内障及视网膜脉络膜炎。

2.风疹

孕期感染风疹病毒可致胚胎和胎儿严重损害，发生流产、死胎及先天性风疹综合征（congenital rubella syndrome，CRS），在感染1～2个月时感染发病率最高，出生后新生儿不一定立即出现症状，可在出生数月甚至数年才显现。CRS儿有三大临床特征称为三联征，即心血管畸形、先天性白内障和耳聋。临床上分为新生儿期症状（低体重、肝脾大、脑膜炎症状）、永久性障碍（心血管畸形、眼障碍、耳损伤）和迟发性障碍（耳聋、高度近视、糖尿病、神经发育延迟等）。

**3.巨细胞病毒**

孕期初次感染可侵犯胎儿神经系统、心血管系统、肝脾等器官,造成流产、早产、死胎及各种先天畸形,危害严重。存活的新生儿有肝脾大、黄疸、肝炎、血小板减少性紫癜、溶血性贫血及各种先天性畸形,病死率高,出生时无症状者常有远期后遗症如智力低下、听力丧失和迟发性中枢神经系统损害等。

**4.生殖器疱疹**

妊娠期原发性生殖器疱疹常致自然流产、宫内生长受限、早产及新生儿 HSV 感染。孕12 周内感染可致胎儿畸形,主要为小头、小眼、视网膜脉络膜炎、脑钙化、智力低下。孕晚期感染 HSV 之孕妇经产道分娩,其新生儿 HSV 发生率可达 50%。复发性生殖器疱疹引起新生儿 HSV 的危险性明显低于原发性生殖器疱疹,且与早产无关。

**5.梅毒**

鉴于早期胎儿体内已查到梅毒螺旋体,表明妊娠期间可感染胎儿。梅毒螺旋体宫内感染,可致流产、早产及死亡。其新生儿称为先天梅毒儿,也称胎传梅毒儿,病情较重,早期表现有皮肤大疱、皮疹、鼻炎及鼻塞、肝脾大、淋巴结肿大等。晚期先天性梅毒多出现在 2 岁以后,表现为楔状齿、鞍鼻、间质性角膜炎、骨膜炎、神经性耳聋等,病死率及病残率均明显增高。新生儿梅毒若系宫内感染者常无硬下疳,有此表现者常为分娩时产道感染所致。

## 三、诊断

**(一)病史及体征**

有以下情况者应考虑和警惕孕妇 TORCH 感染。

(1)曾有 TORCH 感染史、反复自然流产史、死胎、死产史及无法解释的新生儿缺陷或死亡史。

(2)孕期接触猫、有摄食生肉或未熟肉、蛋及未洗涤的瓜果、蔬菜史,孕期淋巴结肿大者有弓形虫感染可能。

(3)孕妇出现耳后或枕部淋巴结肿大,皮肤出现浅红色斑丘疹,有风疹感染可能。

(4)孕妇患单核细胞增多症,曾行器官移植或有多次输血史,有巨细胞病毒感染可能。

(5)孕妇出现生殖器、肛门及腰以下皮肤疱疹,有单纯疱疹感染可能。

(6)新生儿出生 3 周出现皮疹、鼻炎、肝脾大等,多为梅毒感染。

**(二)辅助检查**

该病需借助实验室检查确诊。可采集母血、尿、乳汁、疱疹液、宫颈分泌物、胎盘、绒毛、羊膜、羊水及胎儿之血、尿、脑脊液等做形态学检查、病理切片、病原学检查、血清学检查。

## 四、治疗

**(一)治疗性流产**

妊娠早期 TORCH 感染者应做实验室检查,确诊后行治疗性流产。妊娠中期确诊为胎儿宫内感染、胎儿严重畸形应终止妊娠,减少 TORCH 患儿的出生。

**(二)药物治疗**

**1.弓形虫病**

弓形虫病尚无特效药物,孕期多选用乙酰螺旋霉素。该药在胎盘等组织中浓度高、毒性小、无致畸作用。每次 1 g,每天 4 次,连用 2 周,间隔 2 周后可重复使用;亦可选用乙胺嘧啶,但该药在妊娠早期服用有致畸作用,适用于妊娠中晚期,并应同时补充叶酸。

2.风疹

风疹尚无特效疗法。

3.巨细胞病毒感染

目前,巨细胞病毒感染尚无疗效高、不良反应小的药物。常用药物为丙氧鸟苷,对骨髓有明显的抑制作用,5~15 mg/(kg·d),分 2~3 次静脉滴注,10~14 天为一个疗程。

4.生殖器疱疹

孕妇一般情况下常用阿昔洛韦 400 mg 口服,每天 3 次,5~7 天为一个疗程,严重感染时可用 5~10 mg/(kg·d)静脉滴注,每 8 小时一次,用药 5~7 天或用至临床症状与体征消失。

5.梅毒

孕期首选青霉素,可预防传播给胎儿,且对胚胎期梅毒有治疗作用。用法用量与非孕妇女相同,最好于妊娠初 3 个月及妊娠末 3 个月各进行一个疗程治疗。对青霉素过敏者一般不用红霉素,应尽量做青霉素脱敏治疗。先天梅毒儿亦可用青霉素治疗。

(三)分娩方式

无产科指征,产道病原体检测阴性者,尽量争取经阴道分娩。凡产道病原体检测阳性者,经产前积极治疗无明显好转,可根据胎儿畸形严重程度必要时选择剖宫产分娩,减少对新生儿的影响。

(四)产后

应警惕母婴传播,乳头感染及巨细胞病毒感染者不宜哺乳,母婴均应定期进行复查。

## 五、预防

(一)对孕妇的卫生宣传

提高孕妇对 TORCH 危害性的认识,保持良好的卫生习惯,避免去公众场合,避免接触感染者。指导高危人群坚持正确使用避孕套,可有效预防巨细胞病毒及梅毒螺旋体的传播。孕期加强胎儿管理,对可能 TORCH 感染者应进行羊水检查,B 超检查以便早期诊断。

(二)产前治疗

凡产道病原体检测阳性者,均应在产前积极治疗,产时选择合适的分娩方式,以减少新生儿感染的机会。

(三)预防接种

对育龄妇女进行预防接种,已感染 TORCH 者应避孕,并给予系统药物治疗。

## 六、临床特殊情况的思考和建议

(一)检测方法

风疹病毒分离方法一般取出疹前 7 天至出疹后 5 天的鼻咽部分泌物后 CRS 儿的脑脊液、尿液、眼泪进行病毒分离检测,但该方法时间较长,且受到多种因素影响,即使为阴性也不能排除 CRS 儿。因此,目前临床中对此检测方法的结果持慎重态度。目前血清学检测方法一般采用酶联反应吸附试剂测定(ELISA)和免疫荧光方法,使用方便,但应注意的是,当怀疑是风疹病毒感染时,采血时间以出疹后 1~2 周最好。检测指标有特异性 IgG、IgM(SIgG、SIgM)抗体,当 SIgG

为阳性时,确诊孕妇近期有感染;SIgM 阳性提示孕妇曾经感染过,对该病原体已有免疫力;SIgG、SIgM 均为阴性时提示孕妇对该病原体无免疫力。如考虑胎儿有风疹感染时,可以进行宫内诊断,包括进行孕早期绒毛活检、孕中期羊水取样或脐带血、胎儿血取样,进行病毒分离、检测特异性抗体,妊娠期 20 周通过 B 超发现有无结构异常、神经系统的异常及胎儿生长受限(FGR)的存在。

(二)预防接种与孕期预防注意事项

风疹可以通过接种减毒活疫苗方法预防感染,疫苗适用对象为非孕期人群、孕前检测血清风疹 SIgG 抗体阴性者,接种后 1 个月可以妊娠,妊娠期意外接种该疫苗也非终止妊娠指征。妊娠期应避免接触可疑病患,尤其是在妊娠前 3 个月避免去公共场合。孕妇感染 HSV 后出现 HSV SIgG 抗体,但发病后 1 月内出现的该抗体还不能通过胎盘,胎儿还不能获得被动免疫保护。

(三)知情同意

由于妊娠期感染对胚胎、胎儿的影响较大,但治疗上缺乏行之有效的药物,在治疗之前应充分向患者及其家属交代病情和目前治疗的局限性、治疗的利弊,取得患者的理解和同意。风疹病毒在妊娠早期感染时,在患者同意的前提下选择继续观察或人工流产终止妊娠;在妊娠中晚期感染时,必须排除胎儿感染或畸形后才可以继续妊娠。HSV 感染胎儿后可出现肝、脾、肾上腺等脏器的全身扩散性损害和中枢神经系统、皮肤、眼的局限性损害,但目前 HSV 相关胎儿病例发生率低,报道亦不多。有研究者认为多数孕妇已获得 HSV 的抗体,妊娠早期单纯性再感染 HSV 并不是终止妊娠的绝对指征,当出现疱疹性肝炎、脑炎、脑膜炎时,才建议终止妊娠。

(皮望星)

# 第二节　妊娠合并心脏病

妊娠合并心脏病是孕产妇死亡的重要原因。在我国孕产妇死因顺位中高居第二位,占非直接产科死因的首位。妊娠合并心脏病的发病率各国报道为 1%～4%,我国 1992 年报道为 1.06%。

## 一、妊娠合并心脏病的种类及其对妊娠的影响

在妊娠合并心脏病的患者中,先天性心脏病占 35%～50%,位居第一;随着广谱抗生素的应用,以往发病率较高的风湿性心脏病的发病率逐年下降;妊娠高血压性心脏病、围生期心肌病、心肌炎、各种心律失常、贫血性心脏病等在妊娠合并心脏病中也占有一定比例;而二尖瓣脱垂、慢性高血压心脏病、甲状腺功能亢进性心脏病等较少见。不同类型心脏病的发病率随不同国家及地区的经济发展水平差异较大。在发达国家及我国沿海经济发展较快的地区,风湿热已较少见;而在发展中国家及贫困、落后的边远地区仍未摆脱风湿病的困扰,风湿性心脏病合并妊娠者仍很多见。

(一)先天性心脏病

1.左向右分流型先天性心脏病

(1)房间隔缺损:是最常见的先天性心脏病。对妊娠的影响取决于缺损的大小。缺损面积

小于 1 cm² 者多无症状,仅在体检时被发现,多能耐受妊娠及分娩。若缺损面积较大,在左向右分流基础上合并肺动脉高压,右心房压力增加,可引起右至左分流出现发绀,有发生心力衰竭的可能。房间隔缺损大于 2 cm² 者,最好在孕前手术矫治后再妊娠。

(2)室间隔缺损:对于小型缺损(缺损面积小于等于 1 cm²),若既往无心力衰竭史,也无其他并发症者,妊娠期很少发生心力衰竭,一般能顺利度过妊娠与分娩。室间隔缺损较大,常伴有肺动脉高压,妊娠期发展为右向左分流,出现发绀和心力衰竭。后者妊娠期危险性大,于孕早期宜行人工流产终止妊娠。

(3)动脉导管未闭:较多见,在先天性心脏病(简称先心病)中占 20%~50%,由于儿童期可手术治愈,故妊娠合并动脉导管未闭者并不多见。若较大分流的动脉导管未闭,孕前未行手术矫治者,由于大量动脉血流向肺动脉,肺动脉高压使血流逆转出现发绀诱发心力衰竭。若孕早期已有肺动脉高压或有右向左分流者,宜人工终止妊娠。未闭动脉导管口径较小,肺动脉压正常者,妊娠期一般无症状,可继续妊娠至足月。

2.右向左分流型先天性心脏病

临床上最常见的右向左分流型先天性心脏病有法洛四联症及艾森曼格综合征等。一般多为复杂的心血管畸形,未行手术矫治者很少存活至生育年龄。此类患者对妊娠期血容量增加和血流动力学改变的耐受力极差,妊娠时母体和胎儿病死率可高达 30%~50%。若发绀严重,自然流产率可高达 80%。这类心脏病妇女不宜妊娠,若已妊娠也应尽早终止。经手术治疗后心功能为 Ⅰ~Ⅱ 级者,可在严密观察下继续妊娠。

3.无分流型先天性心脏病

(1)肺动脉口狭窄:单纯肺动脉口狭窄的预后较好,多数能存活到生育期。轻度狭窄者能渡过妊娠及分娩期。重度狭窄(瓣口面积减少 60% 以上)宜于妊娠前行手术矫治。

(2)主动脉缩窄:妊娠者合并主动脉缩窄较少见。此病预后较差,合并妊娠时 20% 会发生各种并发症,病死率为 3.5%~9.0%。围生儿预后也较差,胎儿病死率为 10%~20%。轻度主动脉缩窄,心脏代偿功能良好,患者可在严密观察下继续妊娠。中、重度狭窄者即使经手术矫治,也应劝告避孕或在孕早期终止妊娠。

(3)马方综合征:表现为主动脉中层囊性退变。一旦妊娠,孕妇病死率为 4%~50%,多因血管破裂;胎儿病死率超过 10%。患本病的妇女应劝其避孕,已妊娠者若超声心动图见主动脉根部直径大于 40 mm 时,应劝其终止妊娠。本病于妊娠期间应严格限制活动,控制血压,必要时使用 β 受体阻滞剂以降低心肌收缩力。

(二)风湿性心脏病

风湿性心脏病以单纯性二尖瓣狭窄最多见,占 2/3~3/4;部分为二尖瓣狭窄合并关闭不全,主动脉瓣病变少见。心功能 Ⅰ~Ⅱ 级,从未发生过心力衰竭及并发症的轻度二尖瓣狭窄孕妇,无明显血流动力学改变,孕期进行严密监护,可耐受妊娠。二尖瓣狭窄越严重,血流动力学改变越明显,妊娠的危险性越大,肺水肿和低排量性心力衰竭的发生率越高,母体与胎儿的病死率越高,尤其在分娩和产后病死率更高。病变严重伴有肺动脉高压的患者,应在妊娠前纠正二尖瓣狭窄,已妊娠者宜在孕早期终止。

(三)妊娠高血压性心脏病

妊娠高血压性心脏病指既往无心脏疾病史,在妊娠期高血压疾病的基础上,突然发生以左心衰竭为主的全心衰竭者。妊娠期高血压疾病并发肺水肿的发生率为 3%,这是由于冠状动脉痉挛,心肌缺血,周围小动脉阻力增加,水、钠潴留及血黏度增加等,加重了心脏负担而诱发急性心力衰竭。妊娠期高血压疾病合并中、重度贫血时更易引起心肌受累。这类心脏病在发生心力衰竭之前,常有干咳,夜间更明显,易被误诊为上呼吸道感染或支气管炎而延误诊疗时机,产后病因消除,病情会逐渐缓解,多不遗留器质性心脏病变。

（四）围生期心肌病

围生期心肌病(peripartum cardiomyopathy,PPCM)指既往无心血管系统疾病史,于妊娠期最后3个月至产后6个月内发生的扩张型心肌病。这种特定的发病时间是与非特异性扩张型心肌病的区别点。确定围生期心肌病必须排除其他任何原因的左心室扩张和收缩功能失常。确切病因还不十分清楚,可能与病毒感染、自身免疫因素、多胎妊娠、多产、高血压、营养不良及遗传等因素有关。与非特异性扩张型心肌病的不同点在于发病较年轻,发病与妊娠有关,再次妊娠可复发,50%的病例于产后6个月内完全或接近完全恢复。围生期心肌病对母儿均不利,胎儿病死率可达10%～30%。临床表现不尽相同,主要表现为呼吸困难、心悸、咳嗽、咯血、端坐呼吸、胸痛、肝大、水肿等心力衰竭的症状。25%～40%的患者出现相应器官栓塞症状。轻者仅有心电图的T波改变而无症状。胸部X线摄片见心脏普遍增大、心脏搏动减弱、肺淤血。心电图示左心室肥大、ST段及T波异常改变,常伴有各种心律失常。超声心动图显示心腔扩大、搏动普遍减弱、左心室射血分数减低。一部分患者可因心力衰竭、肺梗死或心律失常而死亡。治疗宜在安静、增加营养和低盐饮食的同时,针对心力衰竭可给强心利尿剂及血管扩张剂,有栓塞征象可以适当应用肝素。曾患围生期心肌病、心力衰竭且遗留心脏扩大者,应避免再次妊娠。

（五）心肌炎

近年病毒性心肌炎呈增多趋势,急慢性心肌炎合并妊娠的比例在增加。妊娠期合并心肌炎的诊断较困难。患者主要表现为既往无心瓣膜病、冠心病或先心病,在病毒感染后1～3周内出现乏力、心悸、呼吸困难和心前区不适。检查可见心脏扩大,持续性心动过速、心律失常和心电图ST段及T波异常改变等。急性心肌炎病情控制良好者,可在密切监护下继续妊娠。

## 二、妊娠合并心脏病对孕妇的影响

妊娠期子宫增大、胎盘循环建立、母体代谢率增高,母体对氧及循环血液的需求量增加。妊娠期血容量增加可达30%,致心率加快,心排血量增加,32～34周时最为明显。分娩期子宫收缩,产妇屏气用力及胎儿娩出后子宫突然收缩,腹腔内压骤减,大量血液向内脏灌注,进一步加重心脏负担。产褥期组织间潴留的液体也开始回到体循环,血流动力学发生一系列急剧变化。因此,在妊娠32～34周、分娩期及产后3天内是血液循环变化最大、心脏负担最重的时期,有器质性心脏病的孕产妇常在此时因心脏负担加重,极易诱发心力衰竭,临床上应给予高度重视。

## 三、妊娠合并心脏病对胎儿的影响

不宜妊娠的心脏病患者一旦妊娠,或妊娠后心功能恶化者,流产、早产、死胎、胎儿生长受限、胎儿窘迫及新生儿窒息的发生率均明显增高。心脏病孕妇心功能良好者,胎儿相对安全,但剖宫产概率增加。某些治疗心脏病的药物对胎儿也存在潜在的毒性反应,如地高辛可以自由通过胎盘到达胎儿体内。一部分先天性心脏病与遗传因素有关,国外报道,双亲中任何一方患有先天性心脏病,其后代先心病及其他畸形的发生机会较对照组增加5倍,如室间隔缺损、肥厚性心肌病、马方综合征等均有较高的遗传性。

### 四、妊娠合并心脏病的诊断

由于妊娠期生理性血流动力学的改变、血容量及氧交换量增加,可以出现一系列酷似心脏病的症状和体征,如心悸、气短、踝部水肿、乏力、心动过速等。心脏检查可以有轻度心界扩大、心脏杂音。妊娠还可使原有心脏病的某些体征发生变化,如二尖瓣或主动脉瓣关闭不全的患者,妊娠期周围血管阻力降低,杂音可以减轻甚至不易听到;妊娠血容量增加可使轻度二尖瓣狭窄或三尖瓣狭窄的杂音增强,以致过高估计病情的严重程度,增加明确诊断的难度。因此妊娠期心脏病和心力衰竭的诊断必须结合妊娠期解剖和生理改变仔细分析,再做出正确判断。以下为有意义的诊断依据。

(1)妊娠前有心悸、气急或心力衰竭史,或体检曾被诊断有器质性心脏病,或曾有风湿热病史。

(2)有劳力性呼吸困难、经常性夜间端坐呼吸、咯血、经常性胸闷胸痛等临床症状。

(3)有发绀、杵状指、持续性颈静脉怒张。心脏听诊有舒张期杂音或粗糙的Ⅲ级以上全收缩期杂音。有心包摩擦音、舒张期奔马律、交替脉。

(4)心电图有严重的心律失常,如心房颤动、心房扑动、三度房室传导阻滞、ST段及T波异常改变等。

(5)超声心动图检查显示心腔扩大、心肌肥厚、瓣膜运动异常、心脏结构异常。

(6)X线检查心脏显著扩大,尤其个别心腔扩大者。

### 五、心功能分级

衡量心脏病患者的心功能状态,纽约心脏病协会(NYHA)1994年开始采用两种并行的心功能分级方案。

(1)一种是依据患者对一般体力活动的耐受程度,将心脏病患者心功能分为Ⅰ~Ⅳ级。

Ⅰ级:进行一般体力活动不受限制。

Ⅱ级:进行一般体力活动稍受限制,活动后心悸、轻度气短,休息时无症状。

Ⅲ级:一般体力活动显著受限制,休息时无不适,轻微日常工作即感不适、难,或既往有心力衰竭史。

Ⅳ级:不能进行任何体力活动,休息时仍有心悸、呼吸困难等心力衰竭表现。

此方案的优点是简便易行,不依赖任何器械检查来衡量患者的主观心功能量,因此多年来一直应用于临床。其不足之处是,主观症状和客观检查不一定一致,有时甚至差距很大。

(2)第二种是根据心电图、负荷试验、X线、超声心动图等客观检查结果评估心脏病的严重程度。此方案将心脏功能分为A~D级。

A级:无心血管病的客观依据。

B级:客观检查表明属于轻度心血管病患者。

C级:属于中度心血管病患者。

D级:属于重度心血管病患者。

其中轻、中、重没有做出明确规定,由医师根据检查进行判断。两种方案可单独应用,也可联合应用,如心功能Ⅱ级C、Ⅰ级B等。

## 六、妊娠合并心脏病的主要并发症

（一）心力衰竭

原有心功能受损的心脏病患者,妊娠后可因不能耐受妊娠各期的血流动力学变化而发生心力衰竭。风湿性心脏病二尖瓣狭窄的孕产妇,由于心排血量增加,心率加快或生理性贫血,增加了左心房的负担而使心房纤颤的发生率增加,心房纤颤伴心率明显加快使左心室舒张期充盈时间缩短,引起肺血容量及肺动脉压增加,而发生急性肺水肿和心力衰竭。先天性心脏病心力衰竭多见于较严重的病例,由于心脏畸形种类的不同,心力衰竭的发生机制及表现也不同。

（二）亚急性感染性心内膜炎

妊娠各时期发生菌血症的危险性增加,如泌尿道或生殖道感染,此时已有缺损的心脏则易发生亚急性感染性心内膜炎,是心脏病诱发心力衰竭的原因之一。

（三）缺氧和发绀

发绀型先心病平时已有缺氧和发绀,妊娠期周围循环阻力下降,可使发绀加重。左至右分流的无发绀型先心病,如合并肺动脉高压,分娩时失血等原因引起血压下降,可发生暂时性右至左分流,引起缺氧和发绀。

（四）静脉栓塞和肺栓塞

妊娠时血液呈高凝状态,心脏病患者静脉压增高及静脉血液淤积易引起栓塞,静脉血栓形成和肺栓塞发生率较非孕妇女高 5 倍,是孕产妇死亡的主要原因之一。

## 七、心力衰竭的早期诊断

心脏病孕产妇的主要死亡原因是心力衰竭,早期发现心力衰竭和及时做出诊断极为重要。若出现下述症状与体征,应考虑为早期心力衰竭:①轻微活动后即出现胸闷、心悸、气短;②休息时心率每分钟超过 110 次,呼吸每分钟超过 20 次;③夜间常因胸闷而坐起呼吸,或到窗口呼吸新鲜空气;④肺底部出现少量持续性湿啰音,咳嗽后不消失。

## 八、心脏病患者对妊娠耐受能力的判断

能否安全渡过妊娠期、分娩期及产褥期,取决于心脏病的种类、病变程度、是否手术矫治、心功能级别及具体医疗条件等因素。

（一）可以妊娠

心脏病变较轻,心功能 I～II 级,既往无心力衰竭史,亦无其他并发症者,妊娠后经密切监护,适当治疗多能耐受妊娠和分娩。

（二）不宜妊娠

心脏病变较重、心功能 III～IV 级、既往有心力衰竭史、有肺动脉高压、左心室射血分数小于等于 0.6、心搏量指数每分钟小于等于 3.0 L/m² 、右向左分流型先心病、严重心律失常、活动风湿热、联合瓣膜病、心脏病并发细菌性心内膜炎、急性心肌炎的患者,孕期极易发生心力衰竭,不宜妊娠。年龄在 35 岁以上,发生心脏病病程较长者,发生心力衰竭的可能性极大,不宜妊娠。若已妊娠,应在妊娠早期行治疗性人工流产。

## 九、妊娠合并心脏病的围生期监护

心脏病孕产妇的主要死亡原因是心力衰竭和感染。心脏病育龄妇女应行孕前咨询,明确

心脏病类型、程度、心功能状态,并确定能否妊娠。允许妊娠者一定要从早孕期开始,定期进行产前检查。未经系统产前检查的心脏病孕产妇心力衰竭发生率和孕产妇病死率,较经产前检查者约高出 10 倍。在心力衰竭易发的三段时期(妊娠 32～34 周、分娩期及产后 3 天内)须重点监护。

（一）妊娠期

1.终止妊娠

凡不宜妊娠的心脏病孕妇,应在孕 12 周前行人工流产。若妊娠已超过 12 周,终止妊娠需行较复杂手术,其危险性不亚于继续妊娠和分娩,应积极治疗心力衰竭,使之渡过妊娠与分娩为宜。对顽固性心力衰竭病例,为减轻心脏负荷,应与内科、麻醉医师配合,严格监护下行剖宫取胎术。

2.定期产前检查

定期产前检查能及早发现心力衰竭的早期征象。在妊娠 20 周前,应每 2 周行产前检查 1 次。20 周后,尤其是 32 周以后,发生心力衰竭的机会增加,产前检查应每周 1 次。发现早期心力衰竭征象应立即住院治疗。孕期经过顺利者,亦应在孕 36～38 周提前住院待产。

3.防治心力衰竭

(1)避免过劳及情绪激动,保证充分休息,每天至少睡眠 10 小时。

(2)孕期应适当控制体重,整个孕期体重增加不宜超过 10 kg,以免加重心脏负担。孕妇应行高蛋白、高维生素、低盐、低脂肪饮食。孕 16 周后,每天食盐量不超过 4～5 g。

(3)治疗各种引起心力衰竭的诱因。预防感染,尤其是上呼吸道感染;纠正贫血;治疗心律失常。孕妇心律失常发病率较高,对频发的室性期前收缩或快速室性心率,需用药物治疗。防治妊娠期高血压疾病和其他合并症与并发症。

(4)心力衰竭的治疗:与未孕者基本相同。但孕妇对洋地黄类药物的耐受性较差,需注意毒性反应。为防止产褥期组织内水分与强心药同时回流入体循环引起毒性反应,常选用作用和排泄较快的制剂,如地高辛 0.25 mg,每天 2 次口服,2～3 天后可根据临床效果改为每天 1 次。妊娠晚期心力衰竭的患者,原则是待心力衰竭控制后再行产科处理,应放宽剖宫产指征。如为严重心力衰竭,经内科各种措施均未能奏效,若继续发展将导致母儿死亡时,也可边控制心力衰竭边紧急剖宫产,取出胎儿,减轻心脏负担,以挽救孕妇生命。

（二）分娩期

妊娠晚期应提前选择好适宜的分娩方式。

1.分娩方式的选择

心功能Ⅰ～Ⅱ级,胎儿不大,胎位正常,宫颈条件良好者,可考虑在严密监护下经阴道分娩。胎儿偏大,产道条件不佳及心功能Ⅲ～Ⅳ级者,均应择期剖宫产。剖宫产可减少产妇因长时间宫缩所引起的血流动力学改变,减轻心脏负担。由于手术及麻醉技术的提高,术中监护措施的完善及高效广谱抗生素的应用,剖宫产已比较安全,故应放宽剖宫产指征。以选择连续硬膜外阻滞麻醉为宜,麻醉剂中不应加肾上腺素,麻醉平面不宜过高。为防止仰卧位低血压综合征,可采取左侧卧位 15°,上半身抬高 30°。术中、术后应严格限制输液量。不宜再妊娠者,应建议同时行输卵管结扎术。

2.分娩期处理

(1)第一产程:安慰及鼓励产妇,消除紧张情绪。适当应用地西泮、哌替啶等镇静剂。密切注意血压、脉搏、呼吸、心率。一旦发现心力衰竭征象,应取半卧位,高浓度面罩吸氧,并给毛花苷 C

0.4 mg 加 25%葡萄糖液 20 mL 缓慢静脉注射,必要时 4～6 小时重复给药 0.2 mg。产程开始后即应给予抗生素预防感染。

(2)第二产程:要避免屏气升高腹压,应行会阴后-侧切开、抬头吸引或产钳助产术,尽可能缩短第二产程。

(3)第三产程:胎儿娩出后,产妇腹部放置沙袋,以防腹压骤降而诱发心力衰竭。要防止产后出血过多而加重心肌缺血,诱发先心病发生发绀及心力衰竭。可静脉注射或肌内注射缩宫素 10～20 U,禁用麦角新碱,以防静脉压增高。产后出血过多者,应适当输血、输液,但需注意输液速度。

(三)产褥期

产后 3 天内,尤其 24 小时内仍是发生心力衰竭的危险时期,产妇须充分休息并密切监护。应用广谱抗生素预防感染,直至产后 1 周左右,无感染征象时停药。心功能Ⅲ级以上者不宜哺乳。

(四)心脏手术的指征

妊娠期血流动力学的改变使心脏储备能力下降,影响心脏手术后的恢复,加之术中用药及体外循环对胎儿的影响,一般不主张在孕期手术,尽可能在幼年、孕前或延至分娩后再行心脏手术。如果妊娠早期出现循环障碍症状,孕妇不愿做人工流产,内科治疗效果又不佳且手术操作不复杂,可考虑手术治疗。手术时期宜在妊娠 12 周以前进行,手术前注意保胎及预防感染。

(郑美玲)

# 第三节　妊娠合并病毒性肝炎

病毒性肝炎为多种病毒引起的以肝脏病变为主的传染性疾病,致病病毒包括甲型(HAV)、乙型(HBV)、丙型(HCV)、丁型(HDV)及戊型(HEV)五种肝炎病毒。近年又发现庚型肝炎病毒和输血传播病毒,但这两种病毒的致病性尚未明确。妊娠合并病毒性肝炎的发病率为 0.8%～17.8%,我国是乙型肝炎的高发国家,因此妊娠合并病毒性肝炎的研究长期以来一直是产科与传染科医师共同的研究重点。同时妊娠合并病毒性肝炎有重症化倾向,是我国孕产妇死亡的主要原因之一。

## 一、妊娠与病毒性肝炎的相互影响

### (一)妊娠、分娩对病毒性肝炎的影响

妊娠本身并不增加对肝炎病毒的易感性,但因妊娠期新陈代谢率高,营养物质消耗增多,糖原储备降低;妊娠早期食欲缺乏,体内营养物质相对不足,蛋白质缺乏,使肝脏抗病能力降低;妊娠期卵巢、胎盘产生多量雌激素需在肝内灭活,并妨碍肝脏对脂肪的转运和胆汁的排泄;胎儿代谢产物需经母体肝内解毒;分娩时体力消耗、缺氧,酸性代谢物质产生增多以及产后失血等因素,加重肝脏负担,使病毒性肝炎病情加重、复杂,增加诊断和治疗的难度,重症肝炎及肝昏迷的发生率较非妊娠期高 37～65 倍。妊娠并发症引起的肝损害,极易与急性病毒性肝炎混淆,使诊断难度增加。

（二）病毒性肝炎对母儿的影响

1.对围生儿的影响

欧美国家报告乙型肝炎除引起早产的概率增高外,对围生儿无其他影响。但国内文献一般认为妊娠合并病毒性肝炎使流产、早产、死胎、死产的发生率均明显增高,新生儿患病率及病死率也增高。有报道肝功能异常的围生儿病死率高达 46‰;妊娠早期患病毒性肝炎,胎儿畸形发生率约高 2 倍。近年研究发现,病毒性肝炎与唐氏综合征(Down's syndrome)的发病密切相关。妊娠期患病毒性肝炎,胎儿可通过胎盘屏障垂直传播而感染,尤以乙型肝炎母婴传播率较高。婴儿 T 细胞功能尚未完全发育,对 HBsAg 有免疫耐受,容易成为慢性携带状态。围生期感染的婴儿,有相当一部分将转为慢性病毒携带状态,以后容易发展为肝硬化或原发性肝癌。

2.对母体的影响

妊娠早期合并急性病毒性肝炎,可使早孕反应加重;妊娠晚期合并急性病毒性肝炎,可能因醛固酮的灭活能力下降,使妊娠期高血压疾病的发病率增加;分娩时因凝血因子合成功能减退,容易发生产后出血。妊娠晚期发生重症肝炎率及病死率较非孕妇女高。有资料报道,重症肝炎发生率为非孕妇女的 66 倍,在肝功能衰竭的基础上,以凝血功能障碍所致的产后出血、消化道出血、感染等为诱因,最终导致肝性脑病和肝肾综合征,直接威胁母婴安全。

（三）肝炎病毒的垂直传播

1.甲型病毒性肝炎

甲型肝炎病毒一般不能通过胎盘屏障传给胎儿,故垂直传播的可能性极小。但分娩过程中接触母体血液、吸入羊水或受粪便污染可使新生儿感染。

2.乙型病毒性肝炎

孕妇患乙型病毒性肝炎极易使婴儿成为慢性乙型肝炎病毒携带者,母婴传播引起的 HBV 感染在我国约占婴幼儿感染的 1/3,40%～50%慢性乙型肝炎表面抗原(HBsAg)携带者是由母婴传播造成的。妊娠早、中期发病者婴儿感染率仅 6.2%,而妊娠晚期患病者,其婴儿感染率达 70%。孕妇 HBsAg 阳性的婴儿感染率在欧美国家不超过 15%,而我国、日本等多在 40%以上,提示这种差异与种族与地区有关。弓形虫、风疹病毒、巨细胞病毒和单纯疱疹病毒等感染导致胎盘裂隙形成,胎盘屏障功能破坏,亦可增加 HBV 感染的可能性。HBV 母婴传播有以下三种途径。

(1)宫内传播:HBV 宫内感染率为 9.1%～36.7%。宫内传播的机制尚不清楚,可能是胎盘屏障受损或通透性增强引起母血渗漏造成。

(2)产时传播:为 HBV 母婴传播的主要途径,占 40%～60%。胎儿通过软产道时吞咽含 HBsAg 的母血、羊水、阴道分泌物,或在分娩过程中子宫收缩使胎盘绒毛破裂,母血进入胎儿血循环。只要有$10^{-8}$ mL母血进入胎儿体内,即可使胎儿感染。

(3)产后传播:与接触母乳及母唾液有关。据报道,当母血 HBsAg、HBeAg、抗 HBc 均阳性时,母乳 HBV-DNA 出现率为 100%;单纯 HBsAg 阳性时,母乳 HBV-DNA 出现率为 46% 左右。

3.丙型病毒性肝炎

国外文献报道丙型肝炎病毒在母婴间垂直传播的发生率为 4%～7%。当母血清中检测到较高滴度 HCV-RNA(超过 $10^6$ 拷贝/mL)时,才会发生母婴传播。妊娠晚期患丙型肝炎,约 2/3 发生母婴传播,受感染者约 1/3 将来发展为慢性肝病,许多发生宫内感染的新生儿在生后 1 年内自然转阴。

4.丁型病毒性肝炎

丁型肝炎病毒的传播途径与 HBV 相同,经体液、血行或注射途径传播。

5.戊型病毒性肝炎

目前已有戊型病毒性肝炎母婴间传播的病例报告,传播途径与甲型病毒性肝炎相似。

6.庚型肝炎和输血传播(己型)病毒引起的肝炎

己型肝炎主要经输血传播,庚型(HGV)肝炎可发生母婴传播。但有研究者认为,HGV 母婴传播虽较常见,但婴儿感染 HGV 后并不导致肝功能损害。慢性乙、丙型肝炎患者容易发生 HGV 感染。

## 二、诊断

妊娠期病毒性肝炎的诊断与非孕期相同,但比非孕期困难。发生在妊娠早期,可因早孕反应而忽视肝炎的早期检查与诊断;在妊娠晚期,可因伴有其他因素引起的肝功能异常影响诊断,故不能仅凭转氨酶升高做出肝炎诊断,应根据流行病学详细询问病史,结合临床症状、体征及实验室检查进行综合判断。

(一)病史

患者有与病毒性肝炎患者密切接触史,半年内曾接受输血、注射血制品史。

(二)临床表现

孕妇出现不能用早孕反应或其他原因解释的消化系统症状,如食欲减退、恶心、呕吐、腹胀、肝区痛、乏力、畏寒、发热等。部分患者有皮肤巩膜黄染、尿色深黄,孕早、中期可触及肝大,并有肝区叩击痛。妊娠晚期受增大子宫影响,肝脏极少被触及,如能触及应考虑异常。

(三)实验室检查

血清 ALT 增高,如能除外其他原因引起升高的因素,特别是数值很高(大于正常 10 倍以上)、持续时间较长时,对肝炎有诊断价值。血清总胆红素在 17 $\mu$mol/L(1 mg/dL)以上,尿胆红素阳性、凝血酶原时间延长等,均有助于肝炎的诊断。血清学及病原学检测对各型肝炎的诊断具有重要参考意义。

(四)血清学及病原学检测及其临床意义

1.甲型肝炎

在潜伏期后期和急性早期可使用免疫电镜检测粪便中 HAV 颗粒,或用 cDNA-RNA 分子杂交技术和聚合酶链反应(PCR)技术检测血清或粪便中 HAV-RNA。用放射免疫分析法(RIA)和酶免疫分析(EIA)检测血清中抗 HAV 抗体。抗 HAV-IgM 急性期患者发病第 1 周即可阳性,1～2 个月抗体滴度和阳性率下降,于 3～6 个月后消失,对早期诊断十分重要,特异性高。抗 HAV-IgG 在急性期后期和恢复早期出现持续数年甚至终身,属保护性抗体,有助于了解既往感染情况及人群免疫水平。

2.乙型肝炎

人体感染 HBV 后血液中可出现一系列有关的血清学标志物。

(1)HBsAg:阳性是 HBV 感染的特异性标志,其滴定度随病情恢复而下降。慢性肝炎、无症状病毒携带者可长期检出 HBsAg,但 HBsAg 滴度与病情无平行关系。其本身为病毒表面外壳,无传染性。血清中抗-HBs 抗体阳性提示有过 HBV 感染,是保护性抗体,血清中出现阳性表示机体有免疫力,不易再次患乙型肝炎。此外,乙型肝炎预防接种后,检测抗-HBs 抗体是评价疫苗效果的标志之一。

（2）HBeAg：是核心抗原的亚成分，其阳性和滴度反映 HBV 的复制及传染性的强弱。急性乙型肝炎时 HBeAg 呈短暂阳性，如持续阳性提示转为慢性。在慢性 HBV 感染时 HBeAg 阳性常表示肝细胞内有 HBV 活动性复制，当 HBeAg 转阴伴有抗-HBe 抗体转阳，常表示 HBV 复制停止。抗-HBe 抗体出现于急性乙肝恢复期，可持续较长时期。抗-HBe 抗体的出现，意味着血清中病毒颗粒减少或消失，传染性减低。

（3）HBcAg：为乙肝病毒的核心抗原，当完整的病毒颗粒被缓和的去垢剂脱去蛋白外壳后，暴露出 HBcAg。其相应的抗体为抗-HBc 抗体。一般血清中无游离的 HBcAg，但可在病毒颗粒中检测到。应用电镜和酶免疫技术可检出肝细胞内的 HBcAg。HBcAg 阳性表示 HBV 在体内复制，反映血清中病毒颗粒数量与 DNA 多聚酶关系密切。抗-HBc 抗体包括 HBc 总抗体、抗 HBc-IgM 和抗 HBc-IgG。抗-HBc 抗体出现于急性乙型肝炎的急性期，恢复后可持续数年或更长。慢性 HBV 感染者抗-HBc 抗体持续阳性。急性乙肝患者抗 HBc-IgM 呈高滴度阳性，特别对 HBsAg 已转阴性的患者，抗 HBc-IgM 阳性可确诊为急性乙肝。抗 HBc-IgG 主要见于恢复期和慢性感染。

（五）妊娠合并急性重症肝炎的诊断要点

目前认为五种类型肝炎病毒均能引起重症肝炎，其中乙型，尤其乙型与丙型、乙型与丁型肝炎重叠感染为重症肝炎的重要原因。孕妇感染戊型肝炎后，也容易发生重症肝炎。以下症状有助于妊娠合并重症肝炎的诊断：①消化道症状严重，表现食欲极度减退，频繁呕吐，腹胀，出现腹水；②黄疸迅速加深，血清总胆红素值大于 171 $\mu$mol/L（10 mg/dL）；③出现肝臭气味，肝呈进行性缩小，肝功能明显异常，酶胆分离，清蛋白/球蛋白倒置；④凝血功能障碍，全身出血倾向；⑤迅速出现肝性脑病表现，烦躁不安、嗜睡、昏迷；⑥肝肾综合征出现急性肾衰竭。

### 三、鉴别诊断

（一）妊娠期肝内胆汁淤积症

妊娠期肝内胆汁淤积症发生在妊娠晚期，少数发生在妊娠 25 周之前，以瘙痒及黄疸为特点，先痒后黄，痒重于黄。分娩后数天内症状消失，胆酸升高明显，转氨酶可轻度升高，胆红素正常或升高，血清病毒学检查抗原和抗体均阴性，肝活检主要为胆汁淤积。

（二）妊娠期急性脂肪肝

妊娠期急性脂肪肝常发生在妊娠晚期，起病急，病情重，病死率高。起病时常有上腹部疼痛、恶心呕吐等消化道症状，进一步发展为急性肝功能衰竭，表现为凝血功能障碍、出血倾向、低血糖、黄疸、肝昏迷等。肝功能检查转氨酶升高，直接胆红素和间接胆红素均升高，但尿胆红素常阴性。可出现急性肾衰竭。肝活检见严重脂肪变性为确诊依据。

（三）妊娠高血压（HELLP）综合征

HELLP 综合征在严重妊娠期高血压疾病的基础上发生，以肝酶升高、溶血性贫血和血小板计数减少为特征的综合征。本病常有妊娠期高血压疾病的临床表现，妊娠结束后病情可迅速好转。

（四）妊娠剧吐引起的肝损害

妊娠早期食欲减退、恶心呕吐，严重者可有肝功能轻度异常。纠正酸碱失衡与水、电解质紊乱后，病情好转，肝功能可以完全恢复，无黄疸出现。肝炎病毒血清标志物阴性，有助于鉴别诊断。

（五）药物性肝损害

患者均有服用对肝脏有损害的药物史,如氯丙嗪、异丙嗪、苯巴比妥类镇静药、甲巯咪唑、异烟肼、利福平、磺胺类、四环素等,停药后多可恢复。

## 四、治疗

（一）轻症肝炎的处理要点

轻症肝炎的妊娠期处理原则与非孕期相同。注意休息,加强营养,补充高维生素、高蛋白、足量糖类、低脂肪饮食。应用中西药物,积极进行保肝治疗。有黄疸者应立即住院,按重症肝炎处理。避免应用可能损害肝的药物(镇静药、麻醉药、雌激素)。注意预防感染,产时严格消毒,并用广谱抗生素,以防感染诱发肝昏迷。

（二）重症肝炎的处理要点

1 保护肝脏

高血糖素-胰岛素-葡萄糖联合应用能改善氨基酸及氨的异常代谢,有防止肝细胞坏死和促进肝细胞新生的作用。高血糖素 $1\sim2$ mg、胰岛素 $6\sim12$ U 溶于 $10\%$ 葡萄糖液 500 mL 内滴注,1 次/天,$2\sim3$ 周为一疗程。人血清蛋白 $10\sim20$ g,每周 $1\sim2$ 次,静脉滴注能促进肝细胞再生。新鲜血浆 $200\sim400$ mL,每周 $2\sim4$ 次输入能促进肝细胞再生和补充凝血因子。门冬氨酸钾镁注射液可促进肝细胞再生,降低胆红素,使黄疸消退,用法为 40 mL/d,溶于 $10\%$ 葡萄糖液 500 mL 缓慢滴注,因内含钾离子,高钾血症患者慎用。

2.预防及治疗肝昏迷

为控制血氨,蛋白质摄入量每天应小于 0.5 g/kg,增加糖类,使热量每天维持在 7 431.2 kJ(1 800 kcal)以上。保持大便通畅,减少氨及毒素的吸收。口服新霉素或甲硝唑抑制大肠埃希菌,减少游离氨及其他毒素的形成;醋谷胺 600 mg 溶于 $5\%$ 葡萄糖液中静脉滴注或精氨酸 $15\sim20$ g 每天 1 次静脉滴注,可以降低血氨,改善脑功能;六合氨基酸注射液 250 mL,加等量 $10\%$ 葡萄糖液稀释后静脉滴注,每天 $1\sim2$ 次,能补充支链氨基酸,调整血清氨基酸比值,使肝昏迷患者清醒。目前不主张应用传统的脱氨药物谷氨酸钠(钾)等,因其不易透过血-脑屏障,且易碱化血液,反而加重肝性脑病。

在治疗肝性脑病过程中,应注意有无脑水肿,重症肝炎患者半数以上出现脑水肿,有时肝性脑病与脑水肿直接相关。在治疗过程中要适当限制补液量,静脉补液不宜超过 1 500 mL,有脑水肿者应及时应用甘露醇治疗。

3.凝血功能障碍的防治

补充凝血因子,输新鲜血、凝血酶原复合物、纤维蛋白原、抗凝血酶Ⅲ和维生素 $K_1$ 等。有DIC 者可在凝血功能监测下,酌情应用肝素治疗,可以用肝素 3 125 单位(25 mg)静脉滴注,根据病情和凝血功能调整剂量,用量宜小不宜大。产前 4 小时至产后 12 小时内不宜应用肝素,以免发生产后出血。

4.晚期重症肝炎并发肾衰竭的处理

按急性肾衰竭处理,严格限制入液量,一般每天入液量为500 mL 加前一天尿量。呋塞米 $60\sim80$ mg 静脉注射,必要时 $2\sim4$ 小时重复一次,$2\sim3$ 次无效后停用。多巴胺 $20\sim80$ mg 或山莨菪碱-2(654-2)$40\sim60$ mg 静脉滴注,扩张肾血管,改善肾血流。检测血钾浓度,防止高血钾。避免应用损害肾脏的药物。

（三）产科处理

1.妊娠早期

妊娠早期患急性肝炎,若为轻症应积极治疗,可继续妊娠。慢性活动性肝炎于妊娠后对母儿威胁较大,应适当治疗后终止妊娠。

2.妊娠中晚期

尽量避免终止妊娠,避免手术、药物对肝脏的影响。加强胎儿监护,防治妊娠期高血压疾病。避免妊娠延期或过期。

3.分娩期

分娩前数天肌内注射维生素 $K_1$,每天 20～40 mg。准备好新鲜血液。防止滞产,宫口开全后可行胎头吸引术或产钳术助产,缩短第二产程。防止产道损伤和胎盘残留。胎肩娩出后立即静脉注射缩宫素以减少产后出血。

对重症肝炎,经积极控制 24 小时后迅速终止妊娠。因母儿耐受能力较差,过度的体力消耗可加重肝脏负担,分娩方式以剖宫产为宜。有食管静脉曲张的肝硬化孕妇,或有产科指征的应剖宫产终止妊娠。手术尽可能减少出血及缩短手术时间。

4.产褥期

产褥期注意休息及营养和保肝治疗。应用对肝脏损害较小的广谱抗生素预防及控制感染,是防止肝炎病情恶化的关键。不宜哺乳者应及早回奶。回奶不能用雌激素等对肝脏有损害的药物,可口服生麦芽或乳房外敷芒硝。肝炎妇女至少应于肝炎痊愈后半年,最好两年后再妊娠。

5.产后哺乳问题

一般认为母血 HBsAg、HBeAg、抗-HBc 抗体三项阳性及后两项阳性孕妇,均不宜哺乳。乳汁 HBV-DNA 阳性者不宜哺乳,目前主张只要新生儿接受免疫,仅 HBsAg 阳性母亲可为新生儿哺乳。

## 五、预防

预防方法因病毒类型而异,但总的原则是以切断传播途径为重点的综合预防措施。

（一）加强围生期保健

重视孕期监护,加强营养,摄取高蛋白、高糖类和高维生素食物。常规检测肝功能及肝炎病毒血清学抗原抗体,并定期复查。

（二）甲型肝炎的预防

有甲型肝炎密切接触史的孕妇,接触后 7 天内肌内注射丙种球蛋白 2～3 mL。

（三）乙型肝炎的免疫预防

有乙型肝炎密切接触史的孕妇,先注射乙型肝炎免疫球蛋白（HBIG）,并筛查 HBsAg、抗-HBs抗体和抗-HBc 抗体,三项均阴性的孕妇可肌内注射乙型肝炎疫苗。

HBsAg 和 HBeAg 阳性孕妇分娩时,应严格施行消毒隔离制度,防止产伤及新生儿损伤、羊水吸入等,以减少垂直传播。我国新生儿出生后常规行免疫接种。

1.主动免疫

新生儿出生后 24 小时内肌内注射乙型肝炎疫苗 30 $\mu g$,生后 1 个月、6 个月再分别注射 10 $\mu g$。新生儿对疫苗的免疫应答良好,体内产生抗-HBs 抗体,可有效保护肝脏不受 HBV 的感染,免疫成功率达 75%。

2.被动免疫

新生儿出生后立即肌内注射乙型肝炎免疫球蛋白(HBIG)0.5 mL,生后 1 个月、3 个月分别肌内注射 0.16 mL/kg。特别对乙型肝炎母亲所分娩的新生儿,可减少或阻止 HBV 进入肝脏,生后6 个月查血清中 HBsAg 阴性为免疫成功,免疫成功率达 71%。

3 联合免疫

乙型肝炎疫苗按上述方法进行,HBIG 改为出生后 48 小时肌内注射 0.5 mL 一次。在主动免疫建立之前,先获得被动免疫。使有效保护率达 94%。

（四）丙型肝炎的预防

丙型肝炎尚无特异的免疫方法。减少医源性感染是预防丙型肝炎的重要环节。保护易感人群可用丙种球蛋白对人群进行被动免疫。对抗 HCV 抗体阳性母亲的婴儿,在 1 岁前注射免疫球蛋白可对婴儿起保护作用。

（郑美玲）

# 第四节　妊娠合并呼吸系统疾病

妊娠增大的子宫及需氧量的增加可影响母体的呼吸功能,若母体呼吸功能已降低,妊娠期和分娩期将会发生母体和胎儿的气体交换和利用的失衡,影响母儿的安危。妊娠合并呼吸系统常见的疾病有肺结核、支气管哮喘及胸廓畸形。

## 一、肺结核

近年由于结核菌耐药问题及获得性免疫缺陷病的增加,使结核感染在世界范围内又呈增多趋势,妊娠合并肺结核时有发生,属高危妊娠范畴。

（一）妊娠与肺结核的相互影响

1.妊娠对肺结核的影响

近些年的研究调查提示妊娠及分娩对肺结核多无不利影响。妊娠一般不改变肺结核病的性质,孕期、产后与同龄未孕妇女比较,预后基本相同。

2.肺结核对妊娠的影响

肺结核患者除非同时有生殖器结核,一般不影响受孕。一般认为,非活动性结核或病变范围不大、肺功能无改变者,对妊娠经过和胎儿发育多无大影响。而活动性肺结核的妇女发生流产、胎死宫内、早产、低体重儿的可能性增大。结核病的治疗药物可能对母儿有不良作用。孕妇可在产前、产时及产后将结核菌传给下一代。活动性肺结核未经治疗的母亲,其新生儿在生后第一年有 50% 感染的可能性。因此,产后需隔离新生儿。

（二）诊断

了解有无结核病史及其治疗情况,家族史及与结核患者密切接触史。对高危人群及有低热、盗汗、乏力、体重下降者,应做结核菌素试验。妊娠期间使用结核菌素的纯蛋白衍生物(purfied protein derivative,PPD)进行结核菌素试验是安全有效的。对结核菌素试验由阴转阳的孕妇应行胸部 X 线摄片,此时应以铅围裙遮挡腹部。痰涂片及痰培养有助于诊断。

（三）防治

1.加强宣教

对肺结核的妇女应加强宣教，在肺结核活动期应避免妊娠。若已妊娠，应在妊娠8周内行人工流产，1～2年后再考虑妊娠。

2.预防性治疗

为防止妊娠期间潜在的结核感染发展为活动性病变，消灭结核顾问委员会提出了对下列孕妇须进行预防性治疗。

（1）有低度危险因素的35岁以上孕妇。

（2）结核高发人群的孕妇。

（3）PPD反应直径大于等于10 mm的孕妇。

（4）与传染性结核密切接触的孕妇。

（5）HIV感染，PPD反应直径大于等于5 mm的孕妇。

（6）X线胸片有陈旧病灶，PPD反应直径大于等于5 mm的孕妇。方法：每天口服异烟肼300 mg和维生素$B_6$ 50 mg，6～12个月或直至产后3～6个月，预防活动性肺结核的有效率可达60%～90%。

3.活动性肺结核

妊娠期活动性肺结核的治疗和处理原则与非妊娠妇女相同。原则是早期治疗、联合、适量用药。完善、规律及全程用药是治疗的关键。首选药物为口服异烟肼300 mg/d、利福平600 mg/d、维生素$B_6$ 50 mg/d，2个月后改为异烟肼900 mg、利福平600 mg每周2次口服。

作为一线的抗结核药物异烟肼可以通过胎盘，但目前尚未发现有肯定的致畸作用。但药物有肝脏毒性，用药期间应定期检查肝功能。当转氨酶大于正常5倍时必须停药。用药同时需服用维生素$B_6$以减少神经毒性。利福平可通过胎盘，有引起胎儿低纤维蛋白原血症的个别报道。

4.产科处理

病变广泛的活动性肺结核或曾行肺叶切除的孕妇，有效呼吸面积减少及血氧分压降低，易胎儿缺氧，应在预产期前1～2周住院待产。如无产科指征，一般以阴道分娩为宜。但分娩时尽量避免屏气用力，以防止肺泡破裂、病灶扩散和胎儿缺氧，可适当选用手术助产，缩短第二产程。肺结核可在产后加重，产后6周和3个月应复查进行胸部X线摄片。

5.母乳喂养问题

产后抗结核治疗期间并非母乳喂养的禁忌。服用异烟肼的孕妇，新生儿需要补充维生素$B_6$，应及时接种卡介苗以预防感染，并每3个月检查一次结核菌素试验。但活动性肺结核产后应禁止哺乳，新生儿应隔离。

## 二、妊娠合并支气管哮喘

支气管哮喘（简称哮喘）是嗜酸性粒细胞、肥大细胞和T淋巴细胞等多种炎性细胞参与的气道慢性非特异性炎症。妊娠合并支气管哮喘的发生率为0.4%～1.3%。

（一）哮喘与妊娠的相互影响

哮喘的严重程度是决定孕期预后重要因素。妊娠期能有效控制哮喘发作，则母儿预后良好。哮喘控制不良者，其早产、胎膜早破、低体重儿、围生儿病死率增加。哮喘发作时，孕妇不能维持适当血氧浓度，可引起胎儿缺氧。

（二）诊断

有哮喘发作史的患者，出现呼吸困难、咳嗽，两肺弥漫性哮鸣音，胸部有过度充气表现（胸腔前后径增大，横膈下降），应考虑哮喘发作的可能。哮喘发作时，喷两次 β-受体激动剂吸入后，一分钟用力呼气量增加大于等于 15％可确诊。通过血气分析及肺功能测定（呼气流量峰值和肺活量等），能进一步判断哮喘的严重程度。哮喘发作应与肿瘤梗阻、喉头水肿、支气管异物、肺梗死及心力衰竭等相鉴别。

（三）治疗

治疗原则为控制发作，纠正缺氧，改善肺功能，尽可能避免药物对胎儿的不利影响。

1.轻度哮喘发作

口服或吸入平喘药，舒张气道平滑肌。如 $\beta_2$ 受体激动剂：沙丁胺醇气雾剂喷吸，每天 2～3 次；沙丁胺醇片剂 2.4 mg，每天 3 次口服；氨茶碱 0.1 g，每天 3 次口服；丙酸倍氯米松气雾剂、普米克气雾剂等每天吸入 1～2 次。

2.重度哮喘发作

低流量吸氧和血气监测的同时，氢化可的松 200 mg 加入 10％葡萄糖液 40 mL 静脉注射，6 小时一次；或泼尼松 40 mg 加入 10％葡萄糖液 40 mL 缓慢静脉注射，每 4 小时一次，5～7 天逐渐减量。氨茶碱 0.25 g 加入 10％葡萄糖液 40 mL，缓慢（15 分钟）静脉注射，以后氨茶碱 0.5 g 加入 5％葡萄糖液 500 mL 静脉滴注维持，每天总量不应超过 1.5 g。必要时加入糖皮质激素，如氢化可的松 4 mg/kg，一般 200 mg 加入 5％葡萄糖 500 mL 静脉滴注，3～4 小时滴完。也可用泼尼松每天 20～30 mg 口服，症状缓解后每 5～7 天逐渐减量。

3.哮喘持续状态

哮喘发作后经积极治疗 30～60 分钟仍无改善，称为哮喘持续状态。应及早气管插管机械换气，以维持血氧分压在 60 mmHg 以上，血氧饱和度在 95％以上。并同时积极用药。

4.产科处理

据报道，10％哮喘孕妇在产时发作。处理原则与孕期相同，但应注意以下环节：$\beta_2$ 受体激动剂能抑制宫缩或引起产后出血；慎用全身麻醉剂、镇静剂和止痛剂；禁用前列腺素类制剂。无产科指征者可经阴道分娩，重度哮喘发作者可放宽剖宫产指征。

## 三、胸廓畸形

胸廓畸形多因幼年患脊柱结核、外伤所致脊柱后突或侧突，也可见于严重佝偻病和先天异常。由于胸廓变形缩小、活动受限，可导致肺活量降低和肺循环阻力增加。妊娠期随胎儿发育，膈肌升高，可进一步加重心肺负担，严重时可发生心肺功能衰竭，危及母儿安全。

（一）胸廓畸形对母儿的影响

严重胸廓畸形的孕妇常有肺不张、肺通气不足、代偿性肺气肿、胸腔内大血管受到不同程度挤压。随妊娠进展，通气功能障碍进一步加重。孕妇长期处于低氧血症、酸中毒、高碳酸血症的状态，易发生呼吸道感染等并发症。妊娠期及分娩期需氧量增加及心脏负担加重，更容易发生肺源性心脏病，甚至心肺功能衰竭。

孕妇缺氧可引起胎儿缺氧、早产、胎儿宫内生长受限，甚至胎死宫内。严重胸廓畸形常合并骨盆畸形，难产及剖宫产概率增高。

（二）诊断

应注意孕妇身材、体态、脊柱是否弯曲等。肺功能受限者,常有胸式呼吸障碍并伴有口唇、面色发绀等乏氧表现。肺功能检查,肺活量明显下降。肺活量小于 1 000 mL 的妊娠者,预后较差。如果出现以下症状,应考虑有肺源性心脏病:呼吸困难加重,发绀加深;颈静脉怒张、静脉压上升;肺部闻及湿啰音;肝大、压痛;头痛、神志模糊甚至昏迷不醒,四肢抽搐;剑突下心脏搏动明显提示右心室肥大;肺动脉第二心音亢进,剑突下闻及奔马律及收缩期杂音。

（三）治疗

妊娠前肺活量小于 1 000 mL 者不宜妊娠,一旦妊娠应尽早终止。妊娠 20 周后定期进行肺功能及血气检查,发现异常应及早住院。妊娠后期肺活量小于 600 mL 者应终止妊娠。孕期应积极治疗增加心肺负担的疾病,如贫血、妊娠期高血压疾病、上呼吸道感染等。

分娩方式以剖宫产为宜,产程中不应使用哌替啶等止痛药。给予广谱抗生素预防感染。持续低流量吸氧,氧流量 $1\sim1.5$ L/min。密切监护血气变化,$PaCO_2$ 持续高值者,术前术后间断正压吸氧,防止肺不张。必要时给予呼吸兴奋剂。术后补液量应限制在 1 000 mL 以内。

**（郑美玲）**

# 第五节　妊娠合并血液系统疾病

妊娠合并血液系统疾病属高危范畴。血液系统疾病可导致胎儿生长发育的异常及孕产妇异常出血,影响母儿的安危。

## 一、贫血

贫血是妊娠期最常见的合并症。由于妊娠期血容量增加,且血浆增加多于红细胞计数增加,致使血液稀释。关于妊娠期贫血的诊断国内外有一定的差别,世界卫生组织规定孕妇外周血红蛋白小于 110 g/L 及血细胞比容小于 0.33 为妊娠期贫血。我国多年来一直沿用的标准是血红蛋白小于 100 g/L、红细胞计数小于 $3.5\times10^{12}$/L 或血细胞比容小于 0.30。最近 WHO 资料表明,50% 以上孕妇合并贫血,以缺铁性贫血最常见,巨幼红细胞性贫血较少见,再生障碍性贫血更少见。

（一）缺铁性贫血

缺铁性贫血是由于妊娠期胎儿生长发育及妊娠期血容量增加对铁的需要量增加,尤其在妊娠后半期,孕妇对铁摄取不足或吸收不良所致的贫血。严重缺铁性贫血易造成围生儿及孕产妇死亡,应高度重视。

1.妊娠期缺铁的发生机制

以每毫升血液含铁 0.5 mg 计算,妊娠期血容量增加需铁 $650\sim750$ mg,胎儿生长发育需铁 $250\sim350$ mg,故孕期需铁 1 000 mg 左右。孕妇每天需铁至少 4 mg。每天饮食中含铁 $10\sim15$ mg,吸收率仅为 10%,即吸收 $1\sim1.5$ mg,妊娠后半期铁的最大吸收率虽达 40%,仍不能满足需求。若不补充铁剂,容易耗尽体内储存的铁造成铁缺乏,从而发生缺铁性贫血。

2.缺铁性贫血对妊娠的影响

(1)对孕妇的影响:轻度贫血影响不大,重度贫血(红细胞计数小于 $1.5\times10^{12}/L$、血红蛋白小于 60 g/L、血细胞比容小于 0.13)时,心肌缺氧导致贫血性心脏病;胎盘缺氧易发生妊娠期高血压疾病或其所致心脏病;严重贫血对失血耐受性降低,易发生失血性休克;由于贫血降低产妇抵抗力,易并发产褥感染危及生命。

(2)对胎儿的影响:孕妇骨髓和胎儿是铁的主要受体组织,在竞争摄取孕妇血清铁的过程中,胎儿组织占优势,而铁通过胎盘又是单向运输,不能由胎儿向孕妇方向逆转运。因此,一般情况下,胎儿缺铁程度不会太严重。但当孕妇患重症贫血(Hb 小于 60 g/L)时,胎盘的氧分和营养物质不足以补充胎儿生长所需,造成胎儿宫内生长受限、胎儿窘迫、早产或死胎。

3.诊断

(1)病史和临床表现:既往有月经过多等慢性失血性疾病史,或长期偏食、孕早期呕吐、胃肠功能紊乱导致的营养不良等病史。轻者无明显症状,重者可有乏力、头晕、心悸、气短、食欲缺乏、腹胀、腹泻。皮肤黏膜苍白、皮肤毛发干燥、指甲脆薄以及口腔炎、舌炎等。

(2)实验室检查。①外周血常规:妊娠期或产褥期,血红蛋白小于 100 g/L 即为贫血,其他相应指标也低,例如红细胞计数小于 $3.5\times10^{12}/L$、血细胞比容小于 0.30、红细胞平均体积(MCV)小于 80 fl、红细胞平均血红蛋白浓度(MCHC)小于 0.32。而白细胞计数及血小板计数均在正常范围。②铁代谢检查:血清铁小于 5.37 $\mu mol/L$(正常 8.95~26.9 $\mu mol/L$),总铁结合力大于 64.44 $\mu mol/L$[正常($54.1\pm5.4$)$\mu mol/L$],转铁蛋白饱和度小于 15%,上述 3 项指标的诊断符合率不同,以前两者的阳性率高。血清铁下降可以出现在血红蛋白下降以前,是缺铁性贫血的早期表现。③骨髓检查:诊断困难时可做骨髓检查,骨髓象为红细胞系统增生活跃,中、晚幼红细胞增多。

4.治疗

(1)补充铁剂:血红蛋白在 60 g/L 以上者,可以口服给药,例如硫酸亚铁 0.3 g,每天 3 次,同时服维生素 C 0.3 g 以保护铁不被氧化,胃酸缺乏的孕妇可同时服用 10%稀盐酸 0.5~2 mL,使铁稳定在亚铁状态,促进铁的吸收。其他铁剂有多糖铁复合物,不含游离铁离子,不良反应较少,每次 150 mg,每天 1~2 次口服。对妊娠后期重度缺铁性贫血或因严重胃肠道反应不能口服铁剂者,可用右旋糖酐铁或山梨醇铁,深部肌内注射。两种制剂分别含铁 25 mg/mL 及 50 mg/mL,首次给药应从小剂量开始,第 1 天50 mg,若无不良反应,第 2 天可增至 100 mg,每天 1 次肌内注射。治疗至血红蛋白恢复正常之后,为预防复发,必须补足贮备铁,至少继续服用铁剂治疗 3~6 个月。口服铁剂后有效者,3~4 天网织红细胞开始上升,2 周左右血红蛋白开始上升,如果无网织红细胞反应,血红蛋白不提高,应考虑是否有下列因素:药量不足、吸收不良、继续有铁的丢失且多于补充量、药物含铁量不足或诊断不正确等。

(2)输血:当血红蛋白小于 60 g/L、接近预产期或短期内需行剖宫产术者,应少量多次输血,警惕发生急性左心衰竭。有条件者输浓缩红细胞。

(3)预防产时并发症:①临产后备血,酌情给维生素 $K_1$、卡巴克络、维生素 C 等。②严密监护产程,防止产程过长,阴道助产以缩短第二产程。③当胎儿前肩娩出后,肌内注射或静脉注射宫缩剂(缩宫素 10 U 或麦角新碱 0.2 mg),或当胎儿娩出后阴道或肛门置入卡前列甲酯栓 1 mg,以防产后出血。出血多时应及时输血。④产程中严格无菌操作,产后给广谱抗生素预防感染。

5.预防

(1)妊娠前积极治疗失血性疾病如月经过多等,以增加铁的贮备。

(2)孕期加强营养,鼓励进食含铁丰富的食物,如猪肝、鸡血、豆类等。

(3)妊娠4个月起常规补充铁剂,每天口服硫酸亚铁0.3 g。

(4)在产前检查时,每位孕妇必须检查血常规,尤其在妊娠后期应重复检查。做到早期诊断,及时治疗。

(二)巨幼红细胞性贫血

巨幼红细胞性贫血是由叶酸和(或)维生素 $B_{12}$ 缺乏引起的贫血,外周血呈大细胞高血红蛋白性贫血。其发病率国外报道为 $0.5\%\sim2.6\%$ ,国内报道为 $0.7\%$ 。

1.病因

妊娠期本病 95% 由于叶酸缺乏所致。少数患者因缺乏维生素 $B_{12}$ 而发病,人体需要维生素 $B_{12}$ 量很少,贮存量较多,单纯因维生素 $B_{12}$ 缺乏而发病者很少。引起叶酸与维生素 $B_{12}$ 缺乏的原因如下。

(1)摄入不足或吸收不良:叶酸和维生素 $B_{12}$ 存在于植物性或动物性食物中,如果长期偏食、营养不良,则可引起本病。另外,不当的烹调方法也可损失大量叶酸。孕妇有慢性消化道疾病,可影响吸收,加重叶酸和维生素 $B_{12}$ 缺乏。

(2)妊娠期需要量增加:正常成年妇女每天需叶酸 $50\sim100~\mu g$ ,而孕妇每天需 $300\sim400~\mu g$ ,多胎孕妇需要量更多。造成孕期发病或病情明显加重。

(3)排泄增加:孕妇肾血流量增加,叶酸在肾内廓清加速,肾小管再吸收减少,叶酸从尿中排泄增多。

2.对孕妇及胎儿的影响

严重贫血时,贫血性心脏病、妊娠期高血压疾病、胎盘早剥、早产、产褥感染等的发病率明显增多。

叶酸缺乏可导致胎儿神经管缺陷等多种畸形。胎儿生长受限、死胎等的发病率也明显增加。

3.临床表现

本病可发生于妊娠的任何阶段,多半发生于妊娠中晚期,以产前4周及产褥早期最多。发生于妊娠30周之前者,多与双胎妊娠、感染、摄入不足或应用影响叶酸吸收的药物造成叶酸缺乏有关。叶酸和(或)维生素 $B_{12}$ 缺乏的临床症状、骨髓象及血常规的改变均相似,但维生素 $B_{12}$ 缺乏常有神经系统症状,而叶酸缺乏无神经系统症状。

(1)血液系统表现:贫血起病较急,多为中、重度。表现为乏力、头晕、心悸、气短、皮肤黏膜苍白等。部分患者因同时有白细胞及血小板计数的减少,因而出现感染或明显的出血倾向等。

(2)消化系统症状:食欲缺乏、恶心、呕吐、腹泻、腹胀、舌炎、舌乳头萎缩等。

(3)神经系统症状:常见末梢神经炎,出现手足麻木、针刺、冰冷等感觉异常,少数病例可出现锥体束征、共济失调以及行走困难等。精神症状有健忘、易怒、表情淡漠、迟钝、嗜睡甚至精神失常等。

(4)其他:低热、水肿、脾大等,严重者可出现腹水或多浆膜腔积液。

4.实验室检查

(1)外周血常规:为大细胞性贫血,血细胞比容降低,红细胞平均体积(MCV)大于100 fv,红细胞平均血红蛋白含量(MCH)大于32 pg,大卵圆形红细胞增多、中性粒细胞核分叶过多,网织红细胞计数大多减少。约 20% 的患者同时伴有白细胞和血小板计数的减少。

（2）骨髓常规：红细胞系统呈巨幼细胞增多，巨幼细胞系列占骨髓细胞总数的 30%～50%，核染色质疏松，可见核分裂。严重者可出现类红血病或类白血病反应，但巨核细胞数量不减少。

（3）叶酸和维生素 $B_{12}$ 的测定：血清叶酸值小于 6.8 mmol/L（3 ng/mL）、红细胞叶酸值小于 227 nmol/L（100 ng/mL）提示叶酸缺乏。若叶酸值正常，应测孕妇血清维生素 $B_{12}$，若小于 74 pmol/L 提示维生素 $B_{12}$ 缺乏。

5.治疗

（1）叶酸 10～20 mg 口服，每天 3 次，吸收不良者每天肌内注射叶酸 10～30 mg，直至症状消失、血常规恢复正常，改用预防性治疗量维持疗效。若治疗效果不显著，应检查有无缺铁，应同时补给铁剂。有神经系统症状者，单独用叶酸有可能使神经系统症状加重，应及时补充维生素 $B_{12}$。

（2）维生素 $B_{12}$ 100 $\mu$g 每天 1 次肌内注射，连续 14 天，以后每周 2 次。

（3）血红蛋白小于 60 g/L 时，可少量间断输新鲜血或浓缩红细胞。

（4）分娩时避免产程延长，预防产后出血，预防感染。

6.预防

（1）加强孕期营养指导 改变不良饮食习惯，多食新鲜蔬菜、水果、瓜豆类、肉类、动物肝脏及肾脏等食物。

（2）对有高危因素的孕妇，应从妊娠 3 个月开始每天口服叶酸 0.5～1 mg，连续 8～12 周。

（三）再生障碍性贫血

再生障碍性贫血，简称再障，包括原发性（病因不明）与继发性（病因明确）再障两种情况，是由多种原因引起骨髓造血干细胞增殖与分化障碍，导致全血细胞（红细胞、白细胞、血小板）计数减少为主要表现的一组综合征。国内报道，妊娠合并再障的发生率为 0.03%～0.08%。

1.再障对母儿的影响

目前认为妊娠不是再障的原因，但妊娠可使再障病情加剧。同时由于妊娠期间母体血液稀释，贫血加重，易发生贫血性心脏病，甚至造成心力衰竭。再障孕妇妊娠期高血压疾病、感染、出血的概率增加，是孕产妇的重要死因。

孕期血红蛋白小于等于 60 g/L 则对胎儿不利，可导致流产、早产、胎儿生长受限、死胎及死产等。

2.临床表现及诊断

妊娠合并再障以慢性型居多，起病缓慢，主要表现为进行性贫血，少数患者以皮肤及内脏出血或反复感染就诊。贫血呈正常细胞型，全血细胞计数减少。骨髓相见多部位增生减低或重度减低，有核细胞甚少，幼粒细胞、幼红细胞、巨核细胞计数均减少，淋巴细胞计数相对增高。

根据临床表现、血常规三系减少、网织红细胞计数降低、骨髓增生低下，结合骨髓检查结果，再障的诊断基本可以确立。

3.处理

应由产科医师及血液科医师共同处理。

（1）妊娠期：再障患者在病情未缓解之前应避孕。若已妊娠，在妊娠早期应做好输血准备的同时行人工流产。妊娠中晚期应严密监护，注意休息，减少感染机会，间断吸氧，少量、间断、多次输入新鲜血或成分输血。有明显出血倾向者，给予糖皮质激素治疗有刺激红细胞生成作用。

（2）分娩期和产褥期：再障产妇一般以阴式分娩为宜。尽量缩短第二产程，防止过度用力造成胎儿脑出血等重要脏器出血，可适当助产。要防止产道裂伤、产后出血和感染。产褥期应继续支持疗法，应用宫缩剂加强宫缩，预防产后出血及广谱抗生素预防感染。

4.预后

急性再障预后差，多于发病半年内死亡，主要死于颅内出血与感染。30%～50%的慢性再障患者经过恰当治疗病情缓解或临床痊愈。分娩后，近1/3再障患者病情可以缓解，未缓解者的预后与非妊娠期相同。

## 二、特发性血小板减少性紫癜

特发性血小板减少性紫癜（idiopathic thrombocytopenic purpura，ITP）是因自身免疫机制使血小板破坏过多的临床综合征，又称免疫性血小板减少性紫癜。本病女性多见且不影响生育，所以妊娠合并特发性血小板减少性紫癜是产科较常见的血液系统合并症之一。

（一）病因

ITP分为急性型与慢性型：急性型好发于儿童，慢性型则以成年女性多见，发病前多无明显感染史。目前认为是由于血小板结构抗原变化引起的自身抗体所致，80%～90%患者可测到血小板相关免疫球蛋白（platelet associated immunoglobulin，PAIg），包括PA-IgG、PA-IgM、PA-C3等。当结合了这些抗体的血小板经过脾、肝脏时，可被单核-巨噬细胞系统破坏，使血小板计数减少。

（二）ITP与妊娠的相互影响

1.妊娠对ITP的影响

目前对于妊娠是否会使ITP妇女病情恶化观点不一，文献报道大多妊娠可使病情恶化或处于缓解期的ITP病情加重。妊娠虽然可使稳定型ITP患者复发及使活动型ITP妇女病情加重，使ITP患者出血的机会增多，但妊娠本身一般不影响本病的病程及预后，因此合并ITP不是终止妊娠的指征。

2.ITP对孕妇的影响

由于ITP孕妇体内血小板计数降低，对妊娠的影响主要是出血问题，尤其是血小板计数低于$50 \times 10^9/L$的产妇。在分娩过程中用力屏气可诱发颅内出血、产道裂伤出血及血肿形成。如产后子宫收缩良好，产后大出血并不多见。ITP患者妊娠时，自然流产率较正常妊娠高两倍，主要取决于周围血中血小板数目和是否有出血倾向，血小板计数明显减少（小于$30 \times 10^9/L$）或临床出血严重，则自然流产或治疗性人工流产的比例增高，且母婴病死率均高于正常孕妇。曾有资料报道，ITP患者妊娠期间若未行系统治疗，流产发生率为7%～23%，孕妇病死率为7%～11%。

3.对胎儿及新生儿的影响

由于部分抗血小板抗体可以通过胎盘进入胎儿血循环，引起胎儿血小板破坏，导致胎儿、新生儿血小板计数减少。在母体血小板计数小于$50 \times 10^9/L$的孕妇中，胎儿（新生儿）血小板计数减少的发生率为9%～45%，但这种减少的机会与母体血小板不一定成正比。这种血小板计数减少均为一过性，新生儿脱离母体后体内的抗体多数于一个月内逐渐消失，偶可持续4～6个月血小板才逐渐恢复正常。胎儿出生前，母体抗血小板抗体含量可间接帮助了解胎儿血小板情况。合并ITP妊娠胎儿病死率达26.5%，但未见畸形的报道。

（三）临床表现及诊断

该病主要表现是皮肤黏膜出血和贫血。轻者仅有四肢及躯干皮肤的出血点、紫癜及瘀斑、鼻出血、牙龈出血，严重者可出现消化道、生殖道、视网膜及颅内出血。脾脏不大或轻度增大。实验室检查，血小板计数小于 $100 \times 10^9/L$，但往往当血小板计数小于 $50 \times 10^9/L$ 时才有症状。骨髓检查，巨核细胞正常或增多，至少不减少，而成熟型血小板计数减少。血小板抗体测定多为阳性。通过以上临床表现及实验室检查，诊断并不困难，但应除外其他引起血小板计数减少的疾病，如再生障碍性贫血、药物性血小板计数减少、妊娠合并 HELLP 综合征、遗传性血小板计数减少等。

（四）处理

1.妊娠期处理

一般不必终止妊娠，只有当严重血小板计数减少未获缓解者，在妊娠 12 周前需用肾上腺皮质激素治疗者，可考虑终止妊娠。用药尽可能减少对胎儿的不利影响。除支持疗法、纠正贫血外，可根据病情进行以下治疗。

（1）肾上腺皮质激素：治疗 ITP 的首选药物。孕期血小板计数低于 $50 \times 10^9/L$，有临床出血症状，可应用泼尼松 40～100 mg/d。待病情缓解后逐渐减量至 10～20 mg/d 维持。该药能减少血管壁通透性而减少出血，抑制抗血小板抗体的合成及阻断巨噬细胞破坏已被抗体结合的血小板。

（2）大剂量丙种球蛋白：能抑制自身抗体的产生，减少血小板的破坏。静脉滴注丙种球蛋白，400 mg/（kg·d），5～7 天为一疗程。

（3）脾切除：糖皮质激素治疗血小板无改善，有严重出血倾向，血小板计数小于 $10 \times 10^9/L$，可考虑脾切除，有效率达 70%～90%。手术最好在妊娠 3～6 个月期间进行。

（4）血小板：因血小板输入能刺激体内产生抗血小板抗体，加快血小板的破坏。因此，只有在血小板计数小于 $10 \times 10^9/L$，并有出血倾向，为防止重要器官出血（脑出血），或分娩时才应用。可输新鲜血或输血小板悬液。

2.分娩期处理

分娩方式原则上以阴道分娩为主。ITP 产妇的最大危险是分娩时出血。若行剖宫产，手术创面大、增加出血危险。胎儿可能有血小板计数减少，经阴道分娩有发生颅内出血危险，故 ITP 产妇剖宫产的适应证可适当放宽。剖宫产指征为产妇血小板计数小于 $50 \times 10^9/L$，有出血倾向、胎儿头皮血或胎儿脐血证实胎儿血小板计数小于 $50 \times 10^9/L$。产前或术前应用大剂量肾上腺皮质激素（氢化可的松 500 mg 或地塞米松 20～40 mg）静脉注射，并备好新鲜血或血小板悬液。仔细缝合伤口，防止血肿形成。

3.产后处理

孕期应用肾上腺皮质激素治疗者，产后应继续应用。产妇常伴有贫血及抵抗力下降，应给予抗生素预防感染。产后立即检测新生儿脐血血小板，并动态观察新生儿血小板计数是否减少，必要时给新生儿泼尼松或免疫球蛋白。ITP 不是母乳喂养的禁忌证，但母乳中含有抗血小板抗体，应视母亲病情及新生儿血小板计数而定。

（郑美玲）

# 第六节　妊娠合并泌尿系统疾病

妊娠期间肾脏的血流动力学、肾小管和内分泌均发生显著变化,肾脏负担加重,均影响原有的泌尿系统疾病。如果肾脏功能代偿不全,常常增加子痫前期、早产、宫内生长受限的风险。

## 一、泌尿系统感染

泌尿系统感染是妊娠期常见的一种合并症,可造成早产、败血症,甚至诱发急性肾衰竭。发病率约占孕妇的 7％,其中以急性肾盂肾炎最常见。

（一）妊娠期易患泌尿系统感染的因素

（1）妊娠期肾盂、肾盏、输尿管扩张:妊娠期胎盘分泌大量雌激素、孕激素。雌激素使输尿管、肾盂、肾盏及膀胱的肌层增生、肥厚,孕激素使输尿管平滑肌松弛,蠕动减弱,使膀胱对张力的敏感性减弱而发生过度充盈,排尿不完全,残余尿增多,为细菌在泌尿系统繁殖创造条件。

（2）增大的子宫于骨盆上口处压迫输尿管,形成机械性梗阻,肾盂及输尿管扩张。因子宫多为右旋,故以右侧为重。

（3）增大的子宫和胎头将膀胱向上推移变位,易造成排尿不畅、尿潴留或尿液反流入输尿管。

（4）妊娠期常有生理性糖尿,尿液中氨基酸及水溶性维生素等营养物质增多,有利于细菌生长,有使无症状菌尿症发展为急性肾盂肾炎的倾向。致病菌以大肠埃希菌最多见,占 75％～90％。其次为克雷白杆菌、变形杆菌、葡萄球菌等。

（二）泌尿系统感染对妊娠的影响

急性泌尿系统感染所致的高热可引起流产、早产。若在妊娠早期,病原体及高热还可使胎儿神经管发育障碍,无脑儿发病率明显增高。妊娠期急性肾盂肾炎有 3％ 可能发生中毒性休克。慢性肾盂肾炎发展为妊娠期高血压疾病的危险性是正常孕妇的 2 倍。

（三）临床表现及诊断

根据临床表现的不同,泌尿系感染可分为:无症状菌尿症、急性膀胱炎、急性肾盂肾炎和慢性肾盂肾炎。

1.无症状菌尿症

当细菌在泌尿系统持续性滋生、繁殖,临床却无泌尿系统感染症状者,称为无症状菌尿症。其确诊要依据清洁中段尿细菌培养菌计数,杆菌细菌数大于等于 $10^5$/mL 及球菌细菌数大于等于 200/mL 有诊断意义。若低于上述标准应重复检测。无症状菌尿症发生率为 2％～10％,是早产和低体重儿出生的高危因素。

2.急性膀胱炎

急性膀胱炎表现为膀胱刺激征(尿频、尿急及尿痛),尤以排尿终末时明显。患者下腹部不适,偶有血尿,多数不伴有明显的全身症状。清洁中段尿白细胞计数增多,亦可有红细胞。尿培养细菌超过正常值;培养阴性者应行衣原体检查,衣原体也是引起泌尿生殖道感染的常见病原体。

3.肾盂肾炎

肾盂肾炎分为急性与慢性两种。

(1)急性肾盂肾炎是妊娠期最常见的泌尿系统合并症。起病急骤,突然出现寒战、高热可达40 ℃以上,也可低热。伴头痛、周身酸痛、恶心、呕吐等全身症状和腰痛、尿频、尿急、尿痛、排尿未尽感等膀胱刺激征。排尿时常有下腹疼痛,肋腰点(腰大肌外缘与第12肋骨交叉处)有压痛,肾区叩痛阳性。血白细胞计数增多,尿沉渣见成堆白细胞或脓细胞。尿培养细菌阳性和血培养可能阳性。

(2)慢性肾盂肾炎往往无明显泌尿系统症状,常表现为反复发作的泌尿道刺激症状或仅出现菌尿症,少数患者有长期低热或高血压;可有慢性肾功能不全的表现。

(四)治疗

1.无症状菌尿症

妊娠期无症状菌尿症不会自行消失,20%～40%将发展为急性泌尿系统感染。因此,治疗与非孕期不同。确诊者均应采用抗生素治疗。孕期抗生素的应用原则,尽可能选用细菌敏感的药物并注意药物对母儿的安全性。首选氨苄西林0.5 g,每天4次口服。妊娠中期可应用磺胺甲噁唑1 g,每天4次口服。孕晚期磺胺类药物可引起新生儿高胆红素血症,应避免使用。需治疗2周,停药后定期复查做尿培养。

2.急性膀胱炎

治疗原则与无症状菌尿症相同,多饮水,禁止性生活。

3.急性肾盂肾炎

一旦确诊应住院治疗。治疗原则是支持疗法、抗感染及防止中毒性休克。除对母体密切监测及对症处理外,应卧床休息,取侧卧位,以减少子宫对输尿管的压迫,使尿液引流通畅。多饮水或补充足量液体,使每天尿量保持在2 000 mL以上。最好根据药物敏感试验应用抗生素。肾功能不良者,应根据病情适当减少药量,以防药物蓄积中毒。慢性肾盂肾炎常伴肾功能不全及高血压,治疗与慢性肾炎相似。

## 二、慢性肾小球肾炎

慢性肾小球肾炎,简称慢性肾炎,是原发于肾小球的一组免疫性疾病。临床特征为程度不等的蛋白尿、血尿、水肿、高血压。随着病情进展,后期出现贫血及肾功能损害。以往只要确诊慢性肾炎,往往建议避免妊娠。近年因围生医学发展,各项监护及治疗手段的进步,使多数患者得以安全完成妊娠与分娩。

(一)妊娠与慢性肾炎的相互影响

妊娠期间血液处于高凝状态及局限性血管内凝血,容易发生纤维蛋白沉积和新月体形成,可以加重肾脏缺血性病变和肾功能障碍,使病情进一步恶化;尤其是合并高血压者,严重时可发生肾衰竭或肾皮质坏死。

慢性肾炎对妊娠影响的大小,取决于肾脏病变损害程度。若病情轻,仅有蛋白尿,无高血压,肾功能正常,预后较好。其中有一部分患者妊娠后期血压增高,围生儿病死率也增高。若妊娠前或妊娠早期出现高血压及氮质血症,并发重度子痫前期及子痫的危险性大大增加,流产、死胎、死产发生率随之增加。慢性肾炎病程长者,由于胎盘绒毛表面被纤维素样物质沉积,物质交换功能受阻,胎盘功能减退,影响胎儿生长发育,甚至胎死宫内。

(二)诊断和鉴别诊断

既往有慢性肾炎病史,在妊娠前或妊娠20周前有持续性蛋白尿、血尿或管型尿、水肿、贫血、血压高和肾功能不全者,均应考虑本病。但未行系统产前检查,以往又无明确的肾炎史者,在妊娠晚期出现上述表现者,与妊娠期高血压疾病不易鉴别。后者多在妊娠 20 周后发病,往往有由轻到重的发展过程,尿中有蛋白,但多无细胞管型及颗粒管型,不伴发 DIC 时,多无血尿,终止妊娠后病情恢复较快。

（三）处理

血压正常、肾功能正常或轻度肾功不全者,一般可以耐受妊娠。伴高血压及中、重度肾功能不全的妇女,妊娠后母儿预后不容乐观,应避免妊娠。妊娠的患者均按高危妊娠处理,缩短产前检查的间隔时间。同内科医师协同,对母儿双方进行全面监护。

严密监测血压、血常规、尿常规及肾功能。单纯尿蛋白增加不伴血压升高和肾功能损害,不是终止妊娠的指征。如果发现肾功能减退时,应寻找原因,如泌尿系统感染、水及电解质紊乱,尽早予以纠正。无明显原因的肾功能恶化是终止妊娠的指征。

积极对症处理,如纠正贫血及低蛋白血症,控制高血压,预防子痫前期及子痫的发生,尽可能避免肾功能进一步恶化。

密切监测胎儿宫内安危、胎盘功能、胎儿生长发育情况及胎儿成熟度。孕妇病情稳定,胎儿生长情况良好,可于妊娠 38 周终止妊娠。如果胎儿储备功能下降,宫内环境不良,胎儿初具体外生存能力,应适时终止妊娠。

（郑美玲）

# 第九章 妊娠合并外科疾病

## 第一节 妊娠合并胆囊炎和胆石症

妊娠期急性胆囊炎和胆石症的发生率仅次于急性阑尾炎。70%急性胆囊炎合并胆石症。急性胆囊炎的起病多因胆结石存在、胆汁排出不畅继发细菌感染所致。

### 一、妊娠与急性胆囊炎和胆石症的相互影响

妊娠期在体内孕激素的作用下,血液及胆汁内胆固醇浓度增加,胆道平滑肌松弛,胆囊运动能力减弱,胆汁淤积易致胆固醇沉积形成结石。一部分妊娠期胆石症是无症状的,29%直径大于10 mm的结石在产后将会自行消失。

妊娠期患急性胆囊炎,其诊断较非孕期困难,常致漏诊、误诊,因而有发生坏死、穿孔、胆汁性腹膜炎和胆源性胰腺炎的危险。而发热、疼痛又有引起胎儿窘迫及诱发宫缩引起流产、早产的可能。

### 二、临床表现与诊断

妊娠期急性胆囊炎的临床表现与非孕期基本相同。多数患者表现为上腹部阵发性绞痛,并可向右肩部放散,常伴有恶心、呕吐、发热,常为夜间发病并有进食油腻的诱因。查体:右上腹胆囊区有压痛、肌紧张,右肋缘下可触到随呼吸运动触痛的肿大胆囊,胆囊区深吸气时有触痛反应,即墨菲(Murphy)征阳性,但在孕妇并不多见。超声检查显示胆囊体积增大、壁厚,大部分患者显示有结石影像,是诊断本病的重要依据。同时应注意与胃十二指肠溃疡穿孔、高位阑尾炎、急性肠梗阻和急性胰腺炎等相鉴别。

### 三、治疗

治疗原则应以保守治疗为主,多数经保守治疗后缓解。首先控制饮食,在发作期应禁食、水,必要时行胃肠减压,给予高糖、高蛋白、低脂肪流食,补充维生素,选用对胎儿不良影响较少的抗生素,适当给予解痉、止痛等对症治疗。

对保守治疗失败、并发胆囊积脓、穿孔、弥漫性腹膜炎及胆源性胰腺炎者,应积极手术治疗。无症状胆石症不是手术指征。一般认为妊娠早、中期手术对胎儿无不良影响。妊娠晚期可先行剖宫产,然后再行胆囊手术。继续妊娠者术后给予保胎治疗。

近年有很多妊娠期腹腔镜胆囊切除术的病例报道,报道认为腹腔镜胆囊切除术在整个妊娠过程中是比较安全的。

(周立岩)

# 第二节 妊娠合并急性胰腺炎

妊娠合并急性胰腺炎是常见的外科急腹症之一,国内外报道其发生率为 $1/12\,000\sim1/1\,000$,与非孕期相同,妊娠的各个时期均可发生,以晚期妊娠和产褥期多见。妊娠合并急性胰腺炎分为轻型和重型,轻型容易治疗,但重型患者病情凶险,孕产妇病死率和围生儿病死率高达 $20\%\sim50\%$,严重威胁母儿健康。

## 一、病因和发病机制

急性胰腺炎是胰腺的消化酶被异常激活后,对胰腺及其周围器官产生消化作用导致的炎症性疾病。机体正常状态下,胰腺通过一系列的保护机制使其腺细胞中的大部分消化酶以未活化的酶原形式存在。任何原因造成酶原提前激活,可诱发急性胰腺炎。其高危因素主要包括以下方面。

### (一)胆道结石导致胆汁反流

妊娠期雌孕激素的变化对胆囊的功能有很大的影响。孕激素的增加使得胆囊的收缩力和活动性降低,造成胆囊空腹时的容量和排空后的残余容量增加。此外,受雌激素的影响,妊娠期胆固醇浓度增高,胆汁的分泌受抑制,胆石症的发生率增加。国内外研究表明妊娠合并急性胰腺炎的病因中胆道疾病最为多见,约占 $50\%$,其中胆石症占 $67\%\sim100\%$。$78\%$ 的正常人群中,胰管与胆总管进入十二指肠降段之前,先形成共同通道。当胆道结石阻塞共同通道远端时,造成胆汁反流入胰管,由于细菌的作用使得胆汁中的结合胆汁酸转化为游离胆汁酸,对胰腺有很强的损伤作用,并可激活胰酶中的磷脂酶原 A,产生激活状态的磷脂酶 $A_2$,反作用于胆汁中的磷脂酰胆碱,使其转化为有细菌毒性的溶血磷脂酰胆碱,导致胰腺组织的坏死。有些患者急性胰腺炎的发生与十二指肠液反流入胰管有关。

### (二)高脂血症

高脂血症诱发急性胰腺炎的机制尚不十分明确。最有可能的是在胰脂酶的作用下三酰甘油变成游离脂肪酸,直接损伤胰腺所致。在妊娠早、中期,大量的孕激素、皮质醇及胰岛素促进脂肪生成和储存,抑制其降解利用。而至妊娠晚期,受胎盘生乳素升高的影响,脂肪分解增加,释放过量的游离脂肪酸,导致胰腺的腺泡直接损伤,并加速胰蛋白酶的激活,引起胰腺细胞急性脂肪浸润,并可引起胰腺毛细血管内皮损伤,甚至形成微血栓,严重破坏胰腺微循环,导致胰腺缺血、坏死。

（三）机械压迫

妊娠期高血脂、高蛋白饮食可使胆汁和胰液分泌增加,同时孕激素增加能导致胆道平滑肌松弛,奥狄(Oddi)括约肌痉挛,使胰液反流。随着孕周增大的子宫可机械性压迫胆管和胰管,使胆汁和胰液排出受阻,还可与肠液反流进入胰腺,除了直接作用于胰腺外,还可激活胰蛋白酶。胰腺在上述各种病因作用下,产生自溶,胰管内压力亦增高,胰腺组织发生充血、水肿和渗出。

（四）其他因素

妊娠期甲状旁腺功能增强,甲状旁腺激素分泌增加,对胰腺有直接的毒性作用,还可引起高钙血症刺激胰酶分泌,活化胰蛋白酶,增加胰管结石的形成机会。妊娠高血压疾病子痫前期时,胰腺血管长期痉挛、感染也可诱发胰腺炎的发生。酒精对胰腺有直接的损伤作用,但我国孕妇大多数并不酗酒。

## 二、临床病理分型

急性胰腺炎可分为急性水肿性胰腺炎(轻型)和急性坏死性胰腺炎(重型),但两者不能截然分开。

（一）轻型

轻型主要表现为胰腺水肿、肿胀,光镜下可见腺泡及间质水肿,炎性细胞浸润,可有散在出血坏死灶,此型预后良好,占 88%～97%。

（二）重型

重型外观上胰腺腺体增大、高度水肿,呈暗紫色。灰黑色坏死灶散在或片状分布,坏疽时为黑色。镜下可见胰腺组织结构被破坏,大量炎性细胞浸润,大片坏死灶。患者腹腔内有血性渗液,液体内有大量淀粉酶;网膜和肠系膜上可见小片皂化斑。急性胰腺炎继发感染可形成脓肿,导致全身脓毒血症。

## 三、妊娠合并急性胰腺炎对母儿的影响

（一）妊娠合并急性胰腺炎对母亲的影响

急性水肿型胰腺炎病情平稳,病死率低。急性坏死性胰腺炎患者病情凶险,可出现全身各系统的损害,出现多器官功能衰竭,尤其以心血管、肺、肾脏、肝脏更为明显,患者出现水电解质代谢紊乱、休克、DIC、腹膜炎、败血症,甚至发病数小时之内死亡。

（二）妊娠合并急性胰腺炎对胎儿的影响

孕早期发病可导致流产、胎儿畸形;孕中晚期可发生流产、胎儿窘迫、死胎、胎儿生长受限及早产等。

（三）临床表现

恶心、呕吐伴上腹疼痛为妊娠合并急性胰腺炎的三大典型症状,可有发热、黄疸、消化道出血、肠梗阻和休克等表现。

1.急性腹痛

急性腹痛为急性胰腺炎的主要症状,表现为突发性上腹部剧烈疼痛,持续性,阵发性加重,多为饱餐或进食油腻食物后发作,但有的患者无明显诱因。疼痛多位于上腹部偏左,向左肩部和左腰部放射,严重时双侧腰背部均有放射痛;弯腰时减轻,进食后加重。

2.恶心、呕吐

发病早期,呕吐频繁,呕吐后不能缓解腹痛。

3.腹胀

腹胀为大多数患者的共同症状,腹胀一般都极严重。

4.发热

在妊娠合并急性胰腺炎的早期,只有中度发热,体温不超过 38 ℃。胰腺有坏死时,则出现高热,有胆道梗阻时,表现为高热、寒战。

5.其他症状

部分患者可有黄疸,但一般较轻。重症急性胰腺炎时患者可能出现休克和多器官功能衰竭等症状。

体格检查时患者中上腹压痛,肌紧张,反跳痛不明显。并发弥漫性腹膜炎时患者腹部胀气、膨隆,听诊肠鸣音减弱或消失。重症患者可有板状腹,患者腰部水肿,皮肤呈青紫色改变,脐周部皮肤也呈青紫色改变,这种改变是由于胰液外溢至皮下组织间隙,溶解皮下脂肪及毛细血管破裂出血引起。但妊娠晚期时由于子宫增大,腹部膨隆,胰腺位置较深,体征可不明显。

(四)诊断和鉴别诊断

1.详细询问病史

了解有无诱因,根据恶心、呕吐、上腹部疼痛典型症状,结合查体可初步诊断。

2.实验室检查

(1)血、尿淀粉酶测定:尽管特异性差,但仍不失为诊断急性胰腺炎的主要手段之一。血清淀粉酶一般在发病后 2 小时开始升高,24 小时达高峰,持续 4~5 天;尿淀粉酶在发病 24 小时后开始升高,下降缓慢,可持续 1~2 周。其他疾病如胃十二指肠穿孔、小肠穿孔、肠梗阻、胆石症、病毒性肝炎、急性肠系膜血栓形成等疾病也可导致淀粉酶升高,但一般不超过正常值 2 倍。因而,当血、尿淀粉酶升高明显,通常认为超过正常值上限的 3 倍才有诊断价值,测定值越高越有意义。必要时可行腹腔穿刺检测腹水中的淀粉酶,简单、快速且准确率更高。

(2)血清脂肪酶的测定:胰管阻塞可致血清脂肪酶升高,发生后 4~8 小时开始升高,24 小时达峰值,持续 10~15 天,升高的程度可达参考值的 2~40 倍。脂肪酶联合淀粉酶的检测,可大大提高急性胰腺炎的诊断准确率。

(3)血钙测定:发病后 2~3 天血钙开始降低,若血钙明显降低,低于 2 mmol/L(8 mg/dL)提示病情严重。血钙降低与脂肪组织坏死、组织内钙皂沉积有关。

(4)血糖测定:早期血糖轻度升高,系肾上腺皮质应激反应所致。后期则因胰岛细胞破坏,导致胰岛素分泌不足引起。若长期禁食,血糖仍超过 11 mmol/L(200 mg/dL),提示胰腺坏死严重,预后不良。

(5)动脉血气分析:是目前急性胰腺炎治疗过程中一个很重要的观察指标,但需动态观察,当 $PaO_2$ 降至 60 mmHg 以下时,预示可能发生急性呼吸窘迫综合征(ARDS)。

(6)其他检查:血清三酰甘油、白细胞计数、血细胞比容、血清胆红素、血脂、乳酸脱氢酶等均可升高。最近有研究者提出巨噬细胞移动抑制因子(MIF)有诊断价值。

3.影像学检查

(1)B超检查:可显示胰腺弥漫性肿大,实质结构不均匀。可了解胆囊及胆道的情况,对胆石症诊断明确,也有利于胰腺脓肿及假性囊肿的诊断。由于 B 超检查受肠胀气的影响,对胰腺坏死感染的诊断价值差。

（2）CT 和 MRI 检查：CT 增强检查有利于判断急性胰腺炎的严重程度、是否累及周围器官。轻型胰腺炎表现为胰腺弥漫性增大，密度不均，边界模糊，包膜被掀起和胰周渗出。重型胰腺炎在肿大的胰腺内出现肥皂泡状的密度减低区，伴不同程度的胰腺坏死。MRI 有助于鉴别胰腺坏死液化、胰腺假性囊肿和胰腺脓肿等。尽管 CT 增强扫描使胎儿暴露在 X 线下，但病情危重时仍需进行。

4.鉴别诊断

妊娠早期的急性胰腺炎有 1/3 常被误认为妊娠剧吐。此外尚需与其他产科并发症如流产、早产临产、胎盘早剥及重度子痫前期并发 HELLP 综合征鉴别。本病还需与急性胆囊炎、消化性溃疡穿孔、肠梗阻、肠系膜血管栓塞等外科急腹症鉴别。

（五）治疗

妊娠合并急性胰腺炎的治疗原则与非孕期基本相似。制订治疗方案时要考虑轻型和重型胰腺炎的不同，对妊娠合并重症胰腺炎还要区分急性胆源性胰腺炎和急性非胆源性胰腺炎。根据分型和病情的不同制订个体化治疗方案。处理及时、正确可使母儿获得良好结局。

1.妊娠合并轻型急性胰腺炎的治疗

该类型以保守治疗为主，减少胰腺分泌，防止感染，防止向重症发展。

（1）禁食和胃肠减压：可减少胰腺分泌，亦可减轻肠胀气和肠麻痹。

（2）抑制胰腺分泌和抗胰酶药物的应用：生长抑素可显著减少胰液分泌，但对胎儿的潜在影响目前尚不明确。抗胰酶药物最常用抑肽酶，第 1、2 天每天给予 8 万～12 万 U 缓慢静脉注射（每分钟不超过 2 mL），以后每天 2 万～4 万 U 静脉滴注，病情好转后减量，维持 10 天。同时给予 $H_2$ 受体阻滞剂以抑制胃酸的分泌，进而抑制胰酶的分泌，最常用西咪替丁口服或静脉滴注。

（3）抗休克和纠正水电解质失衡：应根据每天液体出入量及热量需求计算输液量，一般每天补液3 000～4 000 mL，其中 1/4～1/3 采用胶体液。积极补充液体和电解质可恢复有效循环血量，从而改善胰腺循环和维持胎盘灌注。

（4）镇痛和解痉：首选盐酸哌替啶，给予 50～100 mg，2～6 小时肌内注射 1 次，必要时还可静脉滴注。盐酸哌替啶导致 Oddi 括约肌痉挛的不良反应比吗啡要轻，但吗啡止痛效果好。如果选用吗啡，则需联合应用阿托品或山莨菪碱（654-2）解痉。

（5）抗生素的应用：有感染征象是使用抗生素的重要依据，急性胰腺炎感染最常见的病原菌是革兰氏阴性杆菌、厌氧菌和真菌。应采用广谱、高效、易通过血-胰屏障的抗生素，同时还要考虑对胎儿的影响。一般选用第三代头孢菌素，加用甲硝唑，或用亚胺培南 0.5 g，每 8 小时一次。

（6）营养支持：非手术治疗同时，应尽早给予静脉营养支持，满足母胎需要。对高脂血症者应给予特殊的支持治疗。

（7）中药治疗：目前国内已经将中药治疗广泛用于非妊娠期急性胰腺炎的治疗，并取得了很好的疗效。四川大学华西医院和华西第二医院采用中药灌肠治疗了 48 例妊娠合并急性胰腺炎患者，其中包括 18 例重症，均取得了良好的疗效，但例数较少，需进一步研究。

2.妊娠合并重症胰腺炎的治疗

（1）妊娠合并重症急性胆源性胰腺炎：治疗以妊娠合并轻型急性胰腺炎为基础，根据临床表现以胆道疾病为主还是胰腺疾病为主而不同:①胆道无梗阻并以胆道疾病为主时主要采用保守治疗,同急性轻型胰腺炎的治疗;②胆道有梗阻并以胆道疾病为主时,应尽早手术解除胆道梗阻,如有条件可经内镜治疗;③临床症状以胰腺炎为主时,患者往往属于妊娠合并重症急性胰腺炎并发感染,需要手术治疗,在处理胰腺病变后,应探查胆总管,做胆道引流。

(2)妊娠合并重症急性非胆源性急性胰腺炎的治疗:在非手术治疗的基础上,根据病情不同而采取相应治疗措施。①急性反应期:先行保守治疗,密切监护血循环及各器官的功能变化,纠正血流动力学的异常,积极防止休克、肺水肿、ARDS、急性肾脏功能障碍及脑病等严重并发症。如72小时内出现多器官功能衰竭,应重症监护的同时,进行手术引流。②全身感染期:首先选择广谱、高效、能通过血胰屏障的抗生素,动态CT加强扫描监测,对感染灶行手术处理,同时加强全身营养支持。

(六)预后

妊娠合并急性胰腺炎的预后与病情轻重有关,20世纪70年代初,文献报道产妇病死率高达37.0%,围生儿病死率达37.7%。近年来,随着诊断及技术水平的提高,母儿病死率明显下降,但病死率仍高于一般产科人群,早期诊断和及时治疗是改善妊娠期急性胰腺炎孕妇及围生儿病情的基础。

(七)临床特殊情况的思考和建议

1.妊娠合并急性胰腺炎的手术治疗问题

妊娠合并急性胰腺炎的手术问题一直存在争议,妊娠合并急性胰腺炎的手术治疗作用有限,但当患者对保守治疗疗效不佳时则需选择手术治疗。研究资料显示,57%~70%妊娠合并胆源性疾病的患者会复发,因此对此类患者进行手术很必要。随着微创胆道外科的迅速发展,妊娠期胆道手术可采用腹腔镜、胆道镜和十二指肠镜联合治疗。当出现胰腺的坏死合并感染、胆道梗阻、腹腔内大量渗液使腹内压力明显升高等严重并发症时应行手术治疗。手术时机尽量选择在妊娠中期或产褥期,因此时自发性流产的可能性小,且子宫未进入上腹腔,对手术视野影响也较小。胰腺手术主要是清除坏死胰腺组织和引流,对胆道疾病患者则行胆囊切除术和胆总管探查术。术中注意减少对子宫的刺激,避免仰卧位低血压;术后应用保胎治疗,治疗胰腺炎的同时加强胎儿监测。

2.妊娠合并急性胰腺炎的产科处理

终止妊娠可缓解急性胰腺炎的病情,故无论妊娠时期,若保守治疗病情加重,应及时终止妊娠。目前大部分研究者建议尽量延长孕周至32~34周。但有研究者提出不能将终止妊娠作为治疗急性胰腺炎的手段,应根据非产科因素如妊娠是否是诱因,胎儿存活与否决定是否终止妊娠。掌握终止妊娠的时机对中晚期妊娠合并急性胰腺炎治疗非常关键。以下是终止妊娠的指征:①孕妇有明显的流产或早产征象;②胎儿窘迫或死胎;③已到临产期;④重症胰腺炎出现弥漫性腹膜炎,高热伴腹部体征加重,呼吸困难甚至多器官功能衰竭。终止妊娠的决策应以保全孕妇的生命为首位。应选择对母体影响最小、最快的方法,一般选择剖宫产,若孕妇已经临产、胎儿很小或产程进展顺利,可经阴分娩。

(周立岩)

# 第三节　妊娠合并肠梗阻

妊娠期急性肠梗阻较少见，发病率为 1/17 000～1/150 000。妊娠期急性肠梗阻以肠粘连和肠扭转多见，其次为肠套叠，个别为恶性肿瘤所致。其中多数病例是由于既往盆腹腔手术粘连所引起的。有文献报道孕妇病死率为 6％，胎儿病死率为 26％，所以妊娠期急性肠梗阻不论对母亲或胎儿都会带来很大的危险性，关键是能否及时做出诊断、及时术前准备和及时手术。

## 一、妊娠与肠梗阻的关系

妊娠时由于增大的子宫可能对肠梗阻产生某些影响。例如，妊娠期子宫增大可使以往粘连的肠管受牵拉而扭曲或闭塞；增大的子宫挤压盆腔内的肠管，尤其乙状结肠受压明显；妊娠期孕激素的作用，使肠管平滑肌张力减低，肠蠕动减弱，甚至发生肠麻痹；如果肠系膜过长或过短，妊娠后肠管间的相互位置发生改变等。

据报道，由于粘连所致的肠梗阻发生在妊娠早、中晚期的比例分别为 6％、27％、44％，发生在产褥期约为 21％。妊娠晚期和产褥期容易发生结肠和小肠扭转。

## 二、临床表现及诊断

由于增大的子宫对腹腔脏器的挤压以及腹壁张力受增大子宫的影响，常常使肠梗阻失去典型症状及体征，给诊断带来一定困难。如果妊娠期出现阵发性腹部绞痛伴有恶心、呕吐、腹胀、停止排气或排便，腹部可见肠型、肠蠕动波，有腹部振水音，叩诊鼓音，肠鸣音亢进、有气过水声等，应想到肠梗阻的可能。但当妊娠晚期时，由于增大的子宫影响，腹部体征常不明显。结合超声及腹部 X 线检查，出现肠梗阻的征象有助于确定诊断。妊娠期最常发生急性肠梗阻的时期有三个：妊娠中期增大的子宫成为腹腔器官时、足月胎头下降时、产后子宫大小骤然改变时。

## 三、治疗

妊娠期肠梗阻的处理原则与非妊娠期相同。非绞窄性肠梗阻可在严密观察下保守治疗，禁食并行胃肠减压、纠正水电解质紊乱及酸碱失衡，抗生素预防感染，48 小时仍不缓解，应尽快手术。解除肠梗阻和进行适宜的产科处理。绞窄性肠梗阻发生在妊娠的任何时期，均应尽早手术。

肠梗阻发生于妊娠早期，经保守治疗缓解者可继续妊娠。需手术治疗者，应先行人工流产，部分患者流产后梗阻可自行缓解。肠梗阻发生于妊娠中期，如无产科指征不必终止妊娠，术后适当应用保胎药。妊娠晚期可先行剖宫产术再行肠梗阻矫治术。

假性肠梗阻是结肠功能紊乱所致的非器质性肠梗阻，多发生在妊娠晚期和分娩期。可给予胃肠减压、肛管排气、纠正水电解质紊乱及酸碱平衡失调，如保守治疗 72 小时无好转，或 X 线提示结肠扩张已达 9～12 cm 时，则应手术治疗。

（周立岩）

# 第四节　妊娠合并阑尾炎

　　阑尾炎尤其急性阑尾炎是妊娠期最常见的外科合并症,可发生于妊娠的各个时期。文献报道,妊娠期急性阑尾炎的发病率为 0.05%～0.10%,但 80% 以上发病于中晚孕期。由于孕妇的特殊生理和解剖改变,使妊娠中晚期阑尾炎的诊断增加了困难,故这个时期阑尾炎并发穿孔率较非孕期高 1.5～3.5 倍,炎症的发展易导致流产或早产,误诊率较高,孕妇病死率亦高达 4.3%。因此妊娠合并急性阑尾炎是一种较严重的并发症,应早期诊断和及时处理以改善母儿预后。

## 一、妊娠期阑尾位置的变化

　　在妊娠初期,阑尾的位置与非妊娠期相似,阑尾根部在右髂前上棘至脐连线中外 1/3 处(麦氏点)。随妊娠周数增加,因子宫增大,盲肠和阑尾的位置也随之向上、向外、向后移位。盲肠在妊娠 3 个月末位于髂嵴下 2 横指,5 个月末达髂嵴水平,8 个月末上升至髂嵴上 2 横指,妊娠足月可达胆囊区(图 9-1)。随盲肠向上移位的同时,阑尾呈逆时针方向旋转,被子宫推向外、上、后方,阑尾位置相对较深,常被增大的子宫所覆盖,于产后 10～12 天才恢复到非妊娠期水平。但也有研究者不认同妊娠期阑尾位置的变化,认为无论孕周如何,80% 的孕妇仍是右下腹疼痛。

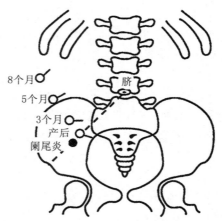

**图 9-1　妊娠时阑尾位置的变化**

## 二、妊娠期阑尾炎的特点

　　妊娠并不诱发阑尾炎,但妊娠期由于阑尾位置的改变,阑尾炎的体征常不典型,炎症不易包裹与局限,常形成腹膜炎。阑尾炎穿孔继发弥漫性腹膜炎较非妊娠期多 1.5～3.5 倍。其原因有:①妊娠期盆腔血液及淋巴循环旺盛,毛细血管通透性增强,组织蛋白溶解能力加强;②增大子宫将腹壁与炎变的阑尾分开,使腹壁防卫能力减退;③子宫妨碍大网膜游走,使大网膜不能抵达感染部位发挥防卫作用;④炎症波及子宫可诱发宫缩,宫缩又促使炎症扩散,易导致弥漫性腹膜炎;⑤妊娠期阑尾位置上移及增大子宫的掩盖,急性阑尾炎并发局限性腹膜炎时,腹肌紧张等腹膜刺激征不明显,体征与实际病变程度不符,容易漏诊而延误治疗时机。

### 三、临床表现及诊断

妊娠早期急性阑尾炎的症状与体征与非妊娠期基本相同。即有腹痛、伴恶心、呕吐、发热、右下腹压痛或肌紧张及血白细胞计数增高等。70%～80%患者有转移性右下腹痛。

妊娠中晚期因增大的子宫使阑尾的解剖位置发生改变，临床表现常不典型。腹痛症状不典型或不明显；常无明显的转移性右下腹痛；阑尾位于子宫背面时，疼痛可能位于右侧腰部；因阑尾位置较高，因而压痛点较高；增大的子宫撑起腹壁腹膜，腹部压痛、反跳痛和肌紧张常不明显；由于妊娠期有生理性白细胞数增多，白细胞计数超过 $15 \times 10^9/L$ 才有诊断意义，但也有白细胞计数无明显升高者。

### 四、鉴别诊断

妊娠期急性阑尾炎的鉴别诊断较困难。在妊娠早期，若症状典型诊断多无困难，但要与卵巢囊肿蒂扭转、妊娠黄体破裂、右侧输卵管妊娠破裂等相鉴别。妊娠中期需要鉴别的疾病有卵巢囊肿蒂扭转、右侧肾盂积水、急性肾盂肾炎、右输尿管结石、急性胆囊炎等。妊娠晚期要与分娩先兆、胎盘早剥、妊娠期急性脂肪肝、子宫肌瘤红色变性等相鉴别。产褥期急性阑尾炎有时与产褥感染不易区别。

### 五、处理

妊娠期急性阑尾炎不主张保守治疗。一旦高度怀疑急性阑尾炎，应在积极抗感染治疗的同时立即手术。如一时难以明确诊断，又高度怀疑急性阑尾炎时，应积极剖腹探查，以免延误病情。

治疗以连续硬膜外麻醉或硬膜外联合阻滞麻醉为宜。在妊娠早、中期，阑尾炎诊断明确者可采用麦式点切口，当诊断不能肯定时建议用正中或旁正中切口，在妊娠中晚期，切口应在压痛最明显处。如子宫体较大可采用臀部抬高 $30°～45°$ 或左侧卧位，便于暴露阑尾，减少对子宫的牵拉，并有利于防止仰卧位低血压综合征的发生。阑尾切除后最好不放置腹腔引流，以减少对子宫刺激引起早产。若腹腔炎症局限，阑尾穿孔，盲肠壁水肿，应于其附近放置引流管。以下情况可先行剖宫产再行阑尾切除：①阑尾穿孔并发弥漫性腹膜炎，盆腔感染严重，子宫及胎盘已有感染征象；②近预产期或胎儿近成熟，已具备体外生存能力；③病情严重，危及孕妇生命，而术中暴露阑尾困难。

术后继续抗感染治疗，需继续妊娠者，应选择对胎儿影响小、敏感的广谱抗生素。建议用头孢类或青霉素类药物。阑尾炎厌氧菌感染占 75%～90%，应选择针对厌氧菌的抗生素。有资料表明，甲硝唑在妊娠各期对胎儿影响较小，孕期可以选用。对继续妊娠者，术后 3～4 天内应给予保胎药物。

（周立岩）

## 第五节　妊娠合并泌尿道结石

妊娠合并泌尿道结石偶可见到，多以上尿路结石（肾与输尿管结石）为主。妊娠并不增加泌尿道结石的发生率，但妊娠期一旦合并泌尿道结石，处理上较非妊娠期困难。

### 一、妊娠与泌尿道结石的相互影响

一般认为,妊娠对泌尿道结石的病程并无多大影响。妊娠使输尿管受到机械性挤压,同时有泌尿道结石者,泌尿道感染的发生率明显增高,且感染不容易控制,需要联合用药或用药时间较长。如果出现急性尿路梗阻或剧烈绞痛,可使孕妇发生流产或早产。

### 二、临床表现及诊断

妊娠合并泌尿道结石的临床表现与非妊娠期基本相同,随结石形成的部位、形状、结石大小、是否合并梗阻或感染而异。由于结石的某些症状与有些产科并发症的症状类似,并且妊娠期检测手段相对受限,增加了诊断上的难度。

上尿路结石的典型症状为疼痛及血尿。疼痛常位于肋脊角、腰部、或上腹部,可向下腹部、腹股沟、大腿内侧、阴唇放射,多为间歇性钝痛,也可呈绞痛发作。发作时常伴肉眼血尿或镜下血尿,偶尔血尿为无痛性。合并尿路感染时,可出现发热。下尿路结石可表现为膀胱区疼痛、尿流突然中断和血尿,并发感染时可出现尿路刺激症状。当结石在肾与输尿管交汇处或向下移动时,可出现肾绞痛,患者疼痛难忍,大汗淋漓,辗转不安,呻吟不止,恶心呕吐,疼痛可沿侧腹部向下放散。

有泌尿道结石病史的孕妇,出现典型症状时,诊断比较容易。但在妊娠期,行腹部 X 线平片和静脉肾盂造影检查应慎重。多数患者需要结合临床表现、超声及实验室检查做出判断。右侧肾绞痛需与急性阑尾炎、胆囊炎、胆石症、卵巢囊肿蒂扭转、卵巢巧克力囊肿破裂、胎盘早剥及早产引起的疼痛相鉴别。

### 三、治疗

多饮水,保持日尿量在 3 000 mL 以上,配合利尿解痉药物,可促使小结石排出。肾绞痛发作时可给予哌替啶 50 mg,或与异丙嗪 25 mg 并用肌内注射,症状无好转时每 4 小时重复注射一次。吗啡 10 mg 和阿托品 0.5 mg 联合肌内注射;硝苯地平 10 mg 每天 4 次或疼痛时即刻舌下含服,也有很好的止痛效果。

超声体外碎石是一种有效、安全、无创伤的治疗肾结石的方法,必要时可以使用。泌尿道梗阻造成集合系统过度扩张者,妊娠期可以行输尿管支架——"双 J 管"治疗。经上述治疗无效时,需要外科手术取石。无论采取哪种治疗方法,均应加强胎儿监护,注意防止早产和减少或避免应用对胎儿有不良影响的药物。

(周立岩)

# 第十章 正常分娩

## 第一节 分娩动因

人类分娩发动的原因仍不清楚。目前认为人类分娩的发动是一种自分泌因子/旁分泌因子及子宫内组织分子信号相互作用的结果，使得子宫由静止状态成为活动状态，其过程牵涉复杂的生化和分子机制。

### 一、妊娠子宫的功能状态

妊娠期子宫可处于四种功能状态。

（一）静止期

在一系列抑制因子作用下，子宫肌组织在妊娠期95％的时间内处于功能静止状态。这些抑制因子包括孕激素、前列环素（$PGI_2$）、松弛素、一氧化氮（NO）、甲状旁腺素相关肽（PTH-rP）、降钙素相关基因肽、促肾上腺素释放激素（CRH）、血管活性肠肽及人胎盘催乳素等，它们以不同方式增加细胞内的 cAMP 水平，继而减少细胞内钙离子水平并降低肌球蛋白轻链激酶（MLCK，肌纤维收缩所需激酶）的活性，从而降低子宫肌细胞的收缩性。实验证实胎膜可以产生抑制因子，通过旁分泌作用维持子宫静止状态。

（二）激活期

子宫收缩相关蛋白（CAP）基因表达上调，CAP 包括缩宫素受体、前列腺素受体、细胞膜离子通道相关蛋白及细胞间隙连接的重要组成元素结合素-43（connexin-43）等。细胞间隙连接的形成是保证子宫肌细胞协调一致收缩的重要前提。

（三）刺激期

子宫对宫缩剂的反应性增高，在缩宫素、前列腺素（主要为 $PGE_2$ 和 $PGF_{2\alpha}$）的作用下产生协调规律的收缩，娩出胎儿。

（四）子宫复旧期

这一时期缩宫素发挥主要作用。分娩发动主要是指子宫组织由静止状态向激活状态的转化。

## 二、妊娠子宫转向激活状态的生理变化

### (一)子宫肌细胞间隙连接增加

间隙连接(gap junction,GJ)是细胞间的一种跨膜通道,可允许分子量小于 1 000 的分子通过,如钙离子。间隙连接可使肌细胞兴奋同步化,协调肌细胞的收缩活动,增强子宫收缩力,并可增加肌细胞对缩宫素的敏感性。妊娠早、中期细胞间隙连接数量少,且体积小,妊娠晚期子宫肌细胞具有逐渐丰富的间隙连接,并持续增加至整个分娩过程。间隙连接的表达、降解及其多孔结构由激素调节,孕酮是间隙连接形成的强大抑制剂,妊娠期主要通过孕酮抑制间隙连接的机制维持了子宫肌的静止状态。

### (二)子宫肌细胞内钙离子浓度增加

子宫肌细胞的收缩需要肌动蛋白、磷酸化的肌浆球蛋白和能量的供应。子宫收缩本质上是电位控制的,当动作电位传导至子宫肌细胞时,肌细胞发生去极化,胞膜上电位依赖的钙离子通道开放,细胞外钙离子内流入细胞内,降低静息电位,活化肌原纤维,进而诱发细胞收缩。故细胞内的钙离子浓度增加是肌细胞收缩不可缺少的。

## 三、妊娠子宫功能状态变化的调节因素

### (一)母体内分泌调节

#### 1.前列腺素类

长期以来,研究认为前列腺素在人类及其他哺乳动物分娩发动中起了重要的作用。在妊娠任一阶段引产、催产或药物流产均可应用前列腺素发动子宫收缩。相反,给予前列腺素生物合成抑制剂可延迟分娩及延长引产的时间。临产前,蜕膜及羊膜含有大量前列腺素前身物质花生四烯酸、前列腺素合成酶及磷脂酶 $A_2$,促进释放游离花生四烯酸并合成前列腺素。$PGF_2$ 和 $TXA_2$ 可引起平滑肌收缩,如血管收缩和子宫收缩。$PGE_2$、$PGD_2$ 和 $PGI_2$ 可引起血管平滑肌松弛和血管扩张。$PGE_2$ 在高浓度时可抑制腺苷酸环化酶或激活磷脂酶 C,增加子宫肌细胞内钙离子浓度,引起子宫收缩。子宫肌细胞内含有丰富的前列腺素受体,对前列腺素敏感性增加。前列腺素能促进肌细胞间隙连接蛋白合成,改变膜通透性,使细胞内 $Ca^{2+}$ 增加,促进子宫收缩,启动分娩。

#### 2.缩宫素

足月孕妇用缩宫素成功引产已有很长历史,但缩宫素参与分娩发动的机制仍不完全清楚。缩宫素结合到子宫肌上的缩宫素受体,激活磷脂酶 C,从膜磷脂释放出三磷酸肌醇和二酯酰甘油,升高细胞内钙的水平,使子宫收缩。缩宫素能促进肌细胞间隙连接蛋白的合成,此外,足月时缩宫素刺激子宫内前列腺素生物合成,通过前列腺素驱动子宫收缩。

#### 3.雌激素和孕激素

人类在妊娠期处于高雌激素状态。妊娠末期,孕妇体内雌激素可增加间隙连接蛋白和宫缩素受体合成,促进钙离子向细胞内转移,激活蜕膜产生大量细胞因子,刺激蜕膜及羊膜合成与释放前列腺素,促进宫缩及宫颈软化成熟。雌激素通过上述机制促进子宫功能状态转变。而在大多数哺乳动物,维持妊娠期子宫相对静止状态需要孕酮。孕酮可抑制子宫肌间隙连接蛋白的形成。早在 20 世纪 50 年代就有研究者提出,分娩时母体血浆内出现孕酮撤退。现在认为分娩前雌/孕激素比值明显增高,或受体水平的孕酮作用下降可能与分娩发动有关。

4.内皮素

内皮素是子宫平滑肌的强诱导剂,子宫平滑肌内有内皮素受体。妊娠晚期在雌激素作用下,兔和鼠的子宫肌内皮素受体表达增加,但在人类中尚未肯定。孕末期,羊膜、胎膜、蜕膜及子宫平滑肌含有大量内皮素,能提高肌细胞内 $Ca^{2+}$ 浓度,促进前列腺素合成,诱发宫缩。内皮素还能有效地降低引起收缩所需的缩宫素阈度。

5.血小板激活因子(platelet-activiting factor,PAF)

PAF 是一种强效的子宫收缩物质和产生前列腺素的刺激剂。随着临产发动,羊膜中 PAF 浓度增高。孕酮可增高子宫组织中的 PAF 乙酰水解酶,而雌激素及炎症细胞因子可降低此酶水平。这些研究提示宫内感染炎症过程使 PAF 增高,促进了子宫收缩。

(二)胎儿内分泌调节

研究显示,人类分娩信号也来源于胎儿。随着胎儿成熟,胎儿丘脑-垂体-肾上腺轴的功能逐渐建立,在促肾上腺皮质激素(ACTH)的作用下,胎儿肾上腺分泌的皮质醇和脱氢表雄酮(DHEA)增加,刺激胎盘的 17-α 水解酶减少孕激素的产生,并增加雌激素的生成,从而使雌激素/孕激素的比值增加,激活蜕膜产生大量细胞因子,如 IL-1、IL-6、IL-8、G-CSF、TNF-α、TGF-β 及表皮生长因子等;还能通过加强前列腺素的合成和分泌,刺激子宫颈成熟和子宫收缩。孕激素生成减少而雌激素生成增加也促进子宫平滑肌缩宫素受体和间隙连接的形成,同时还可促进钙离子向细胞内转移,加强子宫肌的收缩,促使分娩发动。

(三)母-胎免疫耐受失衡

从免疫学角度看,胎儿对母体而言是同种异体移植物,母体却对胎儿产生特异性的免疫耐受使妊娠得以维持。对母-胎免疫耐受机制有大量研究,提出的学说主要包括:①主要组织相容性复合物 MHC-Ⅰ(major histocompatibility complex Ⅰ)抗原缺乏;②特异的 HLA-G 抗原(human leukocyte antigen G)表达;③Fas/FasL 配体系统的作用;④封闭抗体的作用;⑤ $Th_1/Th_2$ 改变等。

一旦以上因素改变,引起母-胎间免疫耐受破坏,可导致母体对胎儿的排斥反应。研究发现,母体对胎儿的免疫反应是流产发生的主要原因之一。因此足月分娩中可能存在同样的机制,即由于母胎间免疫耐受的解除,母体启动分娩,将胎儿排出。

## 四、机械性理论

尽管内分泌系统的变化及分子的相互作用在分娩发动中占有极其重要的地位,无可否认,其最终是通过影响子宫收缩来达到促使胎儿娩出的目的。故有研究者认为随着妊娠的进展,子宫的容积不断增加,且胎儿的增长速度渐渐超过子宫的增大速度使得子宫内压不断增强。此外,在妊娠晚期,胎儿先露部分可以压迫到子宫的下段和宫颈。上述两部分因素使得子宫肌壁和蜕膜明显受压,肌壁上的机械感受器受刺激(尤其是压迫子宫下段和宫颈),这种机械性扩张通过交感神经传递至下丘脑,使得神经垂体释放缩宫素,引起子宫收缩。羊水过多、双胎妊娠容易发生早产是这一理论的佐证。但机械因素并不是分娩发动的始动因素。

（文　祯）

# 第二节　正常产程和分娩的处理

分娩全过程是从开始出现规律宫缩到胎儿、胎盘娩出为止,称分娩总产程,整个产程如下。

第一产程(宫颈扩张期):从间歇5～6分钟的规律宫缩开始,到宫颈口开全(10 cm)。初产妇宫颈较紧,宫口扩张较慢,需11～12小时,经产妇宫颈较松,宫口扩张较快,需6～8小时。

第二产程(胎儿娩出期):从宫口开全到胎儿娩出。初产妇需1～2小时,经产妇一般数分钟即可完成,但也有长达1小时者,但不超过1小时。

第三产程(胎盘娩出期):从胎儿娩出后到胎盘娩出,需5～15分钟,不超过30分钟。

## 一、第一产程及其处理

(一)临床表现

第一产程的产科变化主要为规律宫缩、宫口扩张、胎头下降及胎膜破裂。

1.规律宫缩

第一产程开始,出现伴有疼痛的子宫收缩,习称"阵痛"。开始时宫缩持续时间较短(20～30秒)且弱,间歇期较长(5～6分钟)。随着产程的进展,持续时间渐长(50～60秒)且强度增加,间歇期渐短(2～3分钟)。当宫口近开全时,宫缩持续时间可达1分钟以上,间歇期仅1分钟或稍长。

2.宫口扩张

宫口扩张是临产后规律宫缩的结果。在此期间宫颈管变软、变短、消失,宫颈展平和逐渐扩大。宫口扩张分两期:潜伏期及活跃期。潜伏期是从临产后规律宫缩开始,至宫口扩张到3 cm。此期宫颈扩张速度较慢,平均2～3小时扩张1 cm,需8小时,超过16小时为潜伏期延长。活跃期是指从宫口扩张3 cm至宫口开全。此期宫颈扩张速度显著加快,约需4小时,超过8小时为活跃期延长。活跃期又分为加速期、最大加速期和减速期(图10-1)。加速期是指宫颈扩张3～4 cm,约需1.5小时,最大加速期是指宫口扩张4～9 cm,约需2小时,在产程图上宫口扩张曲线呈直线倾斜上升,减速期是指宫口扩张9～10 cm,约需30分钟。宫口开全后,宫口边缘消失,与子宫下段及阴道形成产道。

3.胎头下降

胎头能否顺利下降,是决定能否经阴道分娩的重要观察项目。胎头下降程度以胎头颅骨最低点与坐骨棘平面的关系标明。胎头颅骨最低点平坐骨棘平面时,以"0"表示,在坐骨棘平面上1 cm时,以"－1"表示,在坐骨棘平面下1 cm时,以"＋1"表示,余以此类推(图10-2)。一般初产妇在临产前胎头已经入盆,而经产妇临产后胎头才衔接。随着产程的进展,先露部也随之下降。胎头于潜伏期下降不明显,于活跃期下降加快,平均每小时下降0.86 cm。

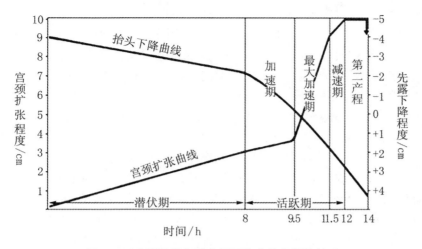

图 10-1　宫颈扩张与胎先露下降曲线分期的关系

**4.胎膜破裂**

胎膜破裂简称破膜,胎儿先露部衔接后,将羊水分隔成前、后两部分,在胎先露部前面的羊水,称前羊水,约100 mL,其形成的囊称前羊水囊。宫缩时前羊水囊楔入宫颈管内,有助于扩张宫口。随着宫缩继续增强,羊膜腔内压力更高,当压力增加到一定程度时胎膜自然破裂。胎膜多在宫口近开全时破裂。

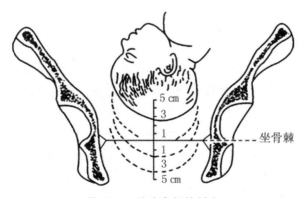

图 10-2　胎头高低的判定

**(二)产程观察及处理**

入院后首先了解和记录孕妇的病史,全身及产科情况,初步得出是否可以阴道试产或需进行某些处理。外阴部应剃除阴毛,并用肥皂水和温开水清洗,对初产妇及有难产史的经产妇应行骨盆外测量,有妊娠合并症者应给予相应治疗等。在整个分娩过程中,既要观察产程的变化,也要观察母儿的安危。及时发现异常,尽早处理。

**1.子宫收缩**

产程中必须连续定时观察并记录宫缩规律性、持续时间、间歇时间及强度。

(1)触诊法:助产人员将手掌放于产妇腹壁上直接检查,宫缩时宫体部隆起变硬,间歇期松弛变软;并记录下宫缩持续时间、强度、规律性及间歇期时间。每次至少观察 3～5 次宫缩,每隔1～2 小时观察一次。

(2)电子胎心监护仪:可客观反映宫缩情况,分为外监护和内监护两种类型。①外监护:临床最常用,适用于第一产程任何阶段。将宫缩压力探头固定在产妇腹壁宫体近宫底部,每隔1～2小时连续描记30分钟或通过显示屏连续观察。外监护容易受运动、体位改变、呼吸和咳嗽的影响,过于肥胖的孕妇不适用。外监护可以准确地记录宫缩曲线,测到宫缩频率和每次宫缩持续的时间,但所记录的宫缩强度不完全代表真正的宫内压力。②内监护:适用于胎膜已破,宫口扩张1 cm及以上的产妇。将充满生理盐水的塑料导管通过宫颈口越过胎头置入羊膜腔内,外端连接压力探头记录宫缩产生的压力,测定宫腔静止压力及宫缩时压力变化。内监护可以准确测量宫缩频率、持续时间及真正的宫内压力。但宫内操作复杂,有造成感染的可能,故临床上较少应用。

良好的宫缩应是间隔逐渐缩短,持续时间逐渐延长,同时伴有宫颈相应的扩张。国外建议用蒙得维的亚单位(Montevideo unit,MU)来评估有效宫缩。其计算方法是计数10分钟内每次宫缩峰值压力(mmHg)减去基础宫内压力(mmHg)后的压力差之和,或取宫缩产生的平均压力(mmHg)乘以宫缩频率(10分钟内宫缩次数)。该法同时兼顾了宫缩频率及宫缩产生的宫内压力,使宫缩强度的监测有了量化标准。如产程开始时宫缩强度一般为80～100 MU,相当于10分钟内有2～3次宫缩,每次宫缩平均宫内压力约为40 mmHg,至活跃期正常产程平均宫缩强度可达200～250 MU,相当于10分钟内有4～5次宫缩,平均宫内压力则在50 mmHg。至第二产程在腹肌收缩的协同下,宫缩强度可进一步升到300～400 MU,仍以平均宫缩频率5次计算,平均宫内压力可达60～80 mmHg,而从活跃期至第二产程每次宫缩持续时间相应增加不明显,宫缩强度主要以宫内压力及宫缩频率增加为主,用此方法评估宫缩不仅使产妇个体间的比较有了可比性,也使同一个体在产程不同阶段的变化有了更合理的判定标准。活跃期后当宫缩强度小于180 MU时,可诊断为宫缩乏力。

2.宫口扩张及胎头下降

描记宫口扩张曲线及胎头下降曲线,是产程图中重要的两项内容,是产程进展的重要标志和指导产程处理的主要依据。可通过肛门检查或阴道检查的方法测得。在国内一般采用肛门检查的方法,当肛门检查有疑问时可消毒外阴做阴道检查。但在国外皆用阴道检查来了解产程进展情况。

(1)肛门检查(简称肛查)。①方法:产妇取仰卧位,两腿屈曲分开,检查前用消毒纸遮盖阴道口避免粪便污染阴道。检查者站于产妇右侧,以戴指套的右手示指蘸取润滑剂后,轻轻置于直肠内,拇指伸直,其余各指屈曲以利示指深入。示指向后触及尾骨尖端,了解尾骨活动度,再触摸两侧坐骨棘是否突出并确定胎头高低,然后用指端掌侧探查宫口,摸清其四周边缘,估计宫颈管消退情况和宫口扩张厘米数。未破膜者在胎头前方可触到有弹性的前羊水囊,已破膜者能直接触到胎头,若无胎头水肿,还能扪清颅缝及囟门位置,确定胎方位。②时间与次数:适时在宫缩时进行,潜伏期每2～4小时查一次;活跃期每1～2小时查一次。同时也要根据宫缩情况和产妇的临床表现,适当的增减检查的次数。过频的肛门检查可增加产褥感染的机会。研究提示,肛门检查次数大于等于10次的产妇,其阴道细菌种数及计数均显著提高,且肛门检查与阴道细菌变化密切相关,即细菌种数及其计数随肛门检查次数的增加而增加。而检查次数过少在产程进展十分迅速时则可能失去准备接生的时间,这在经产妇应尤其注意。③检查内容:宫颈软硬度、位置、厚薄及宫颈扩张程度;是否破膜;骶尾关节活动度,坐骨棘是否突出,坐骨切迹宽度,骶棘韧带的弹性、韧度及盆底组织的厚度;确定胎先露、胎方位以及胎头下降程度。

(2)阴道检查。①适应证:于肛查胎先露、宫口扩张及胎头下降程度不清时;疑有脐带先露或脱垂;疑有生殖道畸形;轻度头盆不称经阴道试产4～6小时产程进展缓慢者。对产前出血者应慎重,须严格无菌操作,并在检查前做好输液、输血的准备。②方法:产妇排空膀胱后,取截石位,消毒外阴和阴道。检查者戴好口罩,消毒双手,戴无菌手套,铺无菌巾后用左(右)手拇指和示指将阴唇分开,右(左)手示指、中指蘸消毒润滑剂,轻轻插入产妇阴道,注意防止手指触及肛门及大阴唇外侧。因反复阴道检查可增加感染机会,故每次检查应尽量检查清楚,避免反复插入阴道。③内容:测量骨盆对角径、坐骨棘间径、骶骨弧度、耻骨弓和坐骨切迹情况等;胎方位及先露下降程度;宫口扩张程度,软硬度及有无水肿情况;阴道伸展度,有无畸形;会阴厚薄和伸展度等,以决定其分娩方式。

肛查对于了解骨盆腔内的情况比阴道检查更清楚,但肛门检查对宫口、胎先露、胎方位、骨盆入口等情况的了解不及阴道检查直接明了。每次肛查或阴道检查所得的宫颈扩张大小及先露高度的情况均应做详细记录,并绘于产程图上。用红色"○"表示宫颈扩张程度,蓝色"×"表示先露下降水平,每次检查后用红线连接"○",用蓝线连接"×",绘成两条曲线。产程图横坐标标示时间,以小时为单位,纵坐标标示宫颈扩张及先露下降程度,以厘米为单位。正常情况下宫口开大与胎头下降是并行的,但胎头下降略为滞后。宫口开大的最大加速期是胎头下降的加速期,而胎头下降的最大加速期是在第二产程。对大多数产妇,尤其是初产妇,在宫口开全时胎头应达坐骨棘平面以下。但应指出,有相当一部分产妇胎头下降与宫口开大并不平行。因此,在宫口近开全时,胎头未下降到坐骨棘水平并不意味着不能经阴道分娩。有些产妇在破膜以后胎头才迅速下降,在经产妇尤为常见。1972年,菲尔波特(Philpott)介绍了在产程图上增加警戒线和处理线,其原理是根据活跃期宫颈扩张率不得小于1 cm进行产程估算,如果产妇入院时宫颈扩张为1 cm,按宫颈扩张率每小时1 cm计算,预计9小时后宫颈将扩张到10 cm,因此在产程坐标图上1 cm与10 cm标志点之处时间相距9小时画一斜行连线,作为警戒线,与警戒线相距4小时之处再画一条与之平行的斜线作为处理线,两线间为警戒区。临床上实际是以宫颈扩张3 cm作为活跃期的起点,因此可以宫颈扩张3 cm标志点处取与之相距4 cm的坐标10 cm的标志点处画一斜行连线,作为警戒线,与警戒线相距4小时之处再画一条与之平行的斜线作为处理线(图10-3)。两线之间为治疗处理时期,宫颈扩张曲线越过警戒线者应进行处理,一般难产因素可纠正者的产程活跃期不超过正常上限,活跃期经过处理仍超过上限时,常提示难产因素不易纠正,需要再行仔细分析,并及时估计能否从阴道分娩。

3.胎膜破裂及羊水观察

胎膜多在宫口近开全或开全时自然破裂,前羊水流出。一旦胎膜破裂,应立即听胎心,并观察羊水性状、颜色和流出量,记录破膜时间。

羊水粪染与胎儿宫内窘迫的关系目前还有争论。对羊水粪染的发生机制大致可归纳为两种观点,即胎儿成熟理论及胎儿宫内窘迫理论。传统认为羊水粪染是胎儿缺血、缺氧的结果。当胎儿缺血、缺氧时,机体为了保证心、脑等重要脏器的血供,体内循环重新分配,消化系统的血供减少,胃肠道蠕动增加,肛门括约肌松弛,胎粪排出。胎儿成熟理论则认为羊水粪染是一种生理现象。随着妊娠周数增加,胎儿迷走神经张力渐强,胃肠道蠕动渐频,胎粪渐多,羊水粪染率渐增加。

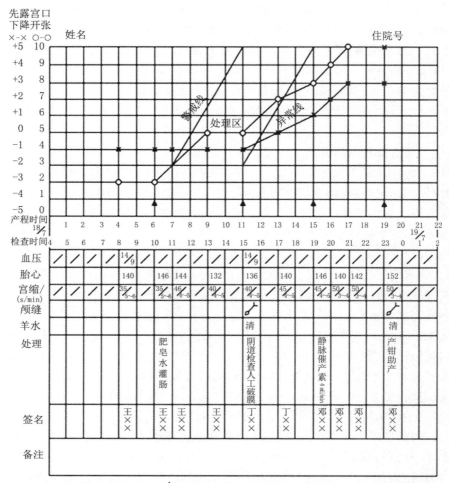

图 10-3　产程图表

注：↑表示重要处理开始时间，🎷表示大小囟与矢状缝位置以示胎方位，×－×表示阴道助产

羊水粪染的分度：Ⅰ度，羊水淡绿色、稀薄；Ⅱ度，羊水深绿色且较稠或较稀，羊水内含簇状胎粪；Ⅲ度，羊水黄褐色、黏稠状且量少。Ⅰ度羊水粪染一般不伴有胎儿宫内窘迫，Ⅱ～Ⅲ度羊水粪染考虑有胎儿宫内缺氧的存在。对羊水粪染者应作具体分析，既不要过高估计其严重性，也不要掉以轻心，重要的是应结合其他监测结果，明确诊断，及时处理，以降低围生儿的窒息率。在首次发现羊水粪染时，不论其粪染程度如何，均应做电子胎心监护。若 CST 阳性或者 NST 呈反应型而 OCT 又是阳性，提示胎儿宫内缺氧。如能配合胎儿头皮血 pH 测定而 pH 小于 7.2 时，提示胎儿处于失代偿阶段，需要立即结束分娩。如 CST 为阴性、pH 正常，可暂不过早干预分娩，但必须在电子胎心监护下严密观察产程进展，一旦出现 CST 阳性，则应尽快结束分娩。

4.胎心

临产后应特别注意胎心变化，可用听诊法、胎心电子监护或胎儿心电图等方法观察。在观察胎心时，应注意胎心的频率、规律性和宫缩之后胎心率的变化及恢复的速度等。胎心的规律性和宫缩对胎心的影响较胎心率的绝对数更重要。

（1）听诊器听取：有普通听诊器、木质听诊器和电子胎心听诊器三种，现在通常使用电子胎心听诊器。胎心听取应在宫缩间歇时,宫缩时听诊不能听到胎心。潜伏期应每隔1小时听胎心一次,活跃期宫缩较频时,应每15~30分钟听胎心一次,每次听诊1分钟。如遇有胎心异常,应增加听诊的次数。此法能方便获得每分钟胎心率,但不能分辨胎心率变异、瞬间变化及其与宫缩、胎动的关系。

(2)胎心电子监护:多用外监护描记胎心曲线。将测量胎心的探头置于胎心音最响亮的部分,固定于腹壁上,将测量宫压的探头置于产妇腹壁宫体近宫底部,亦固定于腹壁上。观察胎心率变异及其与宫缩、胎动的关系,每次至少记录20分钟,有条件者可应用胎儿监护仪连续监测胎心率。此法能较客观地判断胎儿在宫内的状态,如脐带受压、胎头受压、胎儿缺氧或(及)酸中毒等。值得注意的是,在胎头入盆、破膜、阴道检查、肛查及做胎儿内监护安放胎儿头皮电极时,可以发生短时间的早期减速,这是由于胎头受骨盆或宫缩压迫所致。

(3)胎儿心电图:分为直接法和间接法,因直接法需宫口开大到一定程度而且破膜后才能进行,并有增加感染的可能性,故较少采用。目前较多采用非侵入性的间接法,一般用三个电极,两个放在产妇的腹壁上,另一个置于产妇的大腿内侧。在分娩过程中如出现PR间期明显缩短、ST段偏高和T波振幅加大,是胎儿缺氧的表现。胎儿发生严重的酸中毒时,则T波变形。有研究发现第二产程的胎儿心电图监测与产后胎儿脐动脉血pH及血气含量明显相关。

5.胎儿酸血症的监测

胎儿头皮血pH与产时异常胎心率的出现,分娩后新生儿脐血pH及阿普加(Apgar)评分间存在着良好的相关性。因此胎儿头皮血pH被认为是判断胎儿是否存在宫内缺氧的最准确方法。胎儿头皮血pH正常为7.25~7.35。如pH为7.20~7.24为胎儿酸血症前期,应警惕有胎儿窘迫可能,此时应给孕妇吸氧。pH小于7.20则表示重度酸中毒,是胎儿危险的征兆,应尽快结束分娩。胎儿头皮血血气分析值在正常各产程中的变化见表10-1。

表10-1 胎儿头皮血血气分析值在正常各产程中的变化

| 类别 | 第一产程早期 | 第一产程末期 | 第二产程 |
|---|---|---|---|
| pH | $7.33\pm0.03$ | $7.32\pm0.02$ | $7.29\pm0.04$ |
| $PCO_2$/mmHg | $44.00\pm4.05$ | $42.00\pm5.10$ | $46.30\pm4.20$ |
| $PO_2$/mmHg | $21.80\pm2.60$ | $21.30\pm2.10$ | $17.00\pm2.00$ |
| $HCO_3^-$/(mmol/L) | $20.10\pm1.20$ | $19.10\pm2.10$ | $17.00\pm2.00$ |
| BE/(mmol/L) | $3.90\pm1.90$ | $4.10\pm2.50$ | $6.40\pm1.80$ |

胎儿的pH还受母体pH水平的影响。产程中母体饥饿、脱水、体力消耗可致代谢性酸中毒,过度通气可致呼吸性碱中毒,均可影响胎儿。为消除母源性酸中毒对胎儿头皮血血气分析的影响,可根据母儿间血气的差异进行判断。

(1)母子间血气pH差($\Delta$pH):小于0.15表示胎儿无酸中毒,0.15~0.20为可疑,大于0.20为胎儿酸中毒。

(2)母子间碱短缺值:2.0~3.0 mEq/L表示胎儿正常,大于3.0 mEq/L为胎儿酸中毒。

(3)母子间Hb 5 g/dL时的碱短缺值:小于0或由正值变为负值表示胎儿酸中毒。

胎儿头皮血pH测定是一种创伤性的检查方法,只能得到瞬时变化而不能连续监测,因而限制了它的应用。当电子胎心监护初筛异常时,可考虑行胎儿头皮血气测定,如临床及胎心监护已确定重度胎儿宫内窘迫,应迅速终止妊娠而抢救胎儿,不必再做头皮血气测定。

6.母体情况观察

(1)生命体征:测量产妇的血压、体温、脉搏和呼吸频率并记录。一般第一产程期间宫缩时血压升高5～10 mmHg,间歇期恢复原状。应每隔4～6小时测量一次。发现血压升高应增加测量次数。

(2)饮食:鼓励产妇少量多次进食,吃高热量易消化食物,并注意摄入足够水分,以保证充沛的精力和体力。

(3)活动与休息:宫缩不强且未破膜时,产妇可在室内适当活动,有助于产程进展和减轻产痛。待产时产妇的体位应以产妇感到舒适为准。已破膜者应该卧床,如果胎头已衔接,取平卧位即可,如胎头未衔接或臀位、横位时,应取臀高位,以免发生脐带脱垂。如产妇精神过度紧张,宫缩时喊叫不安,应安慰产妇,在宫缩时指导做深呼吸动作,也可用双手轻揉下腹部或腰骶部。产时镇痛可适当的应用哌替啶50～100 mg及异丙嗪25 mg,可3～4小时肌内注射一次;也可选择连续硬膜外麻醉镇痛。

(4)排尿与排便:应鼓励产妇每2～4小时排尿一次,以免膀胱充盈影响宫缩及胎头下降。因胎头压迫引起排尿困难者,必要时可导尿。初产妇宫口扩张小于4 cm,经产妇宫口扩张小于2 cm时可行温肥皂水灌肠,既能避免分娩时粪便污染,又能反射作用刺激宫缩加速产程进展。但胎膜早破、阴道流血、胎头未衔接、胎位异常、有剖宫产史、宫缩很强估计1小时内将分娩者或患严重产科并发症、合并症如心脏病等,均不宜灌肠。

## 二、第二产程及其处理

(一)临床表现

宫口开全后仍未破膜,常影响胎头的下降,应行人工破膜。破膜后宫缩常暂时停止,产妇略感舒适,随后宫缩重现且较前增强,每次持续时间可达1分钟,间歇期仅1～2分钟。当胎头降至骨盆出口压迫盆底组织时,产妇有排便感,不由自主向下屏气。随着产程进展,会阴会渐渐膨隆和变薄,肛门松弛。于宫缩时胎头露于阴道口,且露出部分不断增大,在宫缩间歇期又缩回阴道内,称为胎头拨露。随产程进展,胎头露出部分逐渐增多,宫缩间歇期胎头不再缩回,称为胎头着冠,此时胎头双顶径超过骨盆出口。会阴极度扩张,应注意保护会阴,娩出胎头。随后胎头复位和外旋转,前肩、后肩和胎体相继娩出,后羊水随之涌出。经产妇第二产程短,有时仅需几次宫缩即可完成胎头娩出。胎儿娩出后产妇顿感轻松。

(二)产程的观察和处理

1.密切监护胎心及产程进展

第二产程宫缩频且强,应密切观察子宫收缩有无异常及胎先露的下降情况。警惕病理性缩复环及强直性子宫收缩的出现,同时密切观察胎心的变化,每5～10分钟听胎心一次(间隔2～3次宫缩听一次胎心),如有胎心异常则增加听胎心的次数,有条件者应使用胎心电子监护。尤其应注意观察胎心与宫缩的关系,若第二产程在胎头娩出前,由于脐带受压或受到牵引,可出现变异减速,除非反复多次出现中、重度变异减速,否则不被认为对胎儿有害。如出现胎心变慢且在宫缩后不恢复和恢复慢,应尽快结束分娩。发现第二产程延长,应及时查找原因,采取相应措施尽快结束分娩,避免胎头长时间受压,引起胎儿窘迫、颅内出血等并发症发生。

2.指导产妇用力

宫口开全后,医护人员应指导产妇正确用力。方法是让产妇双膝屈曲外展,双脚蹬在产床上,双手握住产床的把手。一旦出现宫缩,产妇深吸气屏住,并向上拉把手,使身体向下用力如排便状,以升高腹压。子宫收缩间期时,产妇呼气,全身肌肉放松,安静休息。当宫缩再次出现时再用同样的屏气用力动作,以加速产程的进展。当胎头着冠后,宫缩时不应再令产妇用力,以免胎头娩出过快而使会阴裂伤。

指导产妇正确用力十分重要,若用力不当使产妇消耗体力或造成不应有的软产道裂伤。尤其应注意的是宫口尚未开全,不可过早屏气用力,因当胎头位置低已深入骨盆到达盆底时,也可使产妇产生排便感并不自觉地用力。但此时用力非但不利于加速产程的进展,反而使宫颈被挤压在骨盆和胎头之间,从而使宫颈循环障碍而造成宫颈水肿,影响宫口开大而造成难产。

3.接产准备

初产妇宫口开全,经产妇宫口扩张4 cm且宫缩规律有力时,应将产妇送至产房做好接产准备工作。让产妇仰卧于产床上(或坐于特制的产椅上),两腿屈曲分开,露出外阴部,在臀下放一便盆或塑料布,用消毒纱布球蘸肥皂水擦洗外阴部,顺序是大小阴唇、阴阜、大腿内上1/3、会阴及肛门周围(图10-4)。然后用温开水冲掉肥皂水,为防止冲洗液流入阴道,用消毒干纱布盖住阴道口,最后以0.1%新洁尔灭冲洗或涂以碘附进行消毒,随后取下阴道的纱布球和臀下的便盆或塑料布,铺消毒巾于臀下。接产者按无菌操作常规洗手后穿手术衣及戴手套,打开产包,铺好消毒巾,准备接产。

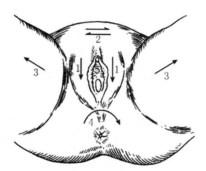

图10-4 外阴消毒顺序

4.接产的要领

产妇必须与接产者充分合作,保护会阴的同时协助胎头俯屈,让胎头以最小的径线(枕下前囟径)在宫缩间歇时缓慢的通过阴道口,是预防会阴撕裂的关键。接产者控制胎肩娩出速度,胎肩娩出时也要注意保护会阴。

5.产妇的产位

分娩时产妇的体位可分为仰卧位和坐位两种。

(1)仰卧位分娩:目前国内多数产妇分娩取仰卧位。

其优点:①有利于经阴道助产手术的操作如会阴切开术、胎头吸引术、产钳术等;②对新生儿处理较为便利。但从分娩的生理来说,并非理想体位。

其缺点:①妊娠子宫压迫下腔静脉,使回心血量减少,产妇可出现仰卧位低血压;②仰卧位使骨盆的可塑性受限,且宫缩的效率较低,从而增加难产的机会;③胎儿的重力失去应有的作用,并导致产程延长;④增加产妇的不安和产痛等。

基于上述原因,仰卧位分娩时继发性宫缩乏力和胎儿窘迫的发生率较坐位分娩高,异常分娩也较多。所以它不是理想的分娩体位。

(2)坐位分娩。

其优点:①可提高宫缩效率,缩短产程。由于胎儿的纵轴和产轴一致,故能充分发挥胎儿的重力作用,可使抬头对宫颈的压力增加。②由于子宫胎盘的血供改善,也可使宫缩加强,胎儿窘迫和新生儿窒息的发生率降低。③可减少骨盆的倾斜度,有利于胎头入盆和分娩机制的顺利完成。④X线检查表明,由于仰卧位改坐位时,可使坐骨棘间距平均增加0.76 cm。骨盆出口前后径增加1～2 cm,骨盆出口面积平均增加28%。⑤产妇分娩时感觉较舒适,由于产妇在分娩过程中可以环视周围的一切,并与医护人员保持密切联系,可减轻其紧张和不安的情绪。

其缺点:①分娩时间不宜过长,否则易发生阴部水肿;②坐位分娩时胎头娩出较快,易造成新生儿颅内出血及阴道、会阴裂伤;③接生人员需保护会阴和新生儿处理不便,这也是目前坐位分娩较少采用的主要原因。

自20世纪80年代以来,已对坐式产床做了不少的改进,其基本的构造包括靠背、坐椅、扶手和脚踏板等部分。产床的靠背部分是可调节的,在分娩过程中可根据宫缩的情况和胎头下降的程度适当的调整靠背的角度。在胎头即将娩出时可将靠背放平使产妇改为仰卧位,以便于助产者保护会阴和控制胎头娩出的速度。初产妇宫口开全或近开全,经产妇宫口开大8 cm时,在坐式产床上就坐,靠背角度为60°～80°。在上坐式产床后1小时内分娩最好,时间过长容易引起会阴水肿。

6.接产步骤

接产者站在产妇的右侧,当胎头拨露使阴唇后联合紧张时,开始保护会阴。具体方法如下:在会阴部盖上一块消毒巾,接产者右肘支在产床上,右手拇指与其余4指分开,每当宫缩时以手掌大鱼际肌向内上方托住会阴部,同时左手应轻轻下压胎头枕部,协助胎头俯屈,且使胎头缓慢下降。宫缩间歇期,保护会阴的右手应当松弛,以免压迫过久引起会阴部水肿。当胎头枕部在耻骨弓下露出时,左手应按分娩机制协助胎头仰伸。此时若宫缩强,应嘱产妇张口哈气以缓解腹压的作用,让产妇在宫缩间歇期使稍向下屏气,以使胎头缓慢娩出。胎头娩出后,右手仍需保护会阴,不要急于娩出胎肩,而应先以左手自其鼻根向下颌挤压,挤出口、鼻内的黏液和羊水,然后协助胎头复位及外旋转,使胎儿双肩径与骨盆出口前后径相一致。接产者的左手将胎儿颈部向下轻压,使前肩自耻骨弓下先娩出,继之再托胎颈向上,使后肩从会阴前缘缓慢娩出。双肩娩出后,保护会阴的右手方可离开会阴部。最后双手协助胎体和下肢相继以侧位娩出,并记录胎儿娩出时间(图10-5)。

胎儿娩出后1～2分钟断扎脐带。若当胎头娩出时,见脐带绕颈一周且较松时,可用手将脐带顺胎肩推下或从胎头滑下。若脐带绕颈过紧或绕颈两周或两周以上,可先用两把血管钳将脐带一段夹住并从中间剪断,注意勿伤及胎儿颈部,待松弛脐带后协助胎肩娩出(图10-6)。

7.会阴裂伤的诱因及预防

(1)会阴裂伤的诱因:会阴水肿、会阴过紧缺乏弹力,耻骨弓过低,胎儿过大,胎儿娩出过快等,均易造成会阴撕裂。

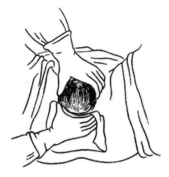

A. 保护会阴，协助胎头俯屈

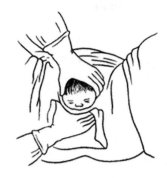

B. 协助胎头仰伸

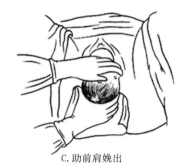

C. 助前肩娩出

D. 助后肩娩出

**图 10-5　接产步骤**

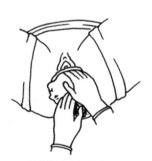

A. 将脐带顺肩部推上

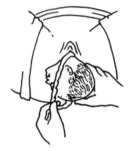

B. 把脐带从头上退下

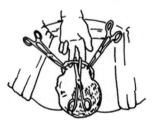

C. 用两把血管钳夹住，从中间剪断

**图 10-6　脐带绕颈的处理**

（2）会阴裂伤的预防：①指导产妇分娩时正确用力，防止胎儿娩出过快。②及时发现会阴、产道的异常，选择合适的分娩方式。如会阴坚韧、水肿或瘢痕形成，估计会造成严重裂伤时，可做较大的会阴切开术或改行剖宫产术。③提高接生操作技术，正确保护会阴。④初产妇行阴道助产前应做会阴切开，切开大小根据胎儿大小及会阴组织的伸展性。助产时术者与助手要密切配合，要求胎头以最小径线通过会阴，且不能分娩过快、过猛。

8. 会阴切开

（1）会阴切开的指征：会阴过紧或胎儿过大，产钳或吸引器助产，估计分娩时会阴撕裂不可避免者，或母儿有病理情况急需结束分娩者。

（2）会阴切开的时间：①一般在宫缩时可看到胎头露出外阴口 3～4 cm 时切开，可以防止产后盆底松弛,避免膀胱膨出,直肠膨出及尿失禁;②也有主张胎头着冠时切开,可以减少出血;③决定手术助产时切开。过早地切开不仅无助于胎儿的娩出,反而会导致出血量的增加。

(3)会阴切开术:包括会阴后-侧切开术和会阴正中切开。常用以下两种术式。①会阴左侧-后侧切开术:阴部神经阻滞及局部浸润麻醉生效后,术者于宫缩时以左手食中两指伸入阴道内撑起左侧阴道壁,右手用钝头剪刀自会阴后联合中线向左侧45°,在宫缩开始时剪开会阴4～5 cm。若会阴高度膨隆则需外旁开60°～70°。若会阴体短则以阴唇后联合上0.5 cm处为切口起点。会阴侧切时切开球海绵体肌、会阴深横肌、会阴浅横肌及部分肛提肌,切开后用纱布压迫止血。此法可充分扩大阴道口,适于胎儿较大及辅助难产手术,其缺点为出血多,愈合后瘢痕较大。②会阴正中切开术:局部浸润麻醉后,术者于宫缩时沿会阴后联合正中垂直剪开2 cm。此法切开球海绵体肌及中心腱,出血少,术后组织肿胀疼痛轻微。但切口有自然延长撕裂肛门括约肌危险,胎儿大或接产技术不熟练者不宜采用。

(4)会阴缝合:一般在胎盘娩出后,检查软产道有无裂伤,然后缝合会阴切口。会阴缝合的关键是必须彻底止血,重建解剖结构。缝合完毕后需肛指检查缝线是否穿过直肠黏膜,如确有缝线穿过黏膜,则应拆除重缝。

## 三、第三产程及其处理

(一)胎盘剥离的机制

胎儿娩出后,子宫底降至脐平,产妇有轻松感,宫缩暂停数分钟后再次出现。由于子宫腔容积突然明显缩小,而胎盘不能相应的缩小而与子宫壁发生错位而剥离,剥离面出血,形成胎盘后血肿。由于子宫继续收缩,剥离面积继续扩大,直至胎盘完全剥离而娩出。

(二)胎盘剥离的征象

(1)子宫体变硬呈球形,胎盘剥离后降至子宫下段,下段被扩张,子宫体呈狭长形被推向上,宫底升高达脐上。

(2)剥离的胎盘降至子宫下段,使阴道口外露的一段脐带自行延长。

(3)若胎盘从边缘剥离时有少量阴道流血,若胎盘从中间剥离时则无阴道流血。

(4)用手掌尺侧在产妇耻骨联合上方轻压子宫下段时,子宫体上升而外露的脐带不再回缩(图10-7)。

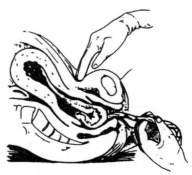

图10-7 胎盘剥离后在耻骨联合上方压子宫,脐带不再回缩

(三)胎盘娩出方式

胎盘剥离和娩出的方式有两种。

**1.胎儿面娩出式**

此即胎盘以胎儿面娩出。胎盘从中央开始剥离,然后向周围剥离,剥离血液被包于胎膜内。其特点是胎盘先娩出,随后见少量的阴道流血。这种娩出方式多见。

**2.母体面娩出式**

此即胎盘以母体面娩出。胎盘从边缘开始剥离,血液沿剥离面流出,最后整个胎盘反转娩出。其特点是先有较多的阴道流血随后胎盘娩出。这种方式较少见。

**(四)第三产程的处理**

**1.协助胎盘胎膜娩出**

正确处理胎盘娩出,可减少产后出血的发生率。为了使胎盘迅速剥离减少出血,可在胎肩娩出后,静脉注射缩宫素 10 U。接产者切忌在胎盘尚未完全剥离之前,用手按揉、下压宫底或牵拉脐带,以免引起胎盘部分剥离出血或拉断脐带,甚至造成子宫内翻。当确认胎盘完全剥离时,于宫缩时以左手握住宫底(拇指置于子宫前壁,其余四指放在子宫后壁)并按压,同时右手轻拉脐带、协助娩出胎盘(图 10-8)。

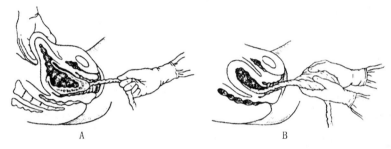

A　　　　　　　　　　　　　　　　B

**图 10-8　协助胎盘胎膜娩出**

当胎盘娩出至阴道口时,接产者用双手捧住胎盘,向一个方向旋转并缓慢向外牵拉,协助胎膜完整剥离娩出。若在胎盘娩出过程中发现胎膜部分断裂,可用血管钳夹住断裂上端的胎膜,再继续向原方向旋转,直至胎膜完全娩出。胎盘胎膜娩出后,按摩子宫刺激其收缩以减少出血。在按摩子宫的同时注意观察出血量。

**2.检查胎盘胎膜**

将胎盘铺平,先检查胎盘母体面的胎盘小叶有无缺损,疑有缺损时可用库斯特内(Küstener)牛乳测试法(从脐静脉注入牛乳,若见牛乳自胎盘母体面溢出,则溢出部位为胎盘小叶缺损部位)。然后将胎盘提起,检查胎膜是否完整。再检查胎盘胎儿面边缘有无血管断裂,以便及时发现副胎盘。副胎盘为另一个小胎盘与正常的胎盘分离,但两者间有血管相连(图 10-9)。若有副胎盘、部分胎盘残留或大块胎膜残留,应无菌操作伸手入宫腔内取出残留组织。若仅有少量胎膜残留,可给予子宫收缩剂待其自然排出。详细记录胎盘娩出时间,方式,以及胎盘大小和重量。胎盘娩出后子宫应呈强直性收缩,硬如球状,阴道出血很少。

**3.检查软产道**

胎盘娩出后,应仔细检查软产道(包括会阴、小阴唇内侧、尿道口周围、前庭、阴道和宫颈)有无裂伤。如有裂伤应立即按原来的解剖位置或层次逐层缝合。

**4.预防产后出血**

正常分娩出血量多不超过 300 mL。对既往有产后出血史或易发生产后出血的产妇(如分娩次数大于等于 5 次的多产妇、多胎妊娠、羊水过多、滞产等),可在胎儿前肩娩出后静脉注射麦角新碱0.2 mg,或缩宫素10 IU加于 25％葡萄糖液 20 mL 内静脉注射,也可在胎儿娩出后立即经胎盘部脐静脉快速注入加入10 IU 缩宫素的生理盐水 20 mL,均能促使胎盘迅速剥离减少出血。若胎盘尚未完全剥离而阴道出血多时,应行手取胎盘术。若胎儿已娩出 30 分钟,胎盘仍未排出、出血不多时,应排空膀胱,再轻轻按压子宫及静脉注射缩宫素,仍不能使胎盘排出时,再行手取胎盘术。若胎盘娩出后出血多时,可经下腹部直接注入宫体肌壁内或肌内注射麦角新碱 0.2～0.4 mg,并将缩宫素 20 IU 加于 5％葡萄糖液 500 mL 内静脉滴注。

手取胎盘时若发现宫颈内口较紧者,应肌内注射阿托品 0.5 mg 及哌替啶 100 mg。术者需更换手术衣及手套,外阴再次消毒后,将一手手指并拢呈圆锥状直接伸入宫腔,手掌面向着胎盘母体面,手指并拢以手掌尺侧缘缓慢将胎盘从边缘开始逐渐自子宫壁分离,另一手在腹部压宫底(图 10-10)。待确认胎盘已全部剥离方可取出胎盘,取出后立即肌内注射子宫收缩剂。注意操作必须轻柔,避免暴力强行剥离或用手抓挖宫壁,防止子宫破裂。若找不到疏松的剥离面,不能分离者,可能是植入性胎盘,不应强行剥离。取出的胎盘立即检查是否完整,若有缺损应再次以手伸入宫腔清除残留胎盘及胎膜,应尽量减少进出宫腔次数。必要时可用大刮匙刮宫。

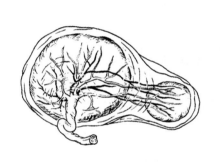

图 10-9　副胎盘

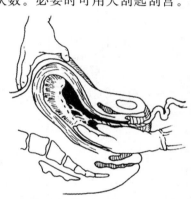

图 10-10　手取胎盘术

5.产后观察

分娩结束后应仔细收集并记录产时的出血量。产妇应继续留产房观察 2 小时,注意产妇的一般情况、子宫收缩、子宫底高度、膀胱充盈情况、阴道流血量、会阴及阴道有无血肿等,发现异常情况及时处理。产后 2 小时后,将产妇和新生儿送回病房。

(祁亚芬)

# 第十一章 异常分娩

## 第一节 胎位异常

胎位异常是造成难产的常见因素之一。分娩时枕前位约占90％,而胎位异常约占10％。其中胎头位置异常居多。有因胎头在骨盆内旋转受阻的持续性枕横位、持续性枕后位。有因胎头俯屈不良呈不同程度仰伸的面先露、额先露,还有高直位、前不均倾位等。总计占6％～7％,胎产式异常的臀先露占3％～4％,肩先露极少见。此外还有复合先露。

### 一、持续性枕横位

在分娩过程中,胎头以枕后位或枕横位衔接,在下降过程中,强有力的宫缩多能使胎头向前转135°或90°,转成枕前位而自然分娩。如胎头持续不能转向前方,直至分娩后期,仍然位于母体骨盆的后方或侧方,致使发生难产者,称为持续性枕后位(persistent occipito posterior position,POPP)(图11-1)或持续性枕横位(persistent occipito transverse position,POTP)。

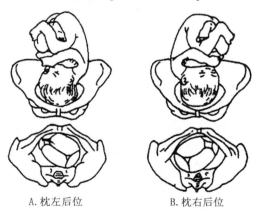

A.枕左后位　　　　　B.枕右后位

**图11-1　持续性枕后位**

（一）原因

1.骨盆狭窄

产妇为男人型骨盆或类人猿型骨盆。其特点是入口平面前半部较狭窄,后半部较宽大,胎头较容易以枕后位或枕横位衔接,又常伴中骨盆狭窄,影响胎头在中骨盆平面向前旋转,致使成为持续性枕后位或持续性枕横位。

2.胎头俯屈不良

如胎头以枕后位衔接,胎儿脊柱与母体脊柱接近,不利于胎头俯屈,胎头前囟成为胎头下降的最低部位,而最低点又常转向骨盆前方,当前囟转至前方或侧方时,胎头枕部转至后方或侧方,形成持续性枕后位或持续性枕横位。

（二）诊断

1.临床表现

临产后,胎头衔接较晚或俯屈不良,由于枕后位的胎先露部不易紧贴宫颈和子宫下段,常导致宫缩乏力及宫颈扩张较慢。因枕骨持续位于骨盆后方压迫直肠,产妇自觉肛门坠胀及排便感,致使宫口尚未开全时,过早使用腹压,容易导致宫颈前唇水肿和产妇疲劳,影响产程进展,常导致第二产程延长。

2.腹部检查

头位胎背偏向母体的后方或侧方,母体腹部的 2/3 被胎体占有,而肢体占 1/3 者为枕前位,胎体占1/3而肢体占 2/3 为枕后位。

3.阴道（肛门）检查

宫颈部分扩张或开全时,感到盆腔后部空虚,胎头矢状缝位于骨盆斜径上,前囟在骨盆右前方,后囟（枕部）在骨盆左后方为枕左后位,反之为枕右后位。当发现产瘤（胎头水肿）、颅骨重叠、囟门触不清时,需借助胎儿耳郭及耳屏位置及方向判定胎位。如耳郭朝向骨盆后方,则可诊断为枕后位;如耳郭朝向骨盆侧方,则为枕横位。

4.B超检查

根据胎头颜面及枕部的位置,可以准确探清胎头位置以明确诊断。

（三）分娩机制

胎头多以枕横位或枕后位衔接。如在分娩过程中,不能转成枕前位时,可有以下两种分娩机制。

1.枕左后（枕右后）

胎头枕部到达中骨盆向后行 45°内旋转,使矢状缝与骨盆前后径一致,胎儿枕部朝向骶骨成枕后位。其分娩方式有两种。

（1）胎头俯屈较好:当胎头继续下降至前囟抵达耻骨弓下时,以前囟为支点,胎头俯屈,使顶部和枕部自会阴前缘娩出,继之胎头仰伸,相继由耻骨联合下娩出额、鼻、口、颏。此种分娩方式为枕后位经阴道分娩最常见的方式（图 11-2A）。

（2）胎头俯屈不良:当鼻根出现在耻骨联合下缘时,以鼻根为支点,胎头先俯屈,从会阴前缘娩出前囟、顶及枕部,然后胎头仰伸,使鼻、口、颏部相继由耻骨联合下娩出（图 11-2B）。因胎头以较大的枕额周径旋转,胎儿娩出困难,多需手术助产。

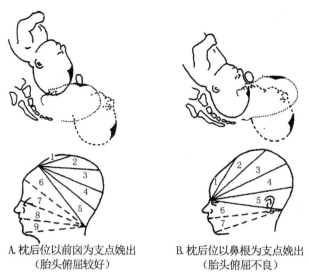

A.枕后位以前囟为支点娩出
（胎头俯屈较好）

B.枕后位以鼻根为支点娩出
（胎头俯屈不良）

图 11-2　枕后位分娩机制

2.枕横位

部分枕横位于下降过程中无内旋转动作,或枕后位的胎头枕部仅向前旋转 45°成为持续性枕横位,多数需徒手将胎头转成枕前位后自然或助产娩出。

（四）对母儿的影响

1.对产妇的影响

枕横位或枕后位常导致继发宫缩乏力,产程延长,常需手术助产,且容易发生软产道损伤,增加产后出血及感染的机会。如胎头长时间压迫软产道,可发生缺血、坏死、脱落,形成生殖道瘘。

2.对胎儿的影响

由于第二产程延长和手术助产机会增多,常引起胎儿窘迫和新生儿窒息,使围生儿发病率和病死率增高。

（五）治疗

1.第一产程

严密观察产程,让产妇朝向胎背侧方向侧卧,以利胎头枕部转向前方。如宫缩欠佳,可静脉滴注缩宫素。宫口开全之前,嘱产妇不要过早屏气用力,以免引起宫颈水肿而阻碍产程进展。如果产程无明显进展,或出现胎儿窘迫,需行剖宫产术。

2.第二产程

如初产妇第二产程已近 2 小时,经产妇已近 1 小时,应行阴道检查,再次判断头盆关系,决定分娩方式。当胎头双顶径已达坐骨棘水平面或更低时,可先行徒手转儿头,待枕后位或枕横位转成枕前位,使矢状缝与骨盆出口前后径一致,可自然分娩,或阴道手术助产（低位产钳或胎头吸引器）;如转成枕前位有困难时,也可向后转成正枕后位,再以低产钳助产,但以枕后位娩出时,需行较大侧切,以免造成会阴裂伤。如胎头位置较高,或疑头盆不称,均需行剖宫产术,中位产钳禁止使用。

3.第三产程

因产程延长,易发生宫缩乏力,故胎盘娩出后立即肌内注射宫缩剂,防止产后出血。有软产道损伤者,应及时修补。新生儿重点监护。手术助产及有软产道裂伤者,产后给予抗生素预防感染。

## 二、高直位

胎头以不屈不仰姿势衔接于骨盆入口,其矢状缝与骨盆入口前后径一致,称为高直位。是一种特殊的胎头位置异常:胎头的枕骨在母体耻骨联合的后方,称高直前位,又称枕耻位(图 11-3);胎头枕骨位于母体骨盆骶岬前,称高直后位,又称枕骶位(图 11-4)。

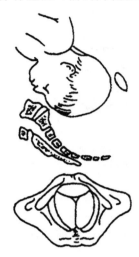
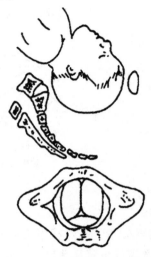

图 11-3　高直前位(枕耻位)　　　图 11-4　高直后位(枕骶位)

(一)诊断

1.临床表现

临产后胎头不俯屈,胎头进入骨盆入口的径线增大,胎头迟迟不能衔接,胎头下降缓慢或停滞,宫颈扩张也缓慢,致使产程延长。

2.腹部检查

枕耻位时,胎背靠近腹前壁,不易触及胎儿肢体,胎心位置稍高在腹中部听得较清楚。枕骶位时,胎儿小肢体靠近腹前壁,有时在耻骨联合上方,可清楚地触及胎儿下颏。

3.阴道检查

阴道检查发现胎头矢状缝与骨盆前后径一致,前囟在耻骨联合后,后囟在骶骨前,为枕骶位,反之为枕耻位。由于胎头紧嵌于骨盆入口处,妨碍胎头与宫颈的血液循环,阴道检查时常可发现产瘤,其范围与宫颈扩张程度相符合,一般直径为 3～5 cm。产瘤一般在两顶骨之间,因胎头不同程度的仰伸所致。

(二)分娩机制

1.枕耻位

如胎儿较小,宫缩强,可使胎头俯屈、下降,双顶径达坐骨棘平面以下时,可能经阴道分娩,但胎头俯屈不良而无法入盆时,需行剖宫产。

2.枕骶位

枕骶位时胎背与母体腰骶部贴近,妨碍胎头俯屈及下降,使胎头处于高浮状态,迟迟不能入盆。

（三）治疗

1.枕耻位

枕耻位可给予试产,加速宫缩,促使胎头俯屈,有望阴道分娩或手术助产,如试产失败,应行剖宫产。

2.枕骶位

一经确诊枕骶位,应行剖宫产。

## 三、枕横位中的前不均倾位

头位分娩中,胎头不论采取枕横位、枕后位或枕前位通过产道,均可发生不均倾势(胎头侧屈),枕横位时较多见,枕前位与枕后位时较罕见。而枕横位的胎头(矢状缝与骨盆入口横径一致)如以前顶骨先入盆则称为前不均倾。

（一）诊断

1.临床表现

因胎头迟迟不能入盆,宫颈扩张缓慢或停滞,使产程延长,前顶骨紧嵌于耻骨联合后方压迫尿道和宫颈前唇,导致尿潴留,宫颈前唇水肿及胎膜早破。胎头受压过久,可出现胎头水肿,又称产瘤。左枕横时产瘤于右顶骨上,右枕横时产瘤于左顶骨上。

2.腹部检查

前不均倾时胎头不易入盆。临产早期,于耻骨联合上方可扪到前顶部,随产程进展,胎头继续侧屈使胎头与胎肩折叠于骨盆入口处,因胎头折叠于胎肩之后,使胎肩高于耻骨联合平面,于耻骨联合上方只能触到一侧胎肩而触不到胎头。

3.阴道检查

胎头矢状缝在骨盆入口横径上,向后移靠近骶岬,同时前后囟一起后移,前顶骨紧紧嵌于耻骨联合后方,致使盆腔后半部空虚,而后顶骨大部分嵌在骶岬之上(图11-5)。

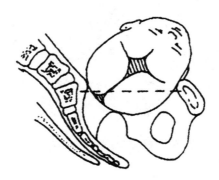

图 11-5　前不均倾位

（二）分娩机制

以枕横位入盆的胎头侧屈,多数以后顶骨先入盆,滑入骶岬下骶骨凹陷区,前顶骨再滑下去,至耻骨联合成为均倾姿势;少数以前顶骨先入盆,由于耻骨联合面平直,前顶骨受阻,嵌顿于耻骨联合后面,而后顶骨架在骶岬之上,无法下降入盆。

（三）治疗

一经确诊为前不均倾位,应尽快行剖宫产术。

### 四、面先露

面先露多于临产后发现。系因胎头极度仰伸,使胎儿枕部与胎背接触。面先露以颏为指示点,有颏左前、颏左横、颏左后、颏右前、颏右横和颏右后六种胎位。以颏左前和颏右后多见,经产妇多于初产妇。

(一)诊断

1.腹部检查

因胎头极度仰伸入盆受阻,胎体伸直,宫底位置较高。颏左前时,在母体腹前壁容易扪及胎儿肢体,胎心由胸部传出,故在胎儿肢体侧的下腹部听得清楚。颏右后时,于耻骨联合上方可触及胎儿枕骨隆突与胎背之间有明显的凹陷,胎心遥远而弱。

2.阴道(肛门)检查

阴道检查可触到高低不平、软硬不均的颜面部,如宫口开大时,可触及胎儿的口、鼻、颧骨及眼眶,并根据颏部所在位置确定其胎位。

(二)分娩机制

1.颏左前

胎头以仰伸姿势入盆、下降,胎儿面部达骨盆底时,胎头极度仰伸,颏部为最低点,故转向前方。胎头继续下降并极度仰伸,当颏部自耻骨弓下娩出后,极度仰伸的胎颈前面处于产道的小弯(耻骨联合),胎头俯屈时,胎头后部能够适应产道的大弯(骶骨凹),使口、鼻、眼、额、前囟及枕部自会阴前缘相继娩出(图11-6),但产程明显延长。

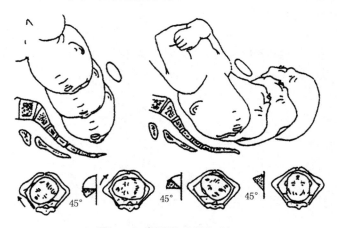

图 11-6 颜面位分娩机制

2.颏右后

胎儿面部达骨盆底后,有可能经内旋转135°以颏左前娩出(图11-7A)。如因内旋转受阻,成为持续性颏右后,胎颈极度伸展,不能适应产道的大弯,足月活胎不能经阴道娩出(图11-7B)。

(三)对母儿的影响

1.对产妇的影响

颏左前时因胎儿面部不能紧贴子宫下段及宫颈,常引起宫缩乏力,致使产程延长,颜面部骨质不能变形,易发生会阴裂伤。颏右后可发生梗阻性难产,如不及时发现,准确处理,可导致子宫破裂,危及产妇生命。

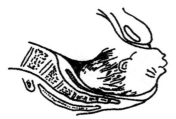 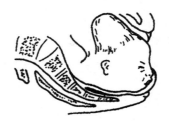

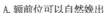

A. 额前位可以自然娩出　　　　B. 持续性额后位不能自然娩出

**图 11-7　额前位及额后位分娩示意图**

2.对胎儿和新生儿的影响

胎儿面部受压变形,颜面皮肤青紫、肿胀,尤以口唇为著,影响吸吮,严重时会发生会厌水肿,影响呼吸和吞咽。新生儿常于出生后保持仰伸姿势达数天之久。

（四）治疗

1.额左前

额左前位时,如无头盆不称,产力良好,经产妇有可能自然分娩或行产钳助娩。初产妇有头盆不称或出现胎儿窘迫征象时,应行剖宫产。

2.额右后

额右后位应行剖宫产术。如胎儿畸形,无论额左前或额右后,均应在宫口开全后,全麻下行穿颅术结束分娩,术后常规检查软产道,如有裂伤,应及时缝合。

## 五、臀先露

臀先露是最常见的异常胎位,占妊娠足月分娩的 $3\%\sim4\%$。因胎头比胎臀大,且分娩时后出胎头无法变形,往往娩出困难,加之脐带脱垂较常见,使围生儿病死率增高,为枕先露的 $3\sim8$ 倍。臀先露以骶骨为指示点,有骶左前、骶左横、骶左后、骶右前、骶右横和骶右后六种胎位。

（一）原因

妊娠 30 周以前,臀先露较多见,妊娠 30 周以后,多能自然转成头先露。持续为臀先露原因尚不十分明确,可能的因素有以下几种。

1.胎儿在宫腔内活动范围过大

羊水过多,经产妇腹壁松弛以及早产儿羊水相对偏多,胎儿在宫腔内自由活动形成臀先露。

2.胎儿在宫腔内活动范围受限

子宫畸形（如单角子宫、双角子宫等）、胎儿畸形（如脑积水等）、双胎、羊水过少、脐带缠绕致脐带相对过短等均易发生臀先露。

3.胎头衔接受阻

狭窄骨盆、前置胎盘、肿瘤阻塞盆腔等,也易发生臀先露。

（二）临床分类

根据胎儿两下肢的姿势分为以下几种。

1.单臀先露或腿直臀先露

胎儿双髋关节屈曲,双膝关节直伸,以臀部为先露,最多见。

2.完全臀先露或混合臀先露

胎儿双髋关节及膝关节均屈曲,有如盘膝坐,以臀部和双足为先露,较多见。

3.不完全臀先露

胎儿以一足或双足、一膝或双膝或一足一膝为先露,膝先露是暂时的,随产程进展或破水后发展为足先露,较少见。

(三)诊断

1.临床表现

孕妇常感肋下有圆而硬的胎头,由于胎臀不能紧贴子宫下段及宫颈,常导致宫缩乏力,宫颈扩张缓慢,致使产程延长。

2.腹部检查

子宫呈纵椭圆形,胎体纵轴与母体纵轴一致,在宫底部可触到圆而硬、按压有浮球感的胎头,而在耻骨联合上方可触到不规则、软且宽的胎臀,胎心在脐左(或右)上方听得最清楚。

3.阴道(肛门)检查

在肛查不满意时,阴道检查可扪及软而不规则的胎臀或触到胎足、胎膝,同时了解宫颈扩张程度及有无脐带脱垂发生。如胎膜已破,可直接触到胎臀、外生殖器及肛门,如触到胎足时,应与胎手相鉴别(图 11-8)。

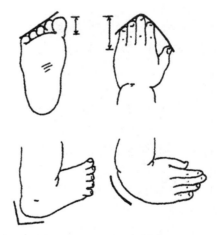

图 11-8　胎手与胎足的区别

4.B超检查

B超能准确探清臀先露类型与胎儿大小、胎头姿势等。

(四)分娩机制

在胎体各部中,胎头最大,胎肩小于胎头,胎臀最小。头先露时,胎头一经娩出,身体其他部分随即娩出,而臀先露时则不同,较小而软的胎臀先娩出,最大的胎头则最后娩出。为适合产道的条件,胎臀、胎肩、胎头需按一定机制适应产道条件方能娩出,故需要掌握胎臀、胎肩及胎头三部分的分娩机制,以骶右前为例加以阐述。

1.胎臀娩出

临产后,胎臀以粗隆间径衔接于骨盆入口右斜径上,骶骨位于右前方,胎臀继续下降,前髋下降稍快,故位置较低,抵达骨盆底遭到阻力后,前髋向母体右侧行 45°内旋转,使前髋位于耻骨联合后方,此时粗隆间径与母体骨盆出口前后径一致。胎臀继续下降,胎体侧屈以适应产道弯曲度,后髋先从会阴前缘娩出,随即胎体稍伸直,使前髋从耻骨弓下娩出,继之,双腿双足娩出,当胎臀及两下肢娩出后,胎体行外旋转,使胎背转向前方或右前方。

2.胎肩娩出

当胎体行外旋转的同时,胎儿双肩径衔接于骨盆入口右斜径或横径上,并沿此径线逐渐下降,当双肩达骨盆底时,前肩向右旋转45°转至耻骨弓下,使双肩径与骨盆中、出口前后径一致。同时胎体侧屈使后肩及后上肢从会阴前缘娩出。继之,前肩及前上肢从耻骨弓下娩出。

3.胎头娩出

当胎肩通过会阴时,胎头矢状缝衔接于骨盆入口左斜径或横径上,并沿此径线逐渐下降,同时胎头俯屈,当枕骨达骨盆底时,胎头向母体左前方旋转45°,使枕骨朝向耻骨联合。胎头继续下降。当枕骨下凹到达耻骨弓下缘时,以此处为支点,胎头继续俯屈,使颏、面及额部相继自会阴前缘娩出,随后枕部自耻骨弓下娩出。

(五)对母儿的影响

1.对产妇的影响

胎臀不规则,不能紧贴子宫下段及宫颈,容易发生胎膜早破或继发性宫缩乏力,增加产褥感染与产后出血的风险,如宫口未开全强行牵拉,容易造成宫颈撕裂,甚至延及子宫下段。

2.对胎儿和新生儿的影响

胎臀高低不平,对前羊膜囊压力不均匀,常致胎膜早破,脐带脱垂,造成胎儿窘迫甚至胎死宫内。由于娩出胎头困难,可发生新生儿窒息、臂丛神经损伤及颅内出血等。

(六)治疗

1.妊娠期

妊娠30周前,臀先露多能自行转成头位,如妊娠30周后仍为臀先露应注意寻找形成臀位的原因。

2.分娩期

分娩期应根据产妇年龄、胎次、骨盆大小、胎儿大小、臀先露类型以及有无并发症,于临产初期做出正确判断,决定分娩方式。

(1)择期剖宫产的指征:狭窄骨盆、软产道异常、胎儿体重大于3 500 g、儿头仰伸、胎儿窘迫、高龄初产、有难产史、不完全臀先露等。

(2)决定阴道分娩的处理:可根据不同的产程分别处理。

第一产程:产妇应侧卧,不宜过多走动,少做肛查,不灌肠,尽量避免胎膜破裂。一旦破裂,立即听胎心。如胎心变慢或变快,立即肛查,必要时阴道检查,了解有无脐带脱垂。如脐带脱垂,胎心好,宫口未开全,为抢救胎儿,需立即行剖宫术。如无脐带脱垂,可严密观察胎心及产程进展。如出现宫缩乏力,应设法加强宫缩,当宫口开大4~5 cm时胎足即可经宫口娩出阴道。为了使宫颈和阴道充分扩张,消毒外阴之后,使用"堵"外阴方法。当宫缩时,用消毒巾以手掌堵住阴道口让胎臀下降,避免胎足先下降。待宫口及阴道充分扩张后才让胎臀娩出。此法有利于后出胎头的顺利娩出。在堵的过程中,应每隔10~15分钟听胎心一次,并注意宫口是否开全。宫口已开全再堵易引起胎儿窘迫或子宫破裂。宫口近开全时,要做好接生和抢救新生儿窒息的准备。

第二产程:接生前,应导尿,排空膀胱。初产妇应做会阴侧切术。可有三种分娩方式。①自然分娩:胎儿自然娩出,不做任何牵拉,极少见,仅见于经产妇、胎儿小、产力好、产道正常者。

②臀助产术：当胎臀自然娩出至脐部后，胎肩及后出胎头由接生者协助娩出。脐部娩出后，胎头娩出最长不能超过 8 分钟。③臀牵引术：胎儿全部由接生者牵引娩出。此种手术对胎儿损伤大，不宜采用。

第三产程：产程延长，易并发子宫乏力性出血。胎盘娩出后，应静推或肌内注射缩宫素防止产后出血。手术助产分娩于产后常规检查软产道，如有损伤，应及时缝合，并给抗生素预防感染。

## 六、肩先露

胎体纵轴和母体纵轴相垂直为横产式，胎体横卧于骨盆入口之上，先露部为肩，称为肩先露。肩先露占妊娠足月分娩总数的 0.1％～0.25％，是对母儿最不利的胎位。除死胎和早产儿肢体可折叠娩出外，足月活胎不可能经阴道娩出。如不及时处理，容易造成子宫破裂，威胁母儿生命。根据胎头在母体左（右）侧和胎儿肩胛朝向母体前（后）方，分为肩左前、肩右前、肩左后和肩右后四种胎位。

（一）原因

肩先露与臀先露发生原因类似，初产妇肩先露首先必须排除狭窄骨盆和头盆不称。

（二）诊断

1.临床表现

先露部胎肩不能紧贴子宫下段及宫颈，缺乏直接刺激，容易发生宫缩乏力，胎肩对宫颈压力不均匀，容易发生胎膜早破，破膜后羊水迅速外流，胎儿上肢或脐带容易脱出，导致胎儿窘迫，甚至胎死宫内。随着宫缩不断加强，胎肩及胸廓一部分被挤入盆腔内，胎体折叠弯曲，胎颈被拉长，上肢脱出于阴道口外，胎头和胎臀仍被阻于骨盆入口上方，形成嵌顿性或忽略性肩先露（图 11-9）。

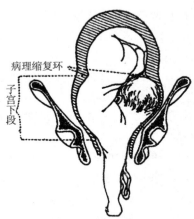

病理缩复环

子宫下段

图 11-9　忽略性肩先露

宫缩继续加强，子宫上段越来越厚，子宫下段被动扩张越来越薄，由于子宫上下段肌壁厚薄相差悬殊，形成环状凹陷，并随宫缩逐渐升高，甚至可达脐上，形成病理缩复环，是子宫破裂的先兆。如不及时处理，将发生子宫破裂。

2.腹部检查

子宫呈横椭圆形，子宫底高度低于妊娠周数，子宫横径宽，宫底部及耻骨联合上方较空虚，在母体腹部一侧可触到胎头，另侧可触到胎臀。肩左前时，胎背朝向母体腹壁，触之宽大平坦。胎心于脐周两侧听得最清楚。根据腹部检查多可确定胎位。

3.阴道(肛门)检查

胎膜未破者,因胎先露部浮动于骨盆入口上方,肛查不易触及胎先露部。如胎膜已破,宫口已扩张者,阴道检查可触到肩胛骨或肩峰、肋骨及腋窝。腋窝尖端示胎儿头端,据此可决定胎头在母体左(右)侧,肩胛骨朝向母体前(后)方,可决定肩前(后)位。例如胎头于母体右侧,肩胛骨朝向后方,则为肩右后位。胎手若已脱出阴道口外,可用握手法鉴别是胎儿左手或右手,因检查者只能与胎儿同侧手相握,例如肩右前位时左手脱出,检查者用左手与胎儿左手相握。余类推。

4.B超检查

B超检查能准确探清肩先露,并能确定具体胎位。

(三)治疗

1.妊娠期

妊娠后期发现肩先露应及时矫正,可采用胸膝卧位或试行外倒转术转成纵产式(头先露或臀先露)并包扎腹部以固定产式。如矫正失败,应提前入院决定分娩方式。

2.分娩期

根据胎产式、胎儿大小、胎儿是否存活、宫颈扩张程度、胎膜是否破裂、有无并发症等决定分娩方式。

(1)足月,活胎,未临产,择期剖宫产术。

(2)足月,活胎,已临产,无论破膜与否,均应行剖宫产术。

(3)已出现先兆子宫破裂或子宫破裂征象,无论胎儿是否存活,均应立即剖宫产,术中如发现宫腔感染严重,应将子宫一并切除(子宫次全切除术或子宫全切术)。

(4)胎儿已死,无先兆子宫破裂征象,如宫口已开全,可在全麻下行断头术或毁胎术。术后应常规检查子宫下段、宫颈及阴道有无裂伤,如有裂伤应及时缝合。注意预防产后出血,并需应用抗生素预防感染。

## 七、复合先露

胎先露部(胎头或胎臀)伴有肢体(上肢或下肢)同时进入骨盆入口,称为复合先露。临床以头与手的复合先露最常见,多发生于早产者,发生率为1.43‰~1.60‰。

(一)诊断

当产程进展缓慢时,做阴道检查发现胎先露旁有肢体而明确诊断。常见胎头与胎手同时入盆,应注意与臀先露和肩先露相鉴别。

(二)治疗

(1)无头盆不称,让产妇向脱出的肢体对侧侧卧,肢体常可自然缩回。脱出的肢体与胎头已入盆,待宫口开全后于全麻下上推肢体,将其回纳,然后经腹压胎头下降,以低位产钳助娩,或行内倒转术助胎儿娩出。

(2)头盆不称或伴有胎儿窘迫征象,应行剖宫产术。

(郑美玲)

<h1 style="text-align:center">第二节　产　力　异　常</h1>

产力包括子宫收缩力、腹肌和膈肌收缩力以及肛提肌收缩力,其中以宫缩力为主。在分娩过程中,子宫收缩(简称宫缩)的节律性、对称性及极性不正常或强度、频率有改变时,称为子宫收缩力异常。临床上多因产道或胎儿因素异常造成梗阻性难产,使胎儿通过产道阻力增加,导致继发性产力异常。产力异常分为子宫收缩乏力和子宫收缩过强两类。每类又分协调性宫缩和不协调性宫缩(图 11-10)。

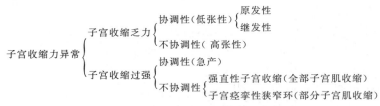

**图 11-10　子宫收缩力异常的分类**

## 一、子宫收缩乏力

(一)原因

子宫收缩乏力多由几个因素综合引起。

1.头盆不称或胎位异常

胎先露部下降受阻,不能紧贴子宫下段及宫颈,因此不能引起反射性宫缩,导致继发性子宫收缩乏力。

2.子宫因素

子宫发育不良,子宫畸形(如双角子宫)、子宫壁过度膨胀(如双胎、巨大胎儿、羊水过多等)、经产妇的子宫肌纤维变性或子宫肌瘤等。

3.精神因素

初产妇尤其是高龄初产妇,精神过度紧张、疲劳均可使大脑皮层功能紊乱,导致子宫收缩乏力。

4.内分泌失调

临产后,产妇体内的雌激素、缩宫素、前列腺素的敏感性降低,影响子宫肌兴奋阈,致使子宫收缩乏力。

5.药物影响

产前较长时间应用硫酸镁,临产后不适当地使用吗啡、哌替啶、巴比妥类等镇静剂与镇痛剂,产程中不适当应用麻醉镇痛等均可使宫缩受到抑制。

(二)临床表现

根据发生时期可分为原发性和继发性两种。原发性宫缩乏力是指产程开始即宫缩乏力,宫口不能如期扩张,胎先露部不能如期下降,产程延长。继发性宫缩乏力是指活跃期即宫口开大3 cm及以后出现宫缩乏力,产程进展缓慢,甚至停滞。子宫收缩乏力有两种类型,临床表现不同。

1.协调性子宫收缩乏力(低张性子宫收缩乏力)

宫缩具有正常的节律性、对称性和极性,但收缩力弱,宫腔压力低(小于2.0 kPa),持续时间短,间歇期长且不规律,当宫缩达极期时,子宫体不隆起和变硬,用手指压宫底部肌壁仍可出现凹陷,产程延长或停滞。由于宫腔内压力低,对胎儿影响不大。

2.不协调性子宫收缩乏力(高张性子宫收缩乏力)

宫缩的极性倒置,宫缩不是起自两侧宫角。宫缩的兴奋点来自子宫的一处或多处,节律不协调,宫缩时宫底部不强,而是体部和下段强。宫缩间歇期子宫壁不能完全松弛,表现为不协调性子宫收缩乏力。这种宫缩不能使宫口扩张和胎先露部下降,属无效宫缩。产妇自觉下腹部持续疼痛,拒按,烦躁不安,产程长,可导致肠胀气,排尿困难,胎儿胎盘循环障碍,常出现胎儿窘迫。检查时,下腹部常有压痛,胎位触不清,胎心不规律,宫口扩张缓慢,胎先露部下降缓慢或停滞。

3.产程曲线异常

子宫收缩乏力可导致产程曲线异常(图11-11)。常见以下四种。

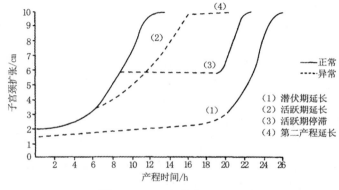

图 11-11 异常的宫颈扩张曲线

(1)潜伏期延长:从临产规律宫缩开始至宫口扩张3 cm称为潜伏期,初产妇潜伏期约需8小时,最大时限为16小时。超过16小时称为潜伏期延长。

(2)活跃期延长:从宫口扩张3 cm至宫口开全为活跃期。初产妇活跃期正常约需4小时,最大时限8小时,超过8小时为活跃期延长。

(3)活跃期停滞:进入活跃期后,宫颈口不再扩张达2小时以上,称为活跃期停滞,根据产程中定期阴道(肛门)检查诊断。

(4)第二产程延长:第二产程初产妇超过2小时,经产妇超过1小时尚未分娩,称为第二产程延长。

以上四种异常产程曲线,可以单独存在,也可以合并存在。当总产程超过24小时称为滞产。

(三)对母儿影响

1.对产妇的影响

产程延长,产妇休息不好,精神疲惫与体力消耗,可出现疲乏无力、肠胀气、排尿困难等,还可影响宫缩,严重时还引起脱水、酸中毒。又由于产程延长,膀胱受压在胎头与耻骨联合之间,导致组织缺血、水肿、坏死,形成瘘,如膀胱阴道瘘或尿道阴道瘘。另外,胎膜早破以及产程中多次阴道(肛门)检查均可增加感染机会,产后宫缩乏力,易引起产后出血。

2.对胎儿的影响

宫缩乏力影响胎头内旋转,增加手术机会。不协调子宫收缩乏力不能使子宫壁完全放松,影响子宫胎盘循环。胎儿在宫内缺氧,胎膜早破,还易造成脐带受压或脱垂,造成胎儿窘迫,甚至胎死宫内。

(四)治疗

1.协调性宫缩乏力

无论是原发性或继发性,一旦出现,首先寻找原因,如判断无头盆不称和胎位异常,估计能经阴道分娩者,考虑采取加强宫缩的措施。

(1)第一产程:消除精神紧张,产妇过度疲劳,可给予地西泮 10 mg 缓慢静脉注射或哌替啶 100 mg 肌内注射或静脉注射,经过一段时间,可使宫缩力转强。对不能进食者,可经静脉输液,10%葡萄糖液 500～1 000 mL 内加维生素 C 2 g,伴有酸中毒时可补充 5%碳酸氢钠。经过处理,宫缩力仍弱,可选用下列方法加强宫缩。

人工破膜:宫颈口开大 3 cm 以上,无头盆不称,胎头已衔接者,可行人工破膜。破膜后,胎头紧贴子宫下段及宫颈,引起反射性宫缩,加速产程进展。毕肖普(Bishop)提出用宫颈成熟度评分法估计加强宫缩措施的效果。如产妇得分在 3 分及 3 分以下,加强宫缩均失败,应改用其他方法。4～6 分成功率约为 50%,7～9 分的成功率约为 80%,9 分及 9 分以上均成功。

缩宫素静脉滴注:适用于宫缩乏力、胎心正常、胎位正常、头盆相称者。将缩宫素 1 U 加入 5%葡萄糖液 200 mL 内,以 8 滴/分,即 2.5 mU/min 开始,根据宫缩强度调整滴速,维持宫缩强度每间隔 2～3 分钟,持续 30～40 秒。缩宫素静脉滴注过程应有专人看守,观察宫缩,根据情况及时调整滴速。经过上述处理,如产程仍无进展或出现胎儿窘迫征象,应及时行剖宫产术。

(2)第二产程:第二产程如无头盆不称,出现宫缩乏力时也可加强宫缩,给予缩宫素静脉滴注,促进产程进展。如胎头双顶径已通过坐骨棘平面,可等待自然娩出,或行会阴侧切后行胎头吸引器或低位产钳助产。如胎头尚未衔接或伴有胎儿窘迫征象,均应立即行剖宫产术结束分娩。

(3)第三产程:为预防产后出血,当胎儿前肩露出于阴道口时,可给予缩宫素 10 U 静脉注射,使宫缩增强,促使胎盘剥离与娩出及子宫血窦关闭。如产程长,破膜时间长,应给予抗生素预防感染。

2.不协调宫缩乏力

处理原则是镇静,调节宫缩,恢复宫缩极性。给予强镇静剂哌替啶 100 mg 肌内注射,使产妇充分休息,醒后多能恢复为协调宫缩。如未能纠正,或已有胎儿窘迫征象,立即行剖宫产术结束分娩。

(五)预防

(1)应对孕妇进行产前教育,解除孕妇思想顾虑和恐惧心理,使孕妇了解妊娠和分娩均为生理过程,分娩过程中医护人员热情耐心、家属陪产均有助于消除产妇的紧张情绪,增强信心,预防精神紧张所致的子宫收缩乏力。

(2)分娩时鼓励及时进食,必要时静脉补充营养。

(3)避免过多使用镇静药物,产程中使用麻醉镇痛应在宫口开全前停止给药,注意及时排空直肠和膀胱。

## 二、子宫收缩过强

**(一)协调性子宫收缩过强**

宫缩的节律性、对称性和极性均正常,仅宫缩过强、过频,如产道无阻力,宫颈可在短时间内迅速开全,分娩在短时间内结束,总产程不足 3 小时,称为急产,经产妇多见。

**1.对母儿影响**

(1)对产妇的影响:宫缩过强过频,产程过快,可致宫颈、阴道以及会阴撕裂伤。接生时来不及消毒,可致产褥感染。产后子宫肌纤维缩复不良易发生胎盘滞留或产后出血。

(2)对胎儿和新生儿的影响:宫缩过强影响子宫胎盘的血液循环,易发生胎儿窘迫、新生儿窒息甚或死亡。胎儿娩出过快,胎头在产道内受到的压力突然解除,可致新生儿颅内出血。来不及消毒接生,易致新生儿感染。如新生儿坠地可致骨折、外伤。

**2.处理**

(1)有急产史的产妇:在预产期前 1～2 周不宜外出远走,以免发生意外,有条件应提前住院待产。

(2)临产后不宜灌肠,提前做好接生和抢救新生儿窒息的准备。胎儿娩出时勿使产妇向下屏气。

(3)产后仔细检查软产道,包括宫颈、阴道、外阴,如有撕裂,及时缝合。

(4)新生儿处理:肌内注射维生素 $K_1$ 每天 2 mg,共 3 天,以预防新生儿颅内出血。

(5)如属未消毒接生,母儿均给予抗生素预防感染,酌情接种破伤风免疫球蛋白。

**(二)不协调性子宫收缩过强**

**1.强直性宫缩**

强直性宫缩多因外界因素造成,如临产后分娩受阻或不适当应用缩宫素,或胎盘早剥血液浸润子宫肌层,均可引起宫颈内口以上部分子宫肌层出现强直性痉挛性宫缩。

(1)临床表现:产妇烦躁不安,持续性腹痛,拒按,胎位触不清,胎心听不清,有时还可出现病理缩复环、血尿等先兆子宫破裂征象。

(2)处理:一旦确诊为强直性宫缩,应及时给予宫缩抑制剂,如 25% 硫酸镁 20 mL 加入 5% 葡萄糖液 20 mL 缓慢静脉推注。如属梗阻原因,应立即行剖宫产术结束分娩。

**2.子宫痉挛性狭窄环**

子宫壁某部肌肉呈痉挛性不协调性收缩所形成的环状狭窄,持续不放松,称为子宫痉挛性狭窄环。多在子宫上下段交界处,也可在胎体某一狭窄部,以胎颈、胎腰处常见(图 11-12)。

(1)原因:多因精神紧张、过度疲劳以及不适当地应用宫缩剂或粗暴地进行产科处理所致。

(2)临床表现:产妇出现持续性腹痛,烦躁不安,宫颈扩张缓慢,胎先露下降停滞。胎心时快时慢,阴道检查可触及狭窄环。子宫痉挛性狭窄环特点是此环不随宫缩上升。

(3)处理:认真寻找原因,及时纠正。禁止阴道内操作,停用缩宫素。如无胎儿窘迫征象,可给予哌替啶 100 mg 肌内注射,一般可消除异常宫缩。当宫缩恢复正常,可行阴道手术助产或等待自然分娩。如经上述处理,狭窄环不缓解,宫口未开全,胎先露部高,或已伴有胎儿窘迫,应立即行剖宫产术。如胎儿已死亡,宫口开全,则可在全麻下经阴道分娩。

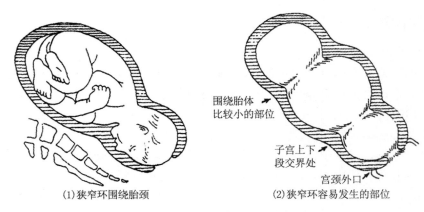

(1)狭窄环围绕胎颈　　　　　　(2)狭窄环容易发生的部位

围绕胎体
比较小的部位

子宫上下
段交界处

宫颈外口

图 11-12　子宫痉挛性狭窄环

（郑美玲）

# 第三节　产道异常

产道包括骨产道(骨盆腔)与软产道(子宫下段、宫颈、阴道、外阴),是胎儿经阴道娩出的通道。产道异常可使胎儿娩出受阻,临床上多见骨产道异常。

## 一、骨产道异常

骨盆径线过短或形态异常,致使骨盆腔小于胎先露部可通过的限度,阻碍胎先露部下降,称骨盆狭窄。狭窄骨盆可以为一个径线过短或多个径线同时过短,也可为一个平面狭窄或多个平面同时狭窄。当一个径线狭窄时要观察同一个平面其他径线的大小,再结合整个骨盆腔大小与形态进行综合分析,做出正确判断。

(一)分类

1.骨盆入口平面狭窄

骨盆入口平面狭窄以扁平骨盆为代表,主要为入口平面前后径过短。狭窄分三级:Ⅰ级(临界性),绝大多数可以自然分娩,骶耻外径 18 cm,真结合径 10 cm;Ⅱ级(相对性),经试产来决定可否经阴道分娩,骶耻外径16.5～17.5 cm,真结合径 8.5～9.5 cm;Ⅲ级(绝对性),骶耻外径小于等于 16.0 cm,真结合径小于等于 8.0 cm,足月胎儿不能经过产道,必须行剖宫产终止妊娠。在临床中常遇到的是前两种,我国妇女常见以下两种类型。

(1)单纯扁平骨盆:骨盆入口前后径缩短而横径正常。骨盆入口呈横扁圆形,骶岬向前下突。

(2)佝偻病性扁平骨盆:骨盆入口呈肾形,前后径明显缩短,骨盆出口横径变宽,骶岬前突,骶骨下段变直向后翘,尾骨呈钩状突向骨盆出口平面。髂骨外展,髂棘间径大于等于髂嵴间径,耻骨弓角度增大(图 11-13)。

2.中骨盆及骨盆出口平面狭窄

狭窄分三级。Ⅰ级(临界性):坐骨棘间径 10 cm,坐骨结节间径 7.5 cm;Ⅱ级(相对性):坐骨棘间径8.5～9.5 cm,坐骨结节间径6.0～7.0 cm;Ⅲ级(绝对性):坐骨棘间径小于等于 8.0 cm,坐骨结节间径小于等于 5.5 cm。我国妇女常见以下两种类型。

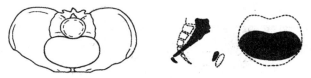

**图 11-13　佝偻病性扁平骨盆**

（1）漏斗骨盆：骨盆入口各径线值均正常，两侧骨盆壁向内倾斜似漏斗得名。其特点是中骨盆及骨盆出口平面均明显狭窄，使坐骨棘间径、坐骨结节间径均缩短，耻骨弓角度小于 90°。坐骨结节间径与出口后矢状径之和小于 15 cm。

（2）横径狭窄骨盆：骨盆各横径径线均缩短，各平面前后径稍长，坐骨切迹宽，测量骶耻外径值正常，但髂棘间径及髂嵴间径均缩短。中骨盆及骨盆出口平面狭窄，产程早期无头盆不称征象，当胎头下降至中骨盆或骨盆出口时，常不能顺利地转成枕前位，形成持续性枕横位或枕后位造成难产。

3.均小骨盆

骨盆外形属女型骨盆，但骨盆各平面均狭窄，每个平面径线较正常值小 2 cm 或更多，称均小骨盆。多见于身材矮小、体形匀称的妇女。

4.畸形骨盆

骨盆失去正常形态称畸形骨盆。

（1）骨软化症骨盆：现已罕见，系因缺钙、磷、维生素 D 以及紫外线照射不足使成人期骨质矿化障碍，被类骨质组织所代替，骨质脱钙、疏松、软化。由于受躯干重力及两股骨向内上方挤压，使骶岬向前，耻骨联合前突，坐骨结节间径明显缩短，骨盆入口平面呈凹三角形（图 11-14）。严重者阴道不能容两指，一般不能经阴道分娩。

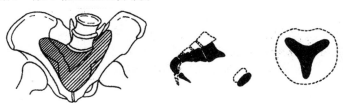

**图 11-14　骨软化症骨盆**

（2）偏斜型骨盆：系骨盆一侧斜径缩短，一侧髂骨翼与髋骨发育不良所致骶髂关节固定，以及下肢及髋关节疾病（图 11-15）。

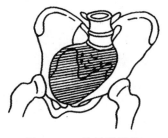

**图 11-15　偏斜型骨盆**

（二）临床表现

1.骨盆入口平面狭窄的临床表现

（1）胎头衔接受阻：一般情况下初产妇在妊娠末期，即预产期前1～2周或临产前胎头已衔接，即胎头双顶径进入骨盆入口平面，颅骨最低点达坐骨棘水平。若入口狭窄，即使已经临产，胎头仍未入盆，经检查胎头跨耻征阳性。胎位异常，如臀先露、面先露或肩先露的发生率是正常骨盆的3倍。

（2）若已临产，根据骨盆狭窄程度、产力强弱、胎儿大小及胎位情况不同，临床表现也不一样。①骨盆临界性狭窄：若胎位、胎儿大小及产力正常，胎头常以矢状缝在骨盆入口横径衔接，多取后不均倾势，即后顶骨先入盆，后顶骨逐渐进入骶凹处，再使前顶骨入盆，则于骨盆入口横径上成为盆均倾势。临床表现为潜伏期活跃早期延长，活跃后期产程进展顺利。若胎头迟迟不入盆，此时常出现胎膜早破，其发生率为正常骨盆的4～6倍。由于胎膜早破，母儿可发生感染。胎头不能紧贴宫颈内口诱发宫缩，常出现继发性宫缩乏力。②骨盆绝对性狭窄：若产力、胎儿大小及胎位均正常，但胎头仍不能入盆，常发生梗阻性难产，这种情况可出现病理性缩复环，甚至子宫破裂。如胎先露部嵌入骨盆入口时间长，血液循环障碍，组织坏死，可形成泌尿生殖道瘘。在强大的宫缩压力下，胎头颅骨重叠，可出现颅骨骨折及颅内出血。

2.中骨盆平面狭窄的临床表现

（1）胎头能正常衔接：潜伏期及活跃早期进展顺利，当胎头下降达中骨盆时，由于内旋转受阻，胎头双顶径被阻于中骨盆狭窄部位之上，常出现持续性枕横位或枕后位，同时出现继发性宫缩乏力，活跃后期及第二产程延长甚至第二产程停滞。

（2）胎头受阻于中骨盆：有一定可塑性的胎头开始变形，颅骨重叠，胎头受压，异常分娩使软组织水肿，产瘤较大，严重时可发生脑组织损伤、颅内出血、胎儿窘迫。若中骨盆狭窄程度严重，宫缩又较强，可发生先兆子宫破裂及子宫破裂。强行阴道助产可导致严重软产道裂伤及新生儿产伤。

（3）骨盆出口平面狭窄的临床表现：骨盆出口平面狭窄与中骨盆平面狭窄常同时存在。若单纯骨盆出口平面狭窄，第一产程进展顺利，胎头达盆底受阻，第二产程停滞，继发性宫缩乏力，胎头双顶径不能通过出口横径，强行阴道助产可导致软产道、骨盆底肌肉及会阴严重损伤，胎儿严重产伤，对母儿危害极大。

（三）诊断

在分娩过程中，骨盆是个不变因素，也是估计分娩难易的一个重要因素。狭窄骨盆影响胎位和胎先露部的下降及内旋转，也影响宫缩。在估计分娩难易时，骨盆是首先考虑的一个重要因素。应根据胎儿的大小及骨盆情况尽早做出有无头盆不称的诊断，以决定适当的分娩方式。

1.病史

询问有无佝偻病、脊髓灰质炎、脊柱和髋关节结核以及骨盆外伤等病史。对经产妇应详细询问既往分娩史，如有无难产史或新生儿产伤史等。

2.一般检查

测量身高，孕妇身高小于145 cm时应警惕均小骨盆。观察孕妇体型、步态，有无下肢残疾，有无脊柱及髋关节畸形，米氏菱形窝是否对称。

3.腹部检查

观察腹型，检查有无尖腹及悬垂腹，有无胎位异常等。骨盆入口异常，因头盆不称、胎头不易入盆常导致胎位异常,如臀先露、肩先露。中骨盆狭窄则影响胎先露内旋转而导致持续性枕横位、枕后位等。部分初产妇在预产期前2周左右,经产妇于临产后胎头均应入盆。若已临产胎头仍未入盆,应警惕是否存在头盆不称。检查头盆是否相称具体方法为孕妇排空膀胱后,取仰卧,两腿伸直。检查者用手放在耻骨联合上方,将浮动的胎头向骨盆腔方向推压。若胎头低于耻骨联合,表示胎头可入盆(头盆相称),称胎头跨耻征阴性;若胎头与耻骨联合在同一平面,表示可疑头盆不称,称胎头跨耻征可疑阳性;若胎头高于耻骨联合,表示头盆明显不称,称胎头跨耻征阳性。对出现此类症状的孕妇,应让其取半卧位两腿屈曲,再次检查胎头跨耻征,若转为阴性,提示为骨盆倾斜度异常,而不是头盆不称。

4.骨盆测量

(1)骨盆外测量:骶耻外径小于18 cm为扁平骨盆。坐骨结节间径小于8 cm,耻骨弓角度小于90°为漏斗骨盆。各径线均小于正常值2 cm或以上为均小骨盆。骨盆两侧斜径(以一侧髂前上棘至对侧髂后上棘间的距离)及同侧直径(从髂前上棘至同侧髂后上棘间的距离)相差大于1 cm为偏斜骨盆。

(2)骨盆内测量:对角径小于11.5 cm,骶骨岬突出为入口平面狭窄,属扁平骨盆。应检查骶骨前面弧度。坐骨棘间径小于10 cm,坐骨切迹宽度小于2横指,为中骨盆平面狭窄。如坐骨结节间径小于8 cm,则应测量出口后矢状径及检查骶尾关节活动度,如坐骨结节间径与出口后矢状径之和小于15 cm,为骨盆出口平面狭窄。

(四)对母儿影响

1.对产妇的影响

骨盆狭窄影响胎头衔接及内旋转,容易发生胎位异常、胎膜早破、宫缩乏力,导致产程延长或停滞。胎先露压迫软组织过久导致组织水肿、坏死形成生殖道瘘。胎膜早破、肛查或阴道检查次数增多及手术助产增加产褥感染机会。剖宫产及产后出血者增多,严重梗阻性难产若不及时处理,可导致子宫破裂。

2.对胎儿及新生儿的影响

头盆不称易发生胎膜早破、脐带脱垂,脐带脱垂可导致胎儿窘迫甚至胎儿死亡。产程延长、胎儿窘迫使新生儿容易发生颅内出血、新生儿窒息等并发症。阴道助产机会增多,易发生新生儿产伤及感染。

(五)分娩时处理

处理原则是根据狭窄骨盆类别和程度、胎儿大小胎心率、宫缩强弱、宫口扩张程度、胎先露下降情况、破膜与否,结合既往分娩史、年龄、产次有无妊娠合并症及并发症决定分娩方式。

1.一般处理

在分娩过程中,应使产妇树立信心,消除紧张情绪和恐惧心理。保证能量及水分的摄入,必要时补液。注意产妇休息,监测宫缩、胎心,观察产程进展。

2.骨盆入口平面狭窄的处理

(1)明显头盆不称(绝对性骨盆狭窄):胎头跨耻征阳性者,足月胎儿不能经阴道分娩。应在临产后行剖宫产术结束分娩。

(2)轻度头盆不称(相对性骨盆狭窄):胎头跨耻征可疑阳性,足月活胎估计体重小于3 000 g,胎心正常及产力良好,可在严密监护下试产。胎膜未破者可在宫口扩张3 cm时行人工破膜,若破膜后宫缩较强,产程进展顺利,多数能经阴道分娩。试产过程中若出现宫缩乏力,可用缩宫素静脉滴注加强宫缩。试产2~4小时胎头仍迟迟不能入盆,宫口扩张缓慢,或伴有胎儿窘迫征象,应及时行剖宫产术结束分娩。若胎膜已破,为了减少感染,应适当缩短试产时间。

(3)骨盆入口平面狭窄的试产:必须以宫口开大3~4 cm,胎膜已破为试产开始。胎膜未破者在宫口扩张3 cm时可行人工破膜。宫缩较强,多数能经阴道分娩。试产过程中如果出现宫缩乏力,可用缩宫素静脉滴注加强宫缩。若试产2~4小时,胎头不能入盆,产程进展缓慢,或伴有胎儿窘迫征象,应及时行剖宫产术。如胎膜已破,应适当缩短试产时间。骨盆入口平面狭窄,主要为扁平骨盆的妇女,妊娠末期或临产后,胎头矢状缝只能衔接于骨盆入口横径上。胎头侧屈使其两顶骨先后依次入盆,呈不均倾势嵌入骨盆入口,称为头盆均倾不均。前不均倾为前顶骨先嵌入,矢状缝偏后。后不均倾为后顶骨先嵌入,矢状缝偏前(图11-16)。当胎头双顶骨均通过骨盆入口平面时,即可顺利地经阴道分娩。

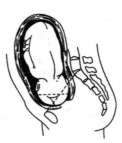

图11-16 胎头嵌入骨盆姿势——后不均倾

**3.中骨盆平面狭窄的处理**

在分娩过程中,胎儿在中骨盆平面完成俯屈及内旋转动作。若中骨盆平面狭窄,则胎头俯屈及内旋转受阻,易发生持续性枕横位或持续性枕后位,产妇多表现为活跃期或第二产程延长及停滞、继发性宫缩乏力等。若宫口开全,胎头双顶径达坐骨棘平面或更低,可经阴道徒手旋转胎头为枕前位,待其自然分娩。宫口开全,胎心正常者可经阴道助产分娩。胎头双顶径在坐骨棘水平以上,或出现胎儿窘迫征象,应行剖宫产术。

**4.骨盆出口平面狭窄的处理**

骨盆出口平面是产道的最低部位,应于临产前对胎儿大小、头盆关系做出充分估计,决定能否经阴道分娩,诊断为骨盆出口平面狭窄者,不能进行试产。若发现出口横径狭窄,耻骨弓角度变锐,耻骨弓下三角空隙不能利用,胎先露部后移,利用出口后三角空隙娩出。临床上常用出口横径与出口后矢状径之和来估计出口大小。出口横径与出口后矢状径之和大于15 cm时,多数可经阴道分娩,有时需阴道助产,应做较大的会阴切开。若两者之和小于15 cm时,不应经阴道试产,应行剖宫产术终止妊娠。

**5.均小骨盆的处理**

胎儿估计不大,胎位正常,头盆相称,宫缩好,可以试产,通常可通过胎头变形和极度俯屈,以胎头最小径线通过骨盆腔,可能经阴道分娩。若有明显头盆不称,应尽早行剖宫产术。

**6.畸形骨盆的处理**

根据畸形骨盆种类、狭窄程度、胎儿大小、产力等综合判断。如果畸形严重、明显头盆不称者,应及早行剖宫产术。

## 二、软产道异常

软产道包括子宫下段、宫颈、阴道及骨盆底软组织构成的弯曲管道。软产道异常所致的难产较少见,临床上容易被忽视。在妊娠前或妊娠早期应常规行双合诊检查,了解软产道情况。

（一）外阴异常

1.外阴白色病变

皮肤黏膜慢性营养不良,组织弹性差,分娩时易发生会阴撕裂伤,宜做会阴后一侧切开术。

2.外阴水肿

某些疾病如重度子痫前期、重度贫血、心脏病及慢性肾炎孕妇若有全身水肿,可同时伴有重度外阴水肿,分娩时可妨碍胎先露部下降,导致组织损伤、感染和愈合不良等情况。临产前可用50％硫酸镁液湿热敷会阴,临产后仍有严重水肿者,在外阴严格消毒下进行多点针刺皮肤放液,分娩时行会阴后一侧切开,产后加强会阴局部护理,预防感染,可用50％硫酸镁液湿热敷,配合远红外线照射。

3.会阴坚韧

会阴坚韧尤其多见于35岁以上高龄初产妇,在第二产程可阻碍胎先露部下降,宜做会阴后一侧切开,以免胎头娩出时造成会阴严重裂伤。

4.外阴瘢痕

瘢痕挛缩使外阴及阴道口狭小,且组织弹性差,影响胎先露部下降。如瘢痕的范围不大,可经阴道分娩,分娩时应做会阴后一侧切开。如瘢痕过大,应行剖宫产术。

（二）阴道异常

1.阴道横隔

阴道横隔多位于阴道上段或中段,较坚韧,常影响胎先露部下降。因在横隔中央或稍偏一侧常有一小孔,常被误认为宫颈外口。在分娩时应仔细检查。

（1）阴道分娩:横隔被撑薄,可在直视下自小孔处将横隔做"X"形切开。横隔被切开后因胎先露部下降压迫,通常无明显出血,待分娩结束再切除剩余的隔用可吸收线将残端做间断或连续锁边缝合。

（2）剖宫产:如横隔较高且组织坚厚,阻碍先露部下降,需行剖宫产术结束分娩。

2.阴道纵隔

（1）伴有双子宫、双宫颈时,当一侧子宫内的胎儿下降,纵隔被推向对侧,阴道分娩多无阻碍。

（2）当发生于单宫颈时,有时胎先露部的前方可见纵隔,可自行断裂,阴道分娩无阻碍。纵隔厚时应于纵隔中间剪断,用可吸收线将残端缝合。

3.阴道狭窄

产伤、药物腐蚀、手术感染可导致阴道瘢痕形成。若阴道狭窄部位位置低、狭窄程度轻,可经阴道分娩。狭窄位置高、狭窄程度重时宜行剖宫产术。

4.阴道尖锐湿疣

分娩时,为预防新生儿患喉乳头瘤,应行剖宫产术。病灶巨大时可能造成软产道狭窄,影响胎先露下降时,也宜行剖宫产术。

5.阴道壁囊肿和肿瘤

（1）阴道壁囊肿较大时,会阻碍胎先露部下降,可行囊肿穿刺,抽出其内容物,待分娩后再选择时机进行处理。

（2）阴道内肿瘤大妨碍分娩，且肿瘤不能经阴道切除时，应行剖宫产术，阴道内肿瘤待产后再行处理。

（三）宫颈异常

1.宫颈外口黏合

宫颈外口黏合多在分娩受阻时发现。宫口为很小的孔，当宫颈管已消失而宫口却不扩张，一般用手指稍加压力分离，黏合的小孔可扩张，宫口即可在短时间内开全。但有时需行宫颈切开术，使宫口开大。

2.宫颈瘢痕

因孕前曾行宫颈深部电灼术或微波术、宫颈锥形切除术、宫颈裂伤修补术等所致。虽可于妊娠后软化，但宫缩很强时宫口仍不扩张，应行剖宫产。

3.宫颈坚韧

宫颈组织缺乏弹性，或精神过度紧张使宫颈挛缩，宫颈不易扩张，多见于高龄初产妇，可于宫颈两侧各注射 0.5％利多卡因 5～10 mL，也可静脉推注地西泮 10 mg。如宫颈仍不扩张，应行剖宫产术。

4.宫颈水肿

宫颈水肿多见于扁平骨盆、持续性枕后位或滞产，宫口没有开全而过早使用腹压，致使宫颈前唇长时间被压于胎头与耻骨联合之间，血液回流受阻引起水肿，影响宫颈扩张。多见于胎位异常或滞产。

（1）轻度宫颈水肿：①可以抬高产妇臀部。②同宫颈坚韧处理。③宫口近开全时，可用手轻轻上托水肿的宫颈前唇，使宫颈越过胎头，能够经阴道分娩。

（2）严重宫颈水肿：经上述处理无明显效果，宫口扩张小于 3 cm，伴有胎儿窘迫，应行剖宫产术。

5.宫颈癌

宫颈硬而脆，缺乏伸展性，临产后影响宫口扩张，若经阴道分娩，有发生大出血、裂伤、感染及肿瘤扩散等危险，不应经阴道分娩，应考虑行剖宫产术，术后手术或放射治疗。

6.子宫肌瘤

较小的肌瘤没有阻塞产道可经阴道分娩，肌瘤待分娩后再行处理。子宫下段及宫颈部位的较大肌瘤可占据盆腔或阻塞于骨盆入口，阻碍胎先露部下降，宜行剖宫产术。

（郑美玲）

# 第十二章　产科急危重症

## 第一节　围生期肺栓塞

肺栓塞(pulmonary embolism,PE)是由于肺动脉或其分支被内源性或外源性的栓子堵塞而引起的肺循环障碍,导致相应的临床和病理生理改变的综合征,是产科静脉血栓病的最严重的并发症,易导致猝死。妊娠期 PE 的发生率为 0.01%～0.04%,国外报道 PE 所致的孕产妇死亡占不明原因孕产妇死亡的 50%,未经治疗的 PE 病死率可高达 12.88%,而经过治疗后患者病死率降为 0.7%。PE 患者大部分来不及抢救,在 30 分钟内死亡。所以早期诊断,尽早预防是关键。

### 一、病因及发病机制

孕产期 PE 的高危因素:①血液高凝状态:妊娠期除Ⅺ、Ⅹ 和Ⅻ因子外,其余凝血因子均增加,其中尤以纤维蛋白原为显著,凝血酶原时间及部分凝血活酶时间均缩短,抗凝血酶Ⅲ水平下降,凝血酶生成增加,这一生理改变持续至产后 2 周方恢复正常。同时,优球蛋白溶解时间延长,纤维蛋白溶酶原增加,纤维溶解活性降低,直至产后 3～5 天恢复正常。②血流淤滞:妊娠期由于增大的子宫压迫髂静脉和下腔静脉,使静脉回流发生障碍,血流淤积,引起血管内皮细胞受损,血管壁发生改变,易导致血栓形成。③孕酮的作用:孕酮可使静脉平滑肌松弛,血流缓慢,下腔静脉发生淤血,增加了深静脉血栓发生的可能性。④分娩或手术时的局部组织损伤:分娩和剖宫产手术时易使血管内壁受损,导致发生静脉栓塞的机会增多。⑤心脏病:有心脏病的孕妇,尤其在合并心房颤动或心力衰竭时,在妊娠及分娩期当血流动力学急剧变化时,心房的栓子即可脱落导致PE 的发生。⑥其他因素:术后卧床,制动大于 3 天,下肢肌肉收缩功能减弱,血流缓慢,以及术后创伤修复、凝血机制过强和抗凝药物的使用,均易促使血栓形成。

PE 引起的病理生理改变主要包括血流动力和呼吸功能两个方面。心肺功能改变的程度决定于肺动脉堵塞的范围、速度、原心肺功能的状态及肺血管内皮的纤溶活性等。轻者可无明显改变,重者可导致低氧血症、低碳酸血症、肺循环阻力增加、肺动脉高压、急性肺功能不全和猝死。①血流动力改变:当血管床有 50% 被堵塞时,可出现肺动脉高压。栓塞前如有严重的心肺疾患,对 PE 的耐受差,肺动脉高压的程度更为严重。神经体液因素除可引起肺动脉收缩外,还可引起冠状动脉及其他动脉血管的收缩,以至呼吸心搏骤停。②呼吸功能的改变:当 PE 发生后,肺泡无效腔扩大,被栓塞区域出现通气-灌注失常,无灌注的肺泡不能进行有效的气体交换;栓子释放的 5-羟色胺、组胺等可引起无效腔及支气管痉挛,使气道阻力增加、通气受限,以上各种原因均可导致低氧血症的发生。目前研究表明,PE 与血管内皮功能改变有关。

## 二、临床表现

PE 是静脉血栓的严重并发症,发病急骤,可于短时间内致命。PE 的栓子 75%～90% 来自下肢静脉。绝大多数 PE 没有出现任何深静脉血栓形成(DVT)的临床症状和体征,当出现 DVT 症状和体征时,肺梗死的危险性要低得多。下肢或盆腔静脉血栓形成的早期,血栓易于脱落栓子脱落后通过静脉循环到达心脏及肺,阻滞于肺血管形成 PE。PE 的临床症状轻重不一,从一过性气短到急性肺源性心脏病,出现突发呼吸困难、发绀、右心衰竭,甚至猝死。主要取决于肺血管堵塞的多少,发生速度和患者心肺的基础状况。肺血管床堵塞大于 30% 者肺动脉平均压可略有升高,大于 50% 者可出现持续性肺动脉高压,堵塞达 85% 者可猝死。较大的 PE 可引起支气管痉挛肺泡表面活性物质减少,肺泡萎陷及肺通气/血流比失衡。患者发生不同程度的低氧血症、低碳酸血症和碱血症。

PE 的症状和体征无特异性,临床表现多种多样,与血栓的大小、形状及堵塞肺血管床的部位与范围有关,主要取决于堵塞肺动脉的大小及肺段的多少。①呼吸困难:占临床症状的 90% 左右,多表现为不明原因的突然发作或原有呼吸困难突然加重,其特征是呼吸浅快,尤其是在起床活动、排便后更为明显。②胸痛:见于 70%～88% 的病例,以大、中肺动脉段堵塞较为常见,常合并外周血管堵塞。③咯血:见于 30% 左右的病例,常已发展至肺梗死。④咳嗽:表现为突发的刺激性咳嗽,见于约 50% 的患者。⑤惊恐或濒死感:见于 50%～60% 的患者。⑥晕厥:主要见于较大面积的 PE 患者,是由于心排血量锐减,血压急剧下降导致脑缺血所致。⑦其他:胸闷、心悸、气短及头晕亦为常见症状。

主要体征:①呼吸加快,大多数患者有呼吸增快。有研究者提出,如呼吸频率小于 16 次/分,可以排除 PE。②心率增加,超过半数患者的心率大于 100 次/分。③发绀,约 20% 病例伴有发绀,PE 的栓子越大,影响的肺段越多,发绀表现越明显。④周围循环衰竭,血压下降或休克及组织灌注不良所致。⑤肺动脉瓣听诊区第二心音亢进,胸骨左缘第 2 肋间可闻及收缩期喷射性杂音,并可见有明显的收缩期搏动,偶可闻及舒张期杂音,为肺动脉瓣关闭不全所致,部分患者可出现房性奔马律、颈静脉怒张、充盈。⑥肝大、下肢水肿,约 20% 患者有这些体征,提示右心衰竭的发生。⑦超过半数的患者患侧肺部可闻及湿啰音,有时还可闻及胸膜摩擦音及心包摩擦音。

## 三、诊断

根据临床表现、实验室检查及各项辅助检查明确诊断。

(一)临床表现

可能表现:①突发性呼吸困难(或原有呼吸困难突然加重),呛咳、咯血、胸痛等。②不明原因的急性右心衰竭及休克。③肺动脉瓣区收缩期杂音,强度较原来加重,肺动脉瓣区第二心音亢进。如有周围静脉血栓形成证据,则更支持 PE 的诊断。结合血气分析、心电图、胸部 X 线检查和肺通气灌注扫描等,基本上可做出诊断,必要时行肺动脉造影确诊。

（二）实验室检查

1.D-二聚体

D-二聚体是纤维蛋白单体经活化因子Ⅻ交联后,再经纤溶酶水解所产生的一种特异性降解产物。D-二聚体主要反映纤维蛋白溶解功能。增高或阳性见于继发性纤维蛋白溶解功能亢进,如高凝状态、弥散性血管内凝血、肾脏疾病、器官移植排斥反应、溶栓治疗等。虽然这项试验敏感性高,但特异性不强,不足以用来确诊。但D-二聚体异常升高的患者,应特别引起重视,而D-二聚体小于 $500 \mu g/L$,则可基本排除诊断。

2.动脉血气分析

患者几乎都有程度不等的低氧血症,动脉血氧分压（$PaO_2$）小于 80 mmHg,平均 $62\sim72$ mmHg,有人认为 $PaO_2$ 大于 90 mmHg 则可排除 PE。二氧化碳分压（$PaCO_2$）多明显下降,呈低碳酸血症,提示呼吸性碱中毒,系因过度通气所致。

（三）辅助检查

（1）肺通气灌注扫描为目前诊断 PE 的首选方法,是一项准确的无创技术,能准确地诊断PE。以锝（$^{99m}Tc$）标记的清蛋白微球静脉注射,微球粒子进入肺血管床能准确地描绘出肺血流的分布,同时与肺通气扫描一起进行可增加该项检查的准确性。方法是让患者吸入 $^{133}Xe$ 放射性气体或 $^{99m}Tc$ 标记的药物雾化吸入显示通气情况。

（2）肺动脉造影（pulmonary angiography,PA）是诊断 PE 最可靠的方法,可显示直径为0.5 mm的血管病变及病变的部位、范围、程度和肺功能状况。如果出现肺动脉内充盈缺损,肺动脉分支完全阻断,肺野无血流灌注或肺动脉分支充盈和排空延迟等征象,则可确诊。肺动脉造影有一定的危险性,特别是肺动脉高压的患者,致残率为 1%,病死率为 0.01%～0.5%,目前仅用于复杂病例的鉴别诊断及获得血流动力学资料。

（3）放射性核素肺通气-灌注扫描现被用为诊断 PE 最常用的检查方法。但临床有部分基础疾病,如慢性阻塞性肺疾病、充血性心力衰竭、支气管扩张、肺炎、间质性肺病以及肺癌等可影响患者的肺通气和血流状况,致使通气-灌注扫描判定甚为复杂,需结合临床进行判定。

（4）螺旋 CT 血管造影可以取代肺通气-灌注扫描作为最初的检查方法。该方法能直接显示栓子,准确性高。

（5）MRI 的优点在于能在冠状面和矢状面成像。普通 MRI 仅可以显示较大血管内的栓子,而对周围肺动脉则显影欠佳。

## 四、治疗

（一）一般处理

本病发病急,须做紧急急救处理。

（1）应保持患者绝对卧床休息,高浓度吸氧。放置中心静脉压导管,测量中心静脉压,控制输液入量及速度,并可通过此途径给药。

镇痛：有严重胸痛时可用吗啡 5～10 mg,皮下注射,休克者避免使用。

（2）抗休克：为减低迷走神经兴奋性,防止肺血管和冠状动脉反射性痉挛,可静脉内注射阿托品0.5～1 mg,也可用异丙基肾上腺素、酚妥拉明。抗休克常用多巴胺 200 mg 加入 500 mL 葡萄糖液为静脉滴注,开始速率为 2.5 $\mu g/(kg \cdot min)$,以后调节滴速使收缩压维持在 12.0 kPa（90 mmHg）[10～25 $\mu g/(kg \cdot min)$]。

(3)治疗心力衰竭:毛花苷 K 0.25 mg 或毛花苷 C 0.2～0.4 mg 加入 50％葡萄糖溶液 40 mL 内静脉注射,必要时于 4～6 小时重复用药。

(4)治疗支气管痉挛:给予氨茶碱 0.25 g 加入 50％葡萄糖液 40 mL 内静脉注射,必要时可用地塞米松 10 mg 静脉注射。

(5)控制心律失常:快速室性心律失常,可用利多卡因 50～100 mg 静脉注射,继以 1～2 mg/min 静脉滴注。快速房性心律失常,首选毛花苷 C 0.2～0.4 mg 加入 50％葡萄糖液 20～40 mL 静脉注射或维拉帕米 5 mg 加入 50％葡萄糖液 20～40 mL 静脉注射。

(二)抗凝疗法

一旦明确诊断或高度怀疑 PE 者,应立即开始抗凝治疗,可防止栓塞的继续发展和再发。

(1)目前常用的有普通肝素(UFH)、低分子肝素(LMWH)和华法林。肝素是一种带负电荷的蛋白,不通过胎盘。常用持续静脉滴注法,负荷剂量为 2 000～3 000 U/h,继之 750～1 000 U/h 或 15～20 U/(kg·h)维持,根据活化部分凝血活酶时间(APTT)调整剂量,维持 APTT 为正常值的 1.5～2 倍。高度怀疑者可先用首剂。低分子肝素(LMWH)因其半衰期长,可皮下注射,无须实验室监测,应用方便,不通过胎盘,不进入乳汁,对胎儿及哺母乳的新生儿安全,不增加流产、早产及围生儿的病死率,使院外应用成为可能。低分子肝素(5 000 U,每天 1 次),或速碧林 0.2～0.4 mL,每天 1 次或每天 2 次。

(2)维生素 K 拮抗剂:为常用的口服抗凝剂,可抑制依赖于维生素 K 的凝血因子。目前国内最常用的是醋硝香豆素片,起作用快,口服后 36～48 小时即达高峰,首次量为 2～4 mg,维持量为 1～2 mg/d。也可用双香豆素或双香豆素乙酯,首剂均 200 mg,次天 100 mg 口服,以后每天 25～75 mg 维持。华法林首剂 15～20 mg,次天 5～10 mg,维持量为每天 2.5～5 mg。维持国际标准化比值(INR)为 1.8～2.5。因需数天发挥作用,需与肝素/低分子肝素至少重叠应用 4～5 天,直到口服抗凝剂起作用,才停用肝素。一般口服抗凝剂需持续 3～6 个月。

华法林在妊娠 6～11 周应用可引起"特发性胚胎病变",包括鼻骨发育不良、骨骺发育不良、中枢神经系统异常,胎儿及新生儿出血及畸形。孕期任何时间用药均可引起新生儿出血,此药仅在产后给予。风湿性心瓣膜病换瓣术后,权衡患者母胎利弊,建议整个孕期继续使用。

(三)溶栓治疗

溶栓治疗 PE 是近年来的主要进展,它可使肺动脉内血栓溶解,改善肺组织血流灌注,降低肺循环阻力和肺动脉压力,改善右心功能。溶解深静脉系统的血栓,还可减少栓子来源,减少 PE 复发,改善生活质量和远期预后。一般在栓塞后 5 天内用纤维蛋白溶解剂治疗,效果较好,更适用于急性巨大肺栓塞,此时可与肝素同用,亦可待其疗程结束后再用肝素。常用药物有链激酶(SK)、尿激酶(UK)和组织型阿替普酶(纤溶酶原激活剂)等。

(1)尿激酶负荷量 4 400 U/kg,静脉注射 10 分钟,随后以 2 200 U/(kg·h)持续静脉滴注 12 小时。另可考虑 2 小时溶栓方案:2 万 U/kg 持续静脉滴注 2 小时。

(2)链激酶负荷量 25 万 U,静脉注射 30 分钟,随后以 10 万 U/h 持续静脉滴注 24 小时。链激酶具有抗原性,故用药前需肌内注射苯海拉明或地塞米松,以防止变态反应。

(3)阿替普酶(rt-PA):50～100 mg 持续静脉滴注 2 小时。使用尿激酶、链激酶溶栓期间勿同用肝素,对用阿替普酶(rt-PA)溶栓时是否需停用肝素无特殊要求。其缺点是价格昂贵,目前难以普遍应用。

溶栓治疗结束后,应每 24 小时测定一次凝血酶原时间(PT)或活化部分凝血激酶时间

（APTT），当其水平低于正常值的 2 倍时，即应重新开始规范的肝素治疗。溶栓后应注意对临床及相关辅助检查情况进行动态观察，评估溶栓疗效。

溶栓治疗的绝对禁忌证有活动性胃肠道出血，2 个月内的颅内出血，颅、脊柱术后等。相对禁忌证有 10 天内的外科大手术、分娩，近期严重胃肠道出血，肝、肾衰竭，严重创伤，高血压Ⅲ级及出血性疾病等。

（四）外科治疗

1.肺栓子切除术

据报道肺栓子切除术死亡率高达 65％～70％，但本手术仍可挽救部分患者的生命，必须严格掌握手术指征：①肺动脉造影证明肺血管有 50％或以上被阻塞，栓子位于主肺动脉或左、右肺动脉处；②抗凝和（或）溶栓治疗失败或有禁忌证；③经治疗后患者仍处于严重低氧血症、休克、肾、脑损伤。

2.腔静脉阻断术

腔静脉阻断术主要预防栓塞的复发，以至危及肺血管床。方法有手术夹、伞状装置、网筛法、折叠术等。腔静脉阻断术后，侧支循环血管管径可能增大，栓子可通过侧支循环进入肺动脉，阻断器材局部也可有血栓形成，因此术后须继续抗凝治疗。

3.放置下腔静脉滤器

此方法适用于反复 PE 与下肢 DVT 有密切联系并有抗凝禁忌者。

总之，对围术期出现"不明原因的呼吸困难或同时伴有低血压休克患者"应高度怀疑 PE，及时应用血管活性药物肾上腺素、多巴胺、多巴酚丁胺或联合应用气管内插管、防止猝死，如无禁忌证应积极溶栓或抗凝治疗。未经治疗者病死率高达 25％～30％，合理治疗能使病死率降至 2％～8％。因此，PE 防治形势十分严峻，加强 PE 预防意识，提高 PE 的诊断水平是降低病死率、改善预后的关键。

## 五、预防

（一）预防措施

一般通过临床细致检查，早期发现下肢深层静脉血栓形成，80％患者可以防止 PE 的发生。为防止静脉血栓形成可采取以下措施。

（1）剖宫产或难产手术应做到操作轻柔细致，减少组织损伤，尤其要注意避免损伤血管而诱发血栓形成。在分娩过程中应及时纠正脱水，保持水、电解质平衡，防止血液凝固性增加。

（2）产后、手术后鼓励患者尽可能多翻身及屈伸下肢，指导患者早期下床活动减少制动，促进血液回流，增强血液循环。

（3）高危患者需辅助机械预防，措施如弹力袜、梯度压力泵等，必要时应用预防性抗凝血疗法。

2.药物抗凝预防血栓形成

（1）小剂量肝素预防术后 DVT、PE 的发生有肯定效果，尤其是年龄 40 岁以上，肥胖、恶性肿瘤及静脉曲张者，行盆腔、髋部等手术前，测定部分凝血活酶时间（APTT）及血小板、D-二聚体，若正常，于术前 2 小时皮下注射肝素 5 000 U，术后 12 小时再次用药，至患者能起床活动，一般 5～7 天。因肝素剂量低，不易并发肝素诱导的血小板减少症等并发症，不需特别行凝血机制的监测。

（2）口服抗凝剂：如醋硝香豆素、华法林，常用于有 DVT 史、严重静脉曲张者，做预防性抗凝治疗。

　　(3)抗血小板制剂:双嘧达莫片,每天 100 mg 口服,小剂量阿司匹林(每天口服 0.3～1.0 g)可抑制血小板集聚及粘连。非甾体抗炎药,如吲哚美辛即可抑制凝血酶 $A_2$,减少静脉血栓形成。

**(王晓丽)**

# 第二节　羊　水　栓　塞

　　羊水栓塞(amniotic fluid embolism,AFE)是指羊水进入母体血液循环,引起的急性肺栓塞、休克、弥散性血管内凝血、肾衰竭甚至骤然死亡等一系列病理生理变化过程。羊水栓塞以起病急骤、病情凶险、难以预料、病死率高为临床特点,是极其严重的分娩期并发症。

　　1926 年,梅金(Megarn)首次描述了 1 例年轻产妇在分娩时突然死亡的典型症状,直到 1941 年,斯坦纳(Steiner)和卢施堡(Luschbaugh)等在患者血液循环中找到羊水有形成分,才命名此病为羊水栓塞。近年的研究认为羊水栓塞与一般的栓塞性疾病不同,而与过敏性疾病更相似,故建议将羊水栓塞更名为妊娠过敏样综合征。

　　羊水栓塞的发病率国外为 2.0/10 万,我国为 2.18/10 万～5.00/10 万。足月妊娠时发生的羊水栓塞,孕产妇病死率高达 70%～80%,占我国孕产妇死亡总数的 4.6%。羊水栓塞的临床表现主要是迅速出现、发展极快的心肺功能衰竭及肺水肿,继之以因凝血功能障碍而发生大出血及急性肾衰竭。以上表现常是依次出现的,而急性心肺功能衰竭的出现十分迅速而严重,半数以上的患者在发病 1 小时内死亡,以致抢救常不能奏效。症状出现迅速者,甚至距离死亡的时间仅数分钟,所以仅 40% 的患者能活至大出血阶段。但也有少数患者(10%)在阴道分娩或剖宫产后 1 小时内,不经心肺功能衰竭及肺水肿阶段直接进入凝血功能障碍所致的大量阴道出血或伤口渗血阶段,这种情况称为迟发性羊水栓塞(delayed AFE)。至于中期妊娠引产时亦可出现羊水栓塞,因妊娠期早,羊水内容物很少,因此症状轻,治疗的预后好。

## 一、病因

　　羊水栓塞的病因与羊水进入母体循环有关是研究者们的共识,但是对致病机制的看法则有不同,晚期妊娠时,羊水中水分占 98%,其他为无机盐、糖类及蛋白质,如清蛋白、免疫球蛋白 A 及免疫球蛋白 G 等,此外尚有脂质如脂肪酸以及胆红素、尿素、肌酐、各种激素和酶。如果已进入产程,羊水中还含有在产程中产生的大量的各种前列腺素,但重要的是还有胎脂块,自胎儿皮肤脱落下的鳞形细胞、毳毛及胎粪,在胎粪中含有大量的组胺、玻璃酸质酶。很多研究者认为这一类有形物质进入血流是在 AFE 中引起肺血管机械性阻塞的主要原因。而产程中产生的前列腺素类物质进入人体血流,由于其缩血管作用,加强了羊水栓塞病理生理变化的进程。值得注意的是羊水中物质进入母体的致敏问题也成为人们关注的焦点,人们早就提出 AFE 的重要原因之一就是羊水所致的过敏性休克。在 20 世纪 60 年代,一些研究者发现在子宫的静脉内出现鳞形细胞,但患者无羊水栓塞的临床症状。另外,又有一些患者有典型的羊水栓塞的急性心肺功能衰竭及肺水肿症状,而尸检时并未找到羊水中所含的胎儿物质。克拉克(Clark)等在 46 例 AFE 病例中发现有 40% 患者有药物过敏史,基于以上理由,Clark 认为过敏可能也是导致发病的主要原因,他甚至建议用妊娠过敏样综合征,以取代羊水栓塞这个名称。

Clark 认为羊水栓塞的表现与过敏及中毒性休克(内毒素性)相似,这些进入循环的物质,通过内源性介质,诸如组胺、缓激肽、细胞活素、前列腺素、白三烯、血栓烷等导致临床症状的产生。不过,败血症患者有高热,AFE 则无此表现。过敏性反应中经常出现的皮肤表现、上呼吸道血管神经性水肿等表现,AFE 患者亦不见此表现。而且过敏性反应应先有致敏的过程,AFE 患者则同样地可以发生在初产妇。所以也有人对此提出质疑。重要的是近几年中,有很多研究者着重研究了内源性介质在 AFE 发病过程中所起的作用。例如阿格格米(Agegami)等对兔注射含有白三烯的羊水,兔经常以死亡为结局;若对兔先以白三烯的抑制剂预处理,则兔可免于死亡。基茨米勒(Kitzmiller)等则认为 $PGF_2$ 在 AFE 中起了重要作用,$PGF_2$ 只在临产后的羊水中可以测到,对注射 PGF 和妇女在产程中取得的羊水可以出现 AFE 的表现。马拉德尼(Maradny)等则认为在 AFE 复杂的病理生理过程中,血管内皮素使血流动力学受到一定影响,血管内皮素是人的冠状动脉和肺动脉及人类支气管强有力的收缩剂,对兔及培养中人上皮细胞给予人羊水处理后,血管上皮素水平升高,特别是在注射含有胎粪的羊水后升高更为明显,而注射生理盐水则无此表现。

孔(Khong)等提出血管内皮素-1(endothelin-1)可能在 AFE 的发病上起一定作用,血管内皮素-1是一种强而有力的血管及支气管收缩物质。他们用免疫组织化学染色法证实在两例 AFE 死亡病例的肺小叶上皮、支气管上皮及小叶中巨噬细胞均有表达,其染色较浅,而在羊水中鳞形细胞有广泛表达。因此,血管上皮素可能在 AFE 的早期引起短暂的肺动脉高压的血流动力学变化。所以 AFE 的病因十分复杂,目前尚难以一种学说来解释其所有变化,故研究尚需不断深入。

(一)羊水进入母体的途径

进入母体循环的羊水量至今无人也无法计算,但羊水进入母体的途径有以下几种。

1.宫颈内静脉

在产程中,宫颈扩张使宫颈内静脉有可能撕裂,或在手术扩张宫颈、剥离胎膜时、安置内监护器引起宫颈内静脉损伤,静脉壁的破裂、开放,是羊水进入母体的一个重要途径。

2.胎盘附着处或其附近

胎盘附着处有丰富的静脉窦,如胎盘附着处附近胎膜破裂,羊水则有可能通过此裂隙进入子宫静脉。

3.胎膜周围血管

如胎膜已破裂,胎膜下蜕膜血窦开放,强烈的宫缩亦有可能将羊水挤入血窦而进入母体循环。另外,剖宫产子宫切口也日益成为羊水进入母体的重要途径之一。Clark 所报告的 46 例羊水栓塞中,8 例在剖宫产刚结束时发生。吉伯(Gilbert)报告的 53 例羊水栓塞中,32 例(60%)有剖宫产史。

(二)羊水进入母体循环的条件

一般情况下,羊水很难进入母体循环。但若存在以下条件,羊水则有可能直接进入母体循环。

1.羊膜腔压力升高

多胎、巨大儿、羊水过多使宫腔压力过高;临产后,特别是第二产程子宫收缩过强;胎儿娩出过程中强力按压腹部及子宫等,使羊膜腔压力明显超过静脉压,羊水有可能被挤入破损的微血管而进入母体血循环。

2.子宫血窦开放

分娩过程中各种原因引起的宫颈裂伤可使羊水通过损伤的血管进入母体血循环。前置胎盘、胎盘早剥、胎盘边缘血窦破裂时,羊水也可通过破损血管或胎盘后血窦进入母体血循环。剖宫产或中期妊娠钳刮术时,羊水也可从胎盘附着处血窦进入母体血循环,发生羊水栓塞。

3.胎膜破裂后

大部分羊水栓塞发生在胎膜破裂以后,羊水可从子宫蜕膜或宫颈管破损的小血管进入母体血循环中。剖宫产或羊膜腔穿刺时,羊水可从手术切口或穿刺处进入母体血循环。

可见,羊膜腔压力升高、过强宫缩和血窦开放是发生羊水栓塞的主要原因。高龄产妇、经产妇、急产、羊水过多、多胎妊娠、过期妊娠、巨大儿、死胎、胎膜早破、人工破膜或剥膜、前置胎盘、胎盘早剥、子宫破裂、不正规使用缩宫素或前列腺素制剂引产、剖宫产、中期妊娠钳刮术等则是羊水栓塞的诱发因素。

## 二、病理生理

羊水进入母体循环后,通过多种机制引起机体的变态反应、肺动脉高压和凝血功能异常等一系列病理生理变化。

（一）过敏性休克

羊水中的抗原成分可引起Ⅰ型变态反应。在此反应中肥大细胞脱颗粒、异常的花生四烯酸代谢产物产生,包括白三烯、前列腺素、血栓素等进入母体血循环,导致过敏性休克,同时使支气管黏膜分泌亢进,导致肺的交换功能下降,反射性地引起肺血管痉挛。

（二）肺动脉高压

羊水中有形物质可直接形成栓子阻塞肺内小动脉,还可作为促凝物质促使毛细血管内血液凝固,形成纤维蛋白及血小板微血栓机械性阻塞肺血管,引起急性肺动脉高压。同时有形物质尚可刺激肺组织产生和释放 $PGF_{2\alpha}$、5-羟色胺、白三烯等血管活性物质,使肺血管反射性痉挛,加重肺动脉高压。羊水物质也可反射性引起迷走神经兴奋,进一步加重肺血管和支气管痉挛,导致肺动脉高压或心脏骤停。肺动脉高压又使肺血管灌注明显减少,通气和换气障碍,肺组织严重缺氧,肺毛细血管通透性增加,液体渗出,导致肺水肿、严重低氧血症和急性呼吸衰竭。肺动脉高压直接使右心负荷加重,导致急性右心衰竭。肺动脉高压又使左心房回心血量减少,则左心排出量明显减少,引起周围血循环衰竭,使血压下降产生一系列心源性休克症状,产妇可因重要脏器缺血而突然死亡。

（三）弥散性血管内凝血（DIC）

羊水中含有丰富的促凝物质,进入母血后激活外源性凝血系统,在血管内形成大量微血栓（高凝期）,引起休克和脏器功能损害。同时羊水中含有纤溶激活酶,可激活纤溶系统,加上大量凝血因子被消耗,血液由高凝状态迅速转入消耗性低凝状态（低凝期）,导致血液不凝及全身出血。

（四）多脏器功能衰竭

由于休克、急性呼吸循环衰竭和 DIC 等病理生理变化,常导致多脏器受累。以急性肾脏功能衰竭、急性肝功能衰竭和急性胃肠功能衰竭等多脏器衰竭常见。

## 三、临床表现

羊水栓塞发病特点是起病急骤、来势凶险。90％发生在分娩过程中,尤其是胎儿娩出前后的短时间内。少数发生于临产前或产后 24 小时以后。剖宫产术或妊娠中期手术过程中也可发病。在极短时间内可因心肺功能衰竭、休克导致死亡。典型的临床表现可分为三个渐进阶段。

（一）心肺功能衰竭和休克

因肺动脉高压引起心力衰竭和急性呼吸循环衰竭,而变态反应可引起过敏性休克。在分娩过程中,尤其是刚破膜不久,产妇突然发生寒战、烦躁不安、呛咳气急等症状,随后出现发绀、呼吸困难、心率加快、面色苍白、四肢厥冷、血压下降。由于中枢神经系统严重缺氧,可出现抽搐和昏迷。肺部听诊可闻及湿啰音,若有肺水肿,产妇可咯血性泡沫痰。严重者发病急骤,甚至没有先兆症状,仅惊叫一声或打一次哈欠后,血压迅速下降,于数分钟内死亡。

（二）DIC 引起的出血

产妇渡过心肺功能衰竭和休克阶段,则进入凝血功能障碍阶段,表现为大量阴道流血、血液不凝固,切口及针眼大量渗血,全身皮肤黏膜出血,血尿甚至出现消化道大出血。产妇可因出血性休克死亡。

（三）急性肾衰竭

由于全身循环衰竭,肾脏血流量减少,出现肾脏微血管栓塞,肾脏缺血引起肾组织损害,表现为少尿、无尿和尿毒症征象。一旦肾实质受损,可致肾衰竭。

典型临床表现的三个阶段可能按顺序出现,但有时亦可不全部出现或按顺序出现,不典型者可仅有休克和凝血功能障碍。中孕引产或钳刮术中发生的羊水栓塞,可仅表现为一过性呼吸急促、烦躁、胸闷后出现阴道大量流血。有些产妇因病情较轻或处理及时可不出现明显的临床表现。

## 四、诊断

羊水栓塞的诊断缺乏有效、实用的实验室检查,主要依靠的是临床诊断。而临床上诊断羊水栓塞主要根据发病诱因和临床表现,做出初步诊断并立即进行抢救,同时进行必要的辅助检查,目前通过辅助检查确诊羊水栓塞仍较困难。在围生期出现严重的呼吸、循环、血液系统障碍的病因有很多,例如肺动脉血栓性栓塞、感染性休克、子痫等。所以对非典型病例,首先应排除其他原因,即可诊断为羊水栓塞。

需要与羊水栓塞进行鉴别诊断的产科并发症与合并症有空气栓子、过敏性反应、麻醉并发症、吸入性气胸、产后出血、恶性高热、败血症、血栓栓塞、宫缩乏力、子宫破裂及子痫。

（一）病史及临床表现

凡在病史中存在羊水栓塞各种诱发因素及条件,如胎膜早破、人工破膜或剥膜、子宫收缩过强、高龄初产,在胎膜破裂后、胎儿娩出后或手术中产妇突然出现寒战、烦躁不安、气急、尖叫、呛咳、呼吸困难、大出血、凝血障碍、循环衰竭及不明原因休克,休克与出血量不成比例,首先应考虑为羊水栓塞。初步诊断后应立即进行抢救,同时进行必要的辅助检查来确诊。

（二）辅助检查

1.血涂片寻找羊水有形物质

抽取下腔静脉或右心房的血 5 mL,离心沉淀后取上层物做涂片,用瑞氏-吉姆萨（Wright-Giemsa）染色,镜检发现鳞状上皮细胞、毳毛、黏液,或行苏丹Ⅲ染色寻找脂肪颗粒,可协助诊断。过去认为这是确诊羊水栓塞的标准,但近年认为,这一方法既不敏感也非特异,在正常孕妇的血液中也可发现羊水有形物质。

2.宫颈组织学检查

当患者行全子宫切除,或死亡后进行尸体解剖时,可以对宫颈组织进行组织学检查,寻找羊水成分的证据。

3.非侵入性检查方法

(1)Sialyl Tn 抗原检测:胎粪及羊水中含有神经氨酸-N-乙酰氨基半乳糖(Sialyl Tn)抗原,羊水栓塞时母血中 Sialyl Tn 抗原浓度明显升高。应用放射免疫竞争法检测母血 Sialyl Tn 抗原水平,是一种敏感和无创伤性的诊断羊水栓塞的手段。

(2)测定母亲血浆中羊水-胎粪特异性的粪卟啉锌水平、纤维蛋白溶酶及 C3、C4 水平也可以帮助诊断羊水栓塞。

4.胸部 X 线检查

90%患者可出现胸片异常。双肺出现弥散性点片状浸润影,并向肺门周围融合,伴有轻度肺不张和右心扩大。

5.心电图检查

心电图可见 ST 段下降,提示心肌缺氧。

6.超声心动图检查

超声心动图可见右心房、右心室扩大、心排出量减少及心肌劳损等表现。

7.肺动脉造影术

肺动脉造影术是诊断肺动脉栓塞最可靠的方法,可以确定栓塞的部位和范围,但临床较少应用。

8.与 DIC 有关的实验室检查

可进行 DIC 筛选试验(包括血小板计数、凝血酶原时间、纤维蛋白原)和纤维蛋白溶解试验(包括纤维蛋白降解产物、优球蛋白溶解时间、鱼精蛋白副凝试验)。

9.尸检

(1)肺水肿、肺泡出血,主要脏器如肺、心、胃、脑等组织及血管中找到羊水有形物质。

(2)心脏内血液不凝固,离心后镜检找到羊水有形物质。

(3)子宫或阔韧带血管内可见羊水有形物质。

(三)美国羊水栓塞的诊断标准

(1)出现急性低血压或心脏骤停。

(2)急性缺氧,表现为呼吸困难、发绀或呼吸停止。

(3)凝血功能障碍或无法解释的严重出血。

(4)上述症状发生在子宫颈扩张、分娩、剖宫产时或产后 30 分钟内。

(5)排除了其他原因导致的上述症状。

## 五、处理

羊水栓塞一旦确诊,应立即抢救产妇。主要原则为纠正呼吸循环衰竭、抗过敏、抗休克、防治 DIC 及肾衰竭、预防感染。病情稳定后立即终止妊娠。

(一)纠正呼吸循环衰竭

1.纠正缺氧

出现呼吸困难、发绀者,立即面罩给氧,流速为 5～10 L/min。必要时行气管插管,机械通气,正压给氧,如症状严重,应行气管切开。保证氧气的有效供给,是改善肺泡毛细血管缺氧、预防肺水肿的关键。同时也可改善心、脑、肾等重要脏器的缺氧。

2.解除肺动脉高压

立即应用解痉药,减轻肺血管和支气管痉挛,缓解肺动脉高压及缺氧。常用药物有以下几种。

(1)盐酸罂粟碱:是解除肺动脉高压的首选药物,可直接作用于血管平滑肌,解除平滑肌痉挛,对冠状动脉、肺动脉、脑血管均有扩张作用。首次剂量 30～90 mg,加入 5％葡萄糖液 20 mL 中缓慢静脉注射,每天剂量不超过 300 mg。罂粟碱与阿托品合用,扩张肺小动脉效果更好。

(2)阿托品:可阻断迷走神经反射引起的肺血管痉挛及支气管痉挛,促进气体交换,解除迷走神经对心脏的抑制,使心率加快,增加回心血量,改善微循环,兴奋呼吸中枢。每隔 10～20 分钟静脉注射 1 mg,直至患者面色潮红,微循环改善。心率在 120 次/分以上者慎用。

(3)氨茶碱:可解除肺血管痉挛,松弛支气管平滑肌,降低静脉压与右心负荷,兴奋心肌,增加心排出量。250 mg 加入 5％葡萄糖液 20 mL 缓慢静脉注射,必要时可重复使用。

(4)酚妥拉明:可解除肺血管痉挛,降低肺动脉阻力,消除肺动脉高压。5～10 mg 加入 5％葡萄糖液 250～500 mL 中,以 0.3 mg/min 的速度静脉滴注。

3.防治心力衰竭

为保护心肌和预防心力衰竭,尤其对心率超过 120 次/分者,除用冠状动脉扩张剂外,应及早使用强心剂。常用毛花苷 C 0.2～0.4 mg,加入 25％葡萄糖液 20 mL 中缓慢静脉注射。必要时 4～6 小时后可重复应用。还可用营养心肌细胞药物如辅酶 A、三磷酸腺苷(ATP)和细胞色素 C 等。

(二)抗过敏

应用糖皮质激素可解除痉挛,稳定溶酶体,具有保护细胞及抗过敏作用,应及早大量使用。首选氢化可的松 100～200 mg 加入 5％葡萄糖液 50～100 mL 中快速静脉滴注,再用 300～800 mg加入 5％葡萄糖液 250～500 mL 中静脉滴注;也可用地塞米松 20 mg 缓慢静脉注射后,再用 20 mg 加于 5％葡萄糖液250 mL中静脉滴注,根据病情可重复使用。

(三)抗休克

1.补充血容量

在抢救过程中,应尽快输新鲜全血和血浆以补充血容量。与一般产后出血不同的是,羊水栓塞引起的产后出血往往会伴有大量的凝血因子的消耗,因此在补充血容量时注意不要补充过量的晶体,要以补充血液,特别是凝血因子和纤维蛋白原为主。扩容首选低分子右旋糖酐 500 mL静脉滴注(每天量不超过1 000 mL)。应做中心静脉压(CVP)测定,了解心脏负荷状况,指导输液量及速度,并可抽取血液寻找羊水有形成分。

2.升压药

多巴胺 10～20 mg 加于 5％葡萄糖液 250 mL 中静脉滴注。间羟胺 20～80 mg 加于 5％葡萄糖液250～500 mL 中静脉滴注,滴速为 20～30 滴/分。根据血压情况调整滴速。

3.纠正酸中毒

在抢救过程中,应及时做动脉血气分析及血清电解质测定。若有酸中毒可用 5％碳酸氢钠250 mL 静脉滴注,若有电解质紊乱,应及时纠正。

(四)防治 DIC

1.肝素

在已经发生 DIC 的羊水栓塞的患者使用肝素要非常慎重,一般原则是"尽早使用,小剂量使用"或者是"不用"。所以临床上如果使用肝素治疗羊水栓塞,必须符合以下两个条件:①导致羊水栓塞的风险因素依然存在(子宫和宫颈未被切除,子宫压力继续存在),会导致羊水持续不断地进入母亲的血液循环,不使用肝素会使凝血因子的消耗继续加重;②有使用肝素的丰富经验,并且能及时监测凝血功能的状态。

用于羊水栓塞早期高凝状态时的治疗,尤其在发病后 10 分钟内使用效果更佳。肝素 25～50 mg(1 mg＝125 U)加于 0.9％氯化钠溶液 100 mL 中,静脉滴注 1 小时,以后再以 25～50 mg 肝素加于 5％葡萄糖液 200 mL 中静脉缓滴,用药过程中可用试管法测定凝血时间,使凝血时间维持在 20～25 分钟。24 小时肝素总量应控制在 100 mg(12 500 U)以内为宜。肝素过量(凝血时间超过 30 分钟),有出血倾向时,可用鱼精蛋白对抗,1 mg 鱼精蛋白对抗肝素 100 U。

**2.抗纤溶药物**

羊水栓塞由高凝状态向纤溶亢进发展时,可在肝素化的基础上使用抗纤溶药物,如 6-氨基己酸 4～6 g 加于 5％葡萄糖液 100 mL 中,15～30 分钟内滴完,维持量每小时 1 g;氨甲环酸每次 0.5～1.0 g,加于 5％葡萄糖液 100 mL 静脉滴注;氨甲苯酸 0.1～0.3 g 加于 5％葡萄糖液 20 mL 稀释后缓慢静脉注射。

**3.补充凝血因子**

应及时补充凝血因子,如输新鲜全血、血浆、纤维蛋白原(2～4 g)等。

(五)预防肾衰竭

羊水栓塞的第三阶段为肾衰竭期,在抢救过程中应注意尿量。当血容量补足后仍少尿,应及时应用利尿剂:①呋塞米 20～40 mg 静脉注射;②20％甘露醇 250 mL 静脉滴注,30 分钟滴完。如用药后尿量仍不增加,表示肾功能不全或衰竭,按肾衰竭处理,尽早给予血液透析。

(六)预防感染

应用大剂量广谱抗生素预防感染。应注意选择对肾脏毒性小的药物,如青霉素、头孢菌素等。

(七)产科处理

(1)分娩前出现羊水栓塞,应先抢救母亲,积极治疗急性心力衰竭、肺功能衰竭、监护胎心率变化,病情稳定以后再考虑分娩情况。

(2)在第一产程出现羊水栓塞,考虑剖宫产终止妊娠,若患者系初产,新生儿为活产,术时出血不多,则可暂时保留子宫,宫腔填塞纱布以防产后出血。如宫缩不良,行子宫切除,因为理论上子宫的血窦及静脉内仍可能有大量羊水及其有形成分。在行子宫切除时不主张保留宫颈,因为保留宫颈有时会导致少量羊水继续从宫颈血管进入母体循环,羊水栓塞的病情无法得到有效的缓解。

(3)在第二产程出现羊水栓塞,可考虑阴道分娩。分娩以后,如有多量的出血,虽经积极处理后效果欠佳,应及时切除子宫。

(4)分娩以后宫缩剂的应用:有争论,有人认为会促进更多的羊水成分进入血液循环,但多数人主张使用宫缩剂。

## 六、预防

严格来说羊水栓塞不是能完全预防的疾病。首先应针对可能发生羊水栓塞的诱发因素加以防范,提高警惕,早期识别羊水栓塞的前驱症状,早期诊断羊水栓塞,以免延误抢救时机。同时应注意下列问题。

(1)减少产程中的人为干预如人工破膜、静脉滴注缩宫素等。

(2)掌握人工破膜的时机,破膜应避开宫缩最强的时间。人工破膜时不要剥膜,以免羊水被挤入母体血液循环。

(3)严密观察产程,正确使用宫缩剂。应用宫缩剂引产或加强宫缩时,应有专人观察,随时调整宫缩剂的剂量及用药速度,避免宫缩过强。宫缩过强时适当应用宫缩抑制剂。

(4)严格掌握剖宫产指征,正确掌握剖宫产的手术技巧。手术操作应轻柔,防止切口延长。胎儿娩出前尽量先吸净羊水,以免羊水进入子宫切口开放的血窦内。

(5)中期妊娠流产钳刮术时,扩张宫颈时应逐号扩张,避免粗暴操作。行钳刮术时应先破膜,待羊水流尽后再钳夹出胎儿和胎盘组织。

(6)羊膜腔穿刺术时,应选用细针头(22 号腰穿针头)。最好在超声引导下穿刺,以免刺破胎盘,形成开放血窦。

(王晓丽)

# 第三节  弥散性血管内凝血

## 一、概述

播散性血管内凝血或弥散性血管内凝血(disseminated intravascular coagulation,DIC)不是一种独立的疾病,而是临床已明确诊断的疾病伴有的、以广泛血管内凝血和出血倾向为特征的中间发病环节或并发症。其基本病理是指在某些致病因子作用下凝血因子和血小板被激活,大量凝血物质进入血液循环,引起血管内微血栓形成,同时或继发纤溶亢进导致器官功能障碍、出血、贫血甚至休克的病理过程。病理产科易并发 DIC,是导致产妇死亡的主要原因之一。产科 DIC 可发生于正常或异常的妊娠后期、分娩期或产后某一短暂的时期,主要诱发原因是胎盘早剥、死胎稽留、感染性流产、过期流产、子痫前期和子痫及羊水栓塞等并发症,病死率较高,为产科危急症。日本产科 DIC 的发生率为 0.92%,病死率为 38.9%。国内产科 DIC 的发生率为 0.1%,占总 DIC 病例中 20%,病理产科占 24.81%左右。感染性疾病是 DIC 最主要最常见的病因,占 DIC 发病数 30%,其次是恶性肿瘤,占 DIC 患者的 24%~34%,手术和外伤占 DIC 的1%~5%。

## 二、病因

妊娠期的妇女体内多种凝血因子含量及活性增加,抗凝物质减少,纤溶活性降低,表现为高凝状态。随着孕期的延长,其程度逐渐增强,至产后才恢复正常。妊娠期纤维蛋白原、因子Ⅶ、因子Ⅷ、因子Ⅸ、因子Ⅹ等的增加较为明显。纤维蛋白原含量可达到 4~8 g/L,为正常非妊娠者的 2~3 倍。因子Ⅷ的增加也较明显,可增至正常人的 120%~180%。凝血因子的升高有利于正常生产后的及时止血,但也成为妊娠期 DIC 多发的基础条件。此外,妊娠妇女的动、静脉与胎盘附着处相互沟通,并在子宫壁与胎盘之间形成绒毛间隙,分娩时胎盘绒毛、子宫蜕膜组织中所含的凝血活酶,易于从胎盘经子宫进入母体血循环,从而促进 DIC 的发生。常见病因如下。

（一）围生期严重感染

产科重症感染多见于感染性流产、分娩期及产后感染等。重症感染时对凝血系统的影响因素：①细菌产生的毒素和促凝活性酶类物质增加；②细菌及细菌形成的抗原抗体复合物增加；③感染引起的中毒、休克等病理改变。细菌内毒素可直接激活IX因子启动内凝血系统，也可以作用于血小板促进其聚集，进而损伤血管内皮，致使血管胶原暴露，引起因子XII被激活，同时抑制巨噬细胞功能，使巨噬细胞不能及时有效地去除循环中被激活的凝血因子及促凝物质。妊娠期及分娩期体内表现出的高凝状态，加上上述诱因的作用，使感染时极易发生DIC。流产可分自然流产和人工流产，两者均有并发DIC的可能性，尤其是感染性流产易诱发DIC。感染性流产使细菌内毒素直接激活因子IX和血小板，损伤血管内皮细胞，抑制单核吞噬细胞系统引起休克或酸中毒等导致溶血，使血液中含有磷脂的红细胞素增加，此时胎盘迅速广泛地发生严重变性、坏死，妊娠胎盘、蜕膜和子宫肌层分泌的组织因子（tissue factor，TF）进入母血循环诱发DIC，尤其是大月份的人工流产更易并发DIC。刮宫时所致的组织凝血活酶，通过创面进入母体血循环，其他各种方法的大月份人工流产如高渗盐水引产、高渗尿素液引产，均有可能发生亚急性DIC。以天花粉进行中期妊娠引产，由于天花粉可致胎盘迅速广泛地发生严重的变性坏死，胎盘及子宫蜕膜含有凝血活酶活性物质，进入母体血循环可激活凝血因子，以致母体血小板数与纤维蛋白原含量减少，部分患者可发生DIC。

（二）稽留流产或胎死宫内

胚胎及胎儿死亡后如不能自然排出则为死胎滞留。死胎滞留宫内可出现纤维蛋白原减少性凝血功能改变与DIC。死胎滞留并发DIC的主要原因：①妊娠后体内处于高凝状态；②变性或坏死的胎盘发生自溶，与羊水一道释放大量的TF或TF样物质，进入母体血循环，通过外源性凝血系统激活凝血过程，发生血管内溶血；③死胎组织坏死、自溶，释放一些蛋白分解酶进入母体血液，激活体内凝血系统。死胎引起凝血功能障碍的发生过程大多较为缓慢，一般在胎儿死亡后2～3周即可出现纤维蛋白原的减少，随着滞留时间的延长，纤维蛋白原的消耗程度逐渐加重，因子V、VII含量下降，血小板数减少，纤维蛋白降解产物（human fibrin degradation product，FDP）增加，同时，继发性纤溶加重体内凝血因子的消耗。死胎滞留并发DIC的发生率为1%～2%。如滞留时间超过4周，发病率明显增加，胎死宫内4周以上者，约有25%孕妇发生低纤维蛋白原血症，至第5周时可达50%，因为死胎宫内存留可释放组织凝血酶引发DIC。DIC的发病较为缓慢，开始多为代偿性，后为慢性或亚急性DIC，暴发型较为少见。

（三）胎盘早期剥离

妊娠20周以后，正常位置的胎盘在胎儿娩出前从子宫壁剥离则称为胎盘早剥。胎盘早期剥离是危及母儿生命的产科急症，我国发生率为0.46%～2.1%，美国南部发生率为0.46%～1.3%，因诊断标准不同而有差异。胎盘早剥的原因不明，多发生于高血压患者，因螺旋小动脉痉挛性收缩、蜕膜缺血缺氧损伤坏死，释放凝血活酶；胎盘后血肿消耗纤维蛋白原，纤维蛋白原小于1 g/L即有出血倾向，导致脏器栓塞引发DIC。胎盘早剥可引起出血，分为显性出血和隐性出血。隐性出血可导致子宫腔内压力升高，血液易渗入子宫肌层，引起肌纤维分离、断裂或变性，影响凝血功能。胎盘早剥时对母体凝血系统的影响有两方面：①胎盘剥离处滋养叶细胞和损伤的蜕膜含有丰富的TF凝血活酶，释放后进入母体血循环，激活外源性凝血系统，促使凝血酶原激活，纤溶蛋白原转变成纤维蛋白，导致DIC发生。这一过程中凝血因子大量被消耗，血小板和纤溶蛋白原消耗为主，导致出血不止。②纤维蛋白沉积，激活纤溶系统导致继发性纤溶亢进，一方面致使机体产生大量 FDP,另一方面继续消耗大量的凝血因子。FDP 具有抑制纤维蛋白聚合和血小板功能的作用。因此,纤溶亢进加重了凝血障碍导致的出血。应注意临床出血程度与体内凝血功能障碍程度可能不相平行,因为胎盘早剥的部位及程度不同临床表现不同,注意实时监测凝血功能以了解体内凝血功能障碍的程度。如血小板及纤维蛋白原大量被消耗,血液 FDP 大量增加,提示体内凝血功能严重障碍。

(四)羊水栓塞

羊水栓塞是产科的一种严重并发症,每 8 000～30 000 次分娩过程中发生 1 例,病死率达 80%,是产科死亡的主要原因之一。瑞典统计资料显示占产妇死亡的 22%,如患者能侥幸存活,约一半的人有神经损伤后遗症。正常孕期几乎无羊水进入母体循环,羊水进入母体的途径尚未确定,主要有两种可能性:一是子宫收缩,子宫腔内压力升高,驱使羊水经子宫颈的小静脉进入母体血流;二是在胎盘早剥、子宫破裂等病理情况下,羊水由开放的子宫血管进入母体血循环。羊水穿刺检查及宫腔注射等临床操作也可引起羊水栓塞甚或发生 DIC。

羊水内含有上皮细胞、角化物、胎脂、毳毛、胎粪等物质,这些物质与羊水本身均具有促凝作用,羊水内含有因子Ⅷ活性物质、因子Ⅹ激活物质、肺表面活性物质及胰蛋白酶样作用物质等。羊水进入母体循环后对母体凝血系统的影响:①启动凝血过程。羊水及羊水内所含物质如白三烯,直接促进凝血酶原转变成凝血酶,凝血酶大量生成后,导致机体广泛微小血栓形成,加上因子Ⅷ活性物质诱发 DIC。②促进血小板聚集及活化。羊水内颗粒状物质具有促进血小板聚集和血小板破坏的作用,血小板聚集增加促进微血栓形成。广泛的微血栓形成导致血小板大量消耗,诱发 DIC。③激活纤溶系统。羊水还具有较强的纤维蛋白溶解活性,促进广泛微血栓形成,引起继发性纤溶亢进,使羊水栓塞的早期产生大量 FDP。FDP 大量产生加重纤溶过程,导致机体很快出现凝血功能障碍,血液从高凝状态急转为低凝高溶、不凝状态,导致 DIC 发生,病情凶险,发展迅速,甚至数分钟内死亡。④羊水的机械性栓塞作用。羊水微粒物质造成微小血管内机械性栓塞与反射性收缩血管,同时刺激机体产生 PGF$_2$、5-羟色胺等血管活性物质,使小血管发生痉挛,致使肺血管高压,右心排血受阻,导致循环呼吸的衰竭,出现急性右心衰竭和急性呼吸衰竭,严重时可多系统器官衰竭,这些病理改变诱发或加重 DIC 的发生。⑤变态反应。母体对羊水内的抗原性物质发生变态反应,引起过敏性休克导致 DIC 发生。绝大多数羊水栓塞 DIC 发生在分娩期间或分娩瞬间,仅 20% 出现在分娩过程前或破膜前,部分患者在发病前可能无任何先兆。羊水栓塞发展极为迅速,患者突然发生呛咳、呼吸急促与循环衰竭,并很快发生大量阴道出血与全身性出血。25% 患者在发病1小时内不治身亡。

(五)休克

休克晚期微循环淤血,血流缓慢,血液浓缩黏滞性增高,红细胞易于聚集,严重缺血导致大量酸性代谢产物的聚积,使血管内皮细胞受损激活内源性凝血,同时组织损伤激活外源性凝血系统导致 DIC,如产科大出血导致的失血性休克。

(六)妊娠期高血压疾病

妊娠期高血压疾病多发生于妊娠晚期,我国发病率为 5%～8%,常并发 DIC。妊娠高血压疾病循环血流量改变,血管痉挛,血液黏稠增加等导致全身组织器官发生缺氧,凝血因子明显改变,主要是凝血酶及抗凝血酶复合物(TAT)增高、血小板、纤维蛋白原减少及抗凝血酶Ⅲ减少。上述因素导致妊娠高血压疾病常有慢性 DIC 发生;妊娠高血压疾病造成胎盘血供不足,胎盘发生缺氧及胎盘滋养叶细胞被破坏,影响凝血功能。近年研究表明,大量滋养叶碎片进入妊娠高血压疾病患者体内,滋养叶内含有较多组织凝血活酶,极易激活外源性凝血系统,诱发 DIC;同时,胎盘滋养叶异体抗原进入母体后,发生抗原抗体反应,激活凝血系统诱发 DIC。妊娠高血压疾病患者体内可溶纤维蛋白单体、D-二聚体、FDP 及纤维蛋白肽 A(FPA)增高,且其增高程度与妊娠高血压疾病病情呈正相关,提示妊娠高血压疾病患者体内存在凝血过程的激活及纤维蛋白的溶解。子痫患者也常并发 DIC,以慢性 DIC 为主,因为子痫患者胎盘血管及肾小球中有纤维蛋白沉积,胎盘血液供应受到影响,导致胎盘受损,损伤的胎盘可释放大量组织凝血活酶物质进入母体血循环,诱发程度不等的血管内凝血过程,诱发伴有严重临床出血的 DIC。约 10% 的严重妊娠高血压疾病患者并发溶血、肝酶升高、血小板减少综合征(hemolysis,elevated liver enzyme,low platelet syndrome,HELLP),病死率高达 28.6%。其发病原因可能与胎盘血管减少、供血不足有关,导致大量血栓、内皮素、血管紧张素与 TNF-α 释放至母体血循环。另外,重度妊娠期高血压疾病导致血管内皮细胞损伤,引起依前列醇(前列环素)合成酶减少,血栓素(tromboxane,$TXA_2$)合成酶相对增加,$PGI_2/TXA_2$ 比例下降,胶原增多,引发血小板黏附和聚集,释放二磷腺苷(ADP)、5-羟色胺(5-HT)、儿茶酚胺使血小板进一步聚集,血小板减少,激活内源性凝血系统,诱发 DIC。

(七)妊娠滋养细胞疾病

滋养细胞肿瘤可分为良性葡萄胎、恶性葡萄胎和绒毛膜癌。恶性葡萄胎则可侵入子宫肌层或转移至其他器官,绒毛膜癌是发生恶变的滋养细胞。发生变性的绒毛易于坏死、脱落,产生大量 TF 进入母血,是诱发 DIC 的直接因素;肿瘤细胞侵犯子宫肌层及血管,破坏血管壁的完整性,使血管内胶原纤维暴露,激活血中凝血因子,是诱发 DIC 的另一因素。

(八)手术创伤

妊娠期妇女呈高凝血状态,具有发生 DIC 的基础,手术则是一种诱因。手术造成创面组织损伤,血管破坏及出血,组织凝血活酶及 TF 释放增多,激活凝血系统,加重各种病理产科诱发 DIC 的危险。

(九)产科大出血

产科大出血的关键时刻是分娩期,也是诱发 DIC 的重要环节。首先,分娩时凝血机制变化,胎盘剥离导致大量组织凝血活酶释放,局部形成短暂性血管内凝血,有利于胎盘剥离面的止血;分娩时胎盘绒毛、子宫蜕膜中的组织因子(TF)从胎盘经子宫进入母体血液;分娩时子宫收缩使子宫下段和宫颈被动扩张,小血管破裂及负压形成,导致绒毛、羊水和蜕膜等进入母体循环。其次,分娩时纤溶系统的变化,分娩引起纤溶功能亢进,正常分娩时有短暂的纤溶亢进;子宫、胎盘、绒毛、羊水、胎粪等都含有大量的纤溶酶原激活物(PA),当 PA 进入体循环血液时,激活纤溶酶原诱发纤溶;纤溶蛋白沉积于血管壁诱发 PA 的激活形成纤溶酶;缺氧激活纤溶系统,上述因素是引起分娩大出血的病理基础,也是导致产时 DIC 的关键因素。正常分娩时母体肝脏和单核吞噬细胞系统能够吞噬颗粒状物质,清除循环中的纤维蛋白,清除被激活的凝血因子及其他促凝物质,因此,较少发生 DIC。异常分娩时激活大量促凝物质,单核-吞噬细胞系统的功能受抑制,易发生急性 DIC。

## 三、发病机制

近年研究证明,组织因子是凝血系统激活最重要的生理性启动因子,单核细胞或巨噬细胞和内皮细胞一样,当受到致病因子或介质刺激后,组织因子在细胞表面表达,它对凝血过程的启动具有重要作用。因此,以往认为凝血系统启动主要依靠表面接触促使因子ⅩⅡ活化的理论已被更正,凝血系统激活的机制如下。

（一）组织损伤

组织因子（tissue factor,TF）又称凝血因子Ⅲ或组织凝血活酶（tissue thromboplastin,TTP）,由263个氨基酸残基构成的跨膜糖蛋白,广泛分布于各部位组织细胞,以脑、肺、胎盘等组织含量最丰富。当严重创伤、大面积烧伤、外科手术、产科意外、癌组织坏死、白血病放射治疗或病变器官组织大量坏死时,均使TF大量释放入血。同时,在各种感染或炎症介质的作用下,一些与血液接触且通常不表达TF的内皮细胞、单核细胞、中性粒细胞及巨噬细胞也可迅速诱导出TF,参与凝血反应。凝血因子Ⅶ在血液中以蛋白酶原形式存在,其分子中所含的 $\gamma$-羧基谷氨酸带有负电荷,可结合数个 $Ca^{2+}$,因子Ⅶ通过 $Ca^{2+}$ 与TF形成复合物,自身激活为因子Ⅶa。ⅩⅡa、Ⅹa凝血酶使因子Ⅶ激活为Ⅶa,启动外源性凝血系统。Ⅶa-TF复合物既可按传统通路激活因子Ⅹ,也可按选择通路激活因子Ⅸ,使凝血酶原激活为凝血酶,通过一系列顺序性连锁反应,最终使微循环内大量微血栓形成和DIC发生。

（二）血管内皮损伤

当相关致病因子（细菌、病毒、缺氧、酸中毒、抗原-抗体复合物等）损伤血管内皮细胞（VEC）,尤其是微血管VEC时,一方面带负电荷的胶原暴露,引起血小板黏附、聚集和释放,加剧凝血反应;激活单核-吞噬细胞和T淋巴细胞,释放TNF、IL-1、IFN,补体成分C3a、C5a及 $O_2$ 等,加重VEC损伤和促使TF释放。另一方面VEC损伤,暴露和表达TF,直接发挥激活凝血系统作用。VEC损伤和凝血系统激活是VEC和多种血细胞共同作用的结果。病理情况下,VEC损伤,内膜下胶原暴露,凝血因子ⅩⅡ与胶原或与内毒素接触,其精氨酸上的胍基构型发生改变,活性部位丝氨酸残基暴露而被激活。同时,因子ⅩⅡ和活化因子ⅩⅡa在激肽释放酶、纤溶酶或胰蛋白酶等可溶性蚓激酶（蛋白水解酶）的作用下生成碎片ⅩⅡf,这一过程称酶性激活。进而启动内源性凝血系统,促进凝血反应。如一些恶性肿瘤并发DIC的患者,其ⅩⅡa、KK（激肽释放酶）较无DIC并发症者明显降低。

（三）血小板激活

近期研究表明,在促发DIC的过程中,血小板的作用甚为重要。当致病因素（如外伤、缺氧、酸中毒、细菌等）损伤VEC并暴露胶原后,血小板膜糖蛋白ⅡB～Ⅲa复合物作为纤维蛋白原受体功能表达,与纤维蛋白原结合,促使血小板聚集;另外,血小板膜糖蛋白借助血管性假血友病因子（vWF）或直接与血小板膜糖蛋白ⅠB结合,产生血小板黏附。同时,胶原可作为激活剂,在G蛋白介导作用下,结合血小板膜相应受体,纤维蛋白原受体活化,激活的血小板释放二磷腺苷（ADP）、5-羟色胺（5-HT）、血栓素 $A_2$（tromboxane,$TXA_2$）进一步激活血小板,形成微聚体。纤维蛋白原是二聚体,可同时结合两个相邻的血小板膜上的受体,以"搭桥方式"促使血小板聚集,进一步造成血小板骨架蛋白再构筑,以致血小板扁平、伸展或聚集,表面表达带负电荷的磷脂,结果使与之结合的多种凝血因子（Ⅶ、Ⅸ、Ⅹ、凝血酶原等）在磷脂表面被局限和浓缩,产生大量凝血酶,促进纤维蛋白网形成,血小板进一步激活聚集,使膜磷脂发生改变,带负电荷的磷脂从膜内层转到外层,通过 $Ca^{2+}$ 与因子Ⅺ、Ⅹa、ⅩⅡ相互作用,在辅助因子Ⅴ和Ⅷ的参与下促使凝血酶形成和VEC表达TF,直至发生DIC。

（四）红细胞破坏

如急性溶血时,血液中红细胞大量破坏,释放大量对血小板具有较强激活作用的ADP,促使血小板黏附、聚集。同时,红细胞膜磷脂可浓缩局限多种凝血因子(Ⅶ、Ⅸ、Ⅹ及凝血酶原),导致凝血酶大量生成,从不同侧面促发 DIC 产生。

（五）白细胞损伤

急性早幼粒细胞性白血病时,患者在化学治疗、放射治疗的作用下,可使大量白细胞破坏并释放 TF 样物质入血,有利于 DIC 的形成。另外,机体在内毒素、IL-1、TNF-α 等刺激下,血液中的单核细胞及中性粒细胞均可诱导表达 TF,参与启动凝血反应,诱发 DIC。

（六）双向作用

生理情况下,血管内皮细胞(VEC)与血管张力、凝血和纤溶三方面皆有双向相互作用;致病因素(细菌、病毒、真菌、原虫、螺旋体或立克次体)作用下,如严重感染性流产时,血管内皮细胞受损,其生理平衡失调,内毒素可直接作用 VEC,或通过单核-巨噬细胞和中性粒细胞释放肿瘤坏死因子(TNF)作用于 VEC。内毒素通过白介素-1(IL-1)、血小板活化因子(platelet activating factors,PAF)和补体(C5a)为介导损害 VEC。TNF 和 IL-1 改变 VEC 表面特性,促使中性粒细胞、单核细胞和 T 细胞在表面黏附。PAF 引起血小板聚集、释放;促使中性粒细胞和单核细胞趋化、颗粒分泌,导致内皮细胞与中性粒细胞相互反应。C3a 和 C5a 促使单核细胞释放 IL-1,同时,C5a 增强活化的中性粒细胞产生氧自由基,损伤内皮细胞,促使 DIC 发生。

（七）其他促凝物质入血

病理情况下,可通过其他凝血系统激活途径促发 DIC。如:①被激活的单核-吞噬细胞和白细胞可表达 TF,破裂时释放溶酶体酶溶解多种凝血因子(如 Ⅴ、Ⅷ、Ⅺ 等)促发 DIC;②急性坏死性胰腺炎时,释放大量胰蛋白酶入血,直接激活凝血酶原,生成大量凝血酶;③一些外源性毒素(如某些蜂毒和蛇毒)可直接激活因子 Ⅹ、凝血酶原或促使纤维蛋白溶解,有利于 DIC 形成。总之,DIC 的发生发展是不同病因通过多种机制综合作用的结果。

## 四、病理生理

产科 DIC 的病理生理及影响因素是复杂的,目前认为 DIC 的发生发展大致经历了如下病理过程。

（一）单核-巨噬细胞系统功能损害

正常状态下,单核-巨噬细胞系统以其分布广、吞噬功能强为特点,可吞噬清除血液中凝血酶、纤维蛋白原、纤溶酶、FDP、激活的凝血因子及内毒素等。当一些致病因素(如细菌,坏死组织等)使该系统功能受到抑制或损害时,破坏了正常凝血、抗凝、纤溶系统的平衡,体内出现止血、凝血和纤溶的异常,病理性凝血酶及纤溶酶过度生成导致 DIC。90%的 DIC 尸解病例中,均发现微血管内有微血栓形成及纤维蛋白沉着,微血栓形成是 DIC 的基本和特异性病理变化,以肺、肾、胃肠道、肾上腺等器官较多见,主要为纤维蛋白血栓及纤维蛋白-血小板血栓。

（二）肝功能严重障碍

导致肝脏病变的一些病因(如肝炎病毒,抗原-抗体复合物等)可激活凝血系统。急性重型肝炎时,肝细胞弥漫性破坏,可释放大量 TF 入血。晚期肝硬化时因肝内组织结构破坏,肝血流障碍及侧支循环开放,部分肠源性毒性物质(含内毒素)绕过肝脏直接进入体循环促进凝血反应。除此之外,肝脏是大多数凝血物质生成和灭活的主要器官,当肝功能严重障碍时,肝细胞生成凝血因子(如 Ⅴ、Ⅶ、Ⅸ、Ⅹ 及凝血酶原)和抗凝因子(如 ATⅢ、PC)的能力降低,灭活活化型凝血因子(如 Ⅸa、Ⅹa、Ⅺa)的功能减弱,促凝物质进入体内,极易造成血栓形成或出血倾向,促进 DIC

的发生与发展。

（三）微循环障碍

休克时血管紧张性改变可导致微循环障碍,表现为微循环血流缓慢、血液黏度增高、血流淤滞,甚至呈"泥化"状态。严重缺氧酸中毒和白细胞介质作用使 VEC 损伤,激活凝血系统。活化型凝血因子和纤溶产物清除不足,血管舒缩反应障碍加速纤维蛋白(Fbn)沉着和微血栓形成,有利于 DIC 发生。

（四）血液高凝状态

血液高凝状态是指在一些生理或病理条件下,所形成的一种血液凝固性增高,有利于血栓形成的状态。妊娠末期妇女因胎盘产生的纤溶酶原激活物抑制物(PAI)活性增高,血小板、凝血因子(如 V、Ⅶ、Ⅸ、Ⅹ、凝血酶原)及血浆 Fbg 增多,AT-Ⅲ 及纤溶酶原(PLg)降低而呈生理性高凝状态,故一旦发生产科意外(如宫内死胎、胎盘早剥和羊水栓塞等)易导致 DIC。遗传性 AT-Ⅲ 及蛋白 C 缺乏症所致的原发性高凝状态,以及因肾病综合征、白血病、转移的恶性肿瘤和妊娠高血压疾病引起的继发性高凝状态,均可造成血液凝固性增高促发 DIC。

（五）机体纤溶系统功能降低

研究表明,DIC 的发生发展与纤溶系统功能降低有关。将凝血酶和 6-氨基己酸(EACA,一种纤溶抑制剂)同时应用于实验动物,可使其体内的微血栓长期存在,容易造成 DIC。

## 五、DIC 分期

根据 DIC 的发生发展过程和病理生理特点,一般可分为以下三期。

（一）高凝期

此期主要表现为血液呈高凝状态,在各种病因作用下,机体凝血系统被激活,促使凝血酶生成明显增多,各脏器微循环内微血栓大量形成。急性 DIC 者临床症状不明显,实验室检查发现凝血时间缩短,血小板黏附性增高等。

（二）消耗性低凝期

此期以血液继发性转为低凝状态为主要表现。大量凝血酶产生和微循环内广泛微血栓形成,凝血因子大量消耗,血小板明显减少;加上继发性纤溶系统激活,血液处于低凝状态易发生不同程度的出血。实验室检查血小板和血浆 Fbg 含量明显减少,凝血时间显著延长。

（三）继发性纤溶功能亢进期

此阶段凝血酶及活化的凝血因子 Ⅻa、Ⅺa 等激活纤溶系统,造成大量纤溶酶产生,纤维蛋白降解,FDP 大量生成,患者大多表现为严重出血。实验室检查除原有的异常外,还可见反映继发性纤溶功能亢进的指标异常变化,如凝血酶时间延长,凝血块或优球蛋白溶解时间缩短及血浆鱼精蛋白副凝固试验(3P 试验)阳性等。

## 六、DIC 分型

（一）依照 DIC 的原因、发生速度及表现形式分型

依照 DIC 的原因、发生速度及表现形式,可分为以下几种类型。

1.急性 DIC

急性 DIC 以严重感染,休克,羊水栓塞,异型输血,急性移植物反应等为常见,可在数小时或1~2 天发生,主要临床表现是出血和休克,但分期不明显,病情恶化快。

2.亚急性 DIC

亚急性 DIC 可在数天内逐渐发生,临床表现介于急性和慢性 DIC 之间,常见于恶性肿瘤转移、宫内死胎等。

3.慢性 DIC

慢性 DIC 发病缓慢,病程较长,临床表现不明显,常以某些实验室检查异常或某脏器功能不全为主要表现,有的病例甚至只在尸检中才被发现有慢性 DIC。

(二)按照发生 DIC 时机体的代偿情况分型

按照发生 DIC 时机体的代偿情况,DIC 可分为如下类型。

1.失代偿型

急性 DIC 常见,凝血因子和血小板过度消耗,机体难以充分代偿,表现为明显的出血和休克症状,实验室检查血小板、纤维蛋白原减少。

2.代偿型

轻症 DIC 多见,此时凝血因子和血小板消耗与代偿处于动态平衡状态,临床表现不明显或仅有轻度出血,实验室检查常无明显异常,临床诊断较困难,可向失代偿型 DIC 转变。

3.过度代偿型

多见慢性 DIC 或 DIC 恢复期,患者过度代偿,凝血因子和血小板生成超过消耗,临床表现不明显,实验室检查纤维蛋白原短暂性升高。

## 七、临床表现

DIC 的临床表现相当复杂,多样,但主要的表现有以下 4 种。

(一)出血

出血是大多数 DIC 患者(70%～80%)的初发症状,形式多样,涉及广泛。如皮肤瘀点瘀斑、紫癜、呕血、黑便、咯血、血尿、牙龈出血、鼻出血等。轻者创口(手术创面或采血部位)渗血不止;重者多部位大量出血。目前认为出血机制如下。

1.凝血物质大量消耗

DIC 发生发展过程中,微循环内微血栓广泛形成,大量消耗凝血因子(Fbg、V、Ⅷ、Ⅸ、X)和血小板,当机体代偿不足时,血液因凝血物质的锐减而呈低凝状态,导致凝血功能障碍及出血现象。

2.继发性纤溶亢进

DIC 促进激肽释放酶生成增多,导致受损组织纤溶酶原激活物大量释放,激活纤溶系统,纤溶酶生成剧增且活性增强,迅速降解纤维蛋白并产生大量 FDP。同时,各种凝血因子(V、Ⅷ、Ⅻa、凝血酶等)被水解,凝血因子减少,加剧凝血功能障碍致出血。

3.纤维蛋白(原)降解产物的形成

纤溶酶水解纤维蛋白原(Fbg)和纤维蛋白(Fbn)生成各种片段(X、Y、D、E 等)称为纤维蛋白(原)降解产物(FDP/FgDP)。其中 Y、E 片段具有抗凝血酶作用;X、Y 片段可使纤维蛋白单体(FM)形成可溶性 FM 复合物,抑制其交连聚合成大分子纤维蛋白;大部分碎片能抑制血小板黏附和聚集。所以,通过上述 FDP/FgDP 各种成分所产生的强大抗凝和抗血小板聚集作用,造成凝血功能明显降低,病理性抗凝作用显著增强,是 DIC 出血至关重要的机制。

4.血管损伤

血管损伤是 DIC 发生出血的机制之一,往往为 DIC 的各种原始病因所致的缺氧、酸中毒、细胞因子和自由基等对微小血管管壁损害性作用的结果。

（二）休克

急性 DIC 常伴发休克，其发生机制：①广泛微血栓形成和多部位出血，导致回心血量急剧减少。②肾上腺素能神经兴奋，激活激肽及补体系统生成血管活性介质（如激肽、组胺等），一方面扩张血管，降低外周阻力，导致血压降低；另一方面与 FDP 小片段成分（A、B、C）协同作用，促使微血管壁通透性升高，血浆大量外渗。③DIC 时组织酸中毒直接抑制心肌舒缩功能、肺内微血栓形成导致肺动脉高压，加大右心后负荷；心内微血栓形成使心肌缺血，减弱心泵功能导致心功能障碍。④血液浓缩，血浆黏稠度增加；低凝状态引起出血，血容量进一步减少发生休克。

（三）多系统器官功能障碍

多系统器官功能障碍与 DIC 发生的范围、病程及严重程度密切相关。轻症者造成个别器官部分功能障碍，重症者则可引起多系统器官功能衰竭，甚至死亡。其原因主要是微血管中微血栓形成，阻塞受累器官的微循环，致组织缺氧，局灶性变性坏死，逐步导致功能障碍，临床表现依受累器官不同而不同。肺受损可损害呼吸膜，引发呼吸困难、肺出血甚至呼吸衰竭。若发生在肾脏可导致双侧肾皮质出血性坏死和急性肾衰竭，引起少尿、蛋白尿、血尿等。若发生在肝，可导致肝功能衰竭。若累及中枢神经系统，可出现神志模糊、嗜睡、昏迷、惊厥等症状。上述脏器功能衰竭的临床表现，常以综合表现的形式存在。

（四）贫血

贫血是 DIC 患者通常伴有的一种特殊类型的贫血，称微血管病性溶血性贫血。其特征在于外周血涂片中可见裂体细胞（即为一些形态各异的红细胞碎片），外形呈盔形、星形、新月形等。由于表面张力改变，碎片容易发生溶血。目前认为红细胞碎片生成是因为微血管内广泛微血栓形成，红细胞随血流流经纤维蛋白网孔或 VEC 裂隙时，受到血流冲击、挤压和扭曲作用，发生机械性损伤变形所致。

（五）DIC 特殊体征

DIC 特殊体征包括皮肤出血点，外伤伤口出血，血疱，周围性紫癜，静脉穿刺部位出血，暴发性坏疽，皮下血肿，动脉层渗血等。DIC 微血栓终末器官功能紊乱可见皮肤（瘀斑）、肺、肾、肝脏、垂体后叶、肾上腺及心脏等由于微血栓栓塞所致的功能紊乱。

## 八、辅助检查

DIC 的常规检查包括六项：血小板计数、纤维蛋白原含量、PT、aPTT、FDP、D-二聚体。血小板和纤维蛋白原同时减少，说明发生 DIC 时消耗过度，仅血小板减少是血液稀释的结果，PT、APTT 延长说明凝血因子缺乏，FDP 增加说明凝血同时具有纤溶，D-二聚体出现是纤溶的依据，TEG（血栓弹力图）说明整个凝血过程，包括凝血启动、高凝状态、血小板功能以及纤溶功能等。

（一）血小板计数

血小板计数小于 $100 \times 10^9/L$ 有诊断价值，如进行性降低且病情加重，下降达 $50 \times 10^9/L$，提示血凝因子过度消耗。临床上以血小板计数小于 $150 \times 10^9/L$ 为血小板计数少，有发生 DIC 可能。

（二）血纤维蛋白原测定

DIC 的发展是血浆纤维蛋白原经内外促凝物质作用转变为纤维蛋白的过程，血液不断发生凝固。DIC 时血纤维蛋白原小于 1.6 g/L，重症小于 1 g/L。

（三）凝血酶原时间测定

凝血酶原时间测定为外源性凝血系统初筛试验，由于Ⅰ、Ⅱ、Ⅴ、Ⅶ、Ⅹ因子消耗，纤维蛋白溶酶活性增强，FDP 增多。正常为 13 秒，如延长 3 秒以上有意义。

（四）部分凝血活酶时间测定（APTT）

APTT 是内源性凝血途径过筛试验。除因子Ⅶ和 A，任何一个凝血因子缺乏均可使 APTT 延长。正常 35～45 秒，超过正常对照 10 秒以上有意义。DIC 高凝期部分凝血酶原时间（KPTT）缩短，消耗性低凝血期 APTT 延长。

（五）凝血酶时间（TT）

凝血酶时间（TT）是凝血第三阶段试验，正常 16～18 秒，比正常对照延长 3 秒以上有诊断价值。DIC 时纤维蛋白原减少及 FDP 增加，所以 TT 延长。

（六）优球蛋白溶解时间（ELT）

血凝块溶解速度可反映纤溶酶活力（优球蛋白凝块中含有纤溶酶原及纤溶酶活化素），正常为 60～120 分钟，小于 70 分钟，提示纤溶亢进。

（七）血浆鱼精蛋白副凝固试验（3P 试验）

正常时血浆内可溶性纤维蛋白单体复合物含量极少，3P 试验阴性。DIC 时可溶性纤维蛋白单体增多，鱼精蛋白使之分解，单体复合物自行聚合成不溶性的纤维蛋白凝块成胶冻状，此过程称之为副凝固现象，即 3P 试验阳性。纤溶亢进时纤溶酶作用增强，纤维蛋白被降解为 D、E 碎片，3P 试验为阴性，故 3P 试验可预测 DIC 不同阶段。

（八）纤维蛋白降解产物（FDP）测定

在消耗性低凝血期和继发纤溶期，因血小板、凝血因子消耗、纤维蛋白降解产物过多。正常为 40～80 $\mu$g/mL，DIC 大于 80 $\mu$g/mL。

（九）全血凝块试验

若无纤维蛋白原检查条件，可参照全血凝块试管法：取患者血 2～5 mL 放于小试管中，将其置于倾斜位，观察血凝固的时间。血凝固标准是血凝块经摇动不松散，可推测血纤维蛋白原含量。

（十）血液凝固时间

采集不抗凝全血放入玻管中，每 30 秒倾斜一次，至 15 分钟观察有无凝块形成和有无溶解现象。超过 15 分钟为血液凝固时间延长，有发生 DIC 可能。

（十一）纤维蛋白溶解试验

将正常人已凝固的血 2 mL 加入患者 2 mL 血中，等待 30～40 分钟，血凝块破碎表示纤溶活性亢进，常用方法如下。

1.放免法测定

纤维蛋白肽（FP）A/B 在凝血酶作用下最早从纤维蛋白原释放出来，作为凝血亢进的早期指标。正常人 FPA 含量小于 9 g/L，DIC 早期升高达 10～100 倍；正常人 FPB 含量小于 2，DIC 时增高，FPB-β 15～42，41～42 肽段是纤溶亢进灵敏指标。

2.D-二聚体测定

D-二聚体是交联蛋白在纤溶酶作用下，产生的特异性纤维蛋白降解物，既可反映凝血酶生成，又可表示纤溶酶活化，是高凝状态和纤溶亢进的分子指标之一。研究显示，D-二聚体试验敏感性 94％，特异性 80％，在诊断预测 DIC 时阳性预测值 100％。

3.AT-Ⅲ测定

抗凝血酶-Ⅲ(AT-Ⅲ)是机体内最重要的凝血酶抑制剂。DIC时,由于凝血和活化的中性粒细胞被所释放的弹性蛋白酶降解,同时 AT-Ⅲ生成减少,因此,AT-Ⅲ减少可作为抗凝血疗效的指标。

## 九、诊断

诊断为 DIC 的患者应具有引起 DIC 的基础疾病,符合 DIC 的临床表现,有实验室诊断依据。

(一)临床表现

1.产科 DIC 的临床表现主要有如下特点

(1)以急性型为多见,发展甚为迅猛,亚急性型及慢性 DIC 病例临床上漏诊较多。

(2)常有阴道倾倒性大出血,亦可见注射部位及手术创口渗血不止,其他部位出血相对少见。

(3)临床发现 DIC 时,其外溢血液多已不易凝固,提示患者已进入消耗性低凝血期。

(4)病因较为明确并易于去除,如病因及时得到处理,DIC 可迅速控制,预后相对较好。

(5)羊水栓塞、胎盘早剥并发 DIC 时出血多为子宫大出血。

(6)羊水栓塞并发 DIC 时,出血症状尚不明显即有呼吸窘迫、休克发生,成为患者突出的或首发的症状,严重病例因重要脏器功能衰竭而早期死亡,此类患者的临床出血常被掩盖。

2.产科 DIC 有下列一项以上临床表现

(1)皮肤、黏膜栓塞、灶性缺血性坏死、脱落及溃疡形成。

(2)原发病不易解释的微循环障碍,如皮肤苍白、湿冷及发绀等。

(3)不明原因的肺、肾、脑等轻度或可逆性脏器功能障碍。

(4)抗凝治疗有效。

(二)实验室检测

1.实验室检测有下列三项以上异常

(1)血小板计数:血小板数低于 $100 \times 10^9/L$ 或呈进行性下降(肝病 DIC 时血小板数低于 $50 \times 10^9/L$)。

(2)纤维蛋白原含量:血浆纤维蛋白原含量小于 1.5 g/L 或呈进行性下降或大于 4 g/L(肝病 DIC 时小于 1 g/L)。

(3)3P 试验:3P 试验阳性或血浆 FDP 大于 20 mg/L(肝病 DIC 时超过 60 mg/L)。

(4)凝血酶原时间:凝血酶原时间缩短或延长 3 秒以上,或呈动态变化;或活化的部分凝血活酶时间(APTT)缩短或延长 10 秒以上。

(5)纤溶酶原:优球蛋白溶解时间缩短,或纤溶酶原减低。

2.疑难、特殊病例应有下列实验室检查中的一项以上异常

(1)纤溶酶原:纤溶酶原含量及活性降低。

(2)AT:AT 含量、活性及 vWF 水平降低(不适用于肝病)。

(3)血浆凝血酶-抗凝血酶复合物(TAT):TAT 或凝血酶原碎片 1+2(F1+2)水平升高。

(4)血浆纤溶酶-纤溶酶抑制物复合物(PIC):PIC 浓度升高。

(5)尿化验:血尿,蛋白尿。

(三)1995 年中华医学会血液学会对 DIC 的临床表现诊断标准

(1)存在易引起 DIC 的基础疾病。

(2)有下列两项以上的临床表现:①多发性出血倾向;②不易用原发病解释的微循环衰竭或

休克;③多发性微血管栓塞的症状、体征,如皮肤、皮下、黏膜栓塞性坏死及早期出现的肺、肾、脑等脏器功能衰竭;④抗凝治疗有效。

(3)实验检查指标:同时具有下列三项以上异常。①血小板计数小于 $100 \times 10^9/L$ 或进行性下降。②纤维蛋白原小于 1.5 g/L 或进行性下降 3P 试验阳性、血浆 FDP 大于 20 mg/L 或 D-二聚体试验阳性。③PT 延长或缩短 3 秒以上或呈动态变化,APTT 缩短或延长 10 秒以上。④外周血破碎红细胞比例高于 10%。⑤AT-Ⅲ 测定含量及活性降低。⑥血浆因子 V:C 活性低于 50%。

根据有导致 DIC 的原发病的存在,有出血症状和多系统脏器功能障碍(MOF),实验室指标有血小板进行性减少、Fbg 减少、PT 延长、D-D 阳性,这种典型 DIC 的诊断并不困难。但这时 DIC 已经发展到了中晚期,即血小板、凝血因子消耗期或纤溶亢进阶段,这时往往失去治疗的最佳时机,使治疗变得困难和复杂,治愈率也明显降低。因此,建立前 DIC(Pre-DIC)诊断,在治疗基础疾病、抑制由基础疾病产生的 DIC 诱发物质的同时、早期发现、预防和控制 DIC 向严重阶段进展、对预后直接起着非常重要的作用。

(四)前 DIC 诊断标准

1999 年全国第六届血栓与止血会议制定的前 DIC 诊断标准如下。

(1)存在易致 DIC 的疾病基础。

(2)有下列 1 项以上的临床表现:①皮肤、黏膜栓塞,灶性缺血性坏死及溃疡形成等;②原发病的微循环障碍,如皮肤苍白、湿冷、发绀等;③不明原因的肺、肾、脑等轻度或可逆性脏器功能障碍;④抗凝治疗有效。

产科 DIC 实验室检查应注意下面几个问题:①对无明显 DIC 表现,但存在发生 DIC 的高危因素如妊娠高血压疾病、死胎滞留等患者体内多种凝血因子水平增高,常会掩盖发生 DIC 后的消耗程度,故前后对照进行动态观察,有利于诊断。②对病情危急又高度怀疑 DIC 的患者,如羊水栓塞等,实验室结果出来前应开始 DIC 治疗。③妇产科 DIC 大多为急性或暴发性,对实验室条件不具备或来不及进行常规 DIC 检查者,应以临床表现为主,结合快速简便的实验室检查进行诊断。如外周血涂片细胞形态学检查,发现破碎红细胞或异型红细胞达到 10% 或以上,血沉与发病前相比变为正常或减慢,即可诊断。④妊娠期虽有凝血功能异常改变,分娩后很快恢复到正常。

## 十、鉴别诊断

急性 DIC 应与血栓性血小板减少性紫癜(TTP)、原发纤溶和重型肝病相鉴别。在鉴别诊断中,病理产科的检查、血液沉淀或涂片检查,可找到羊水的有形成分。产科 DIC 往往以产后大出血为突出表现,但非 DIC 性产后大出血更为常见,如产程过长或药物(硫酸镁与阿司匹林)导致的子宫收缩乏力,胎盘潴留,宫颈撕裂,子宫破裂等,这些因素与产科 DIC 的原因可互为因果或相互影响。此外,产妇有各种出血性疾病(血小板减少、血小板无力症、血管性血友病、无纤维蛋白原血症以及其他凝血因子缺乏)时亦可发生产后大出血,应特别引起注意。

## 十一、产科 DIC 的治疗

产科 DIC 往往来势凶险,早期诊断与早期治疗极为重要。妊娠并发 DIC 常有较明确的诱因,及时去除诱因可有效改变 DIC 发展过程。因此,特别强调原发疾病的治疗。机体内环境也是诱发和影响 DIC 的重要因素,应积极加强支持辅助治疗,改善缺氧休克等病理状况。

(一)积极治疗原发病并及时去除诱因

应综合判断发生 DIC 的可能诱发因素,确定正确的治疗方案,积极去除病因是治疗 DIC 的首要原则。产科 DIC 患者应密切监测凝血功能的变化,根据凝血功能改变,选择合适的产科处理措施及时去除病因。对产前合并 DIC 的患者,病情发展迅速且短期内难以结束分娩者应积极手术终止妊娠;对死胎患者,应尽快采取清宫或引产术排出死胎,死胎排出后,病情即可得到缓解,不必使用抗凝疗法;对胎盘早剥患者,可根据具体情况选择引产或剖宫产术及时终止妊娠。产科 DIC 患者术前应予人工破膜,尽可能使羊水流出以降低子宫容积,减少组织凝血活酶继续进入母体循环,如出血严重,立即切除子宫。羊水栓塞起病急,来势凶猛,除积极进行全身抢救外,应采取果断的产科处理措施,发生于胎儿娩出前者,在改善机体内环境的同时,可行剖宫产术或产钳吸引术迅速结束分娩;发生于术中或术后有严重子宫出血者,应及时考虑做子宫切除术或双侧子宫动脉栓塞术。

(二)改善微循环(早期)

DIC 早期处于高凝血状态,应积极改善微循环,解除血管痉挛,早期可有效预防 DIC 的发生。右旋糖酐可降低红细胞和血小板的黏附性,减少血小板聚集,有利于受损内皮的修复,具有抗凝血酶作用。以右旋糖酐 500 mL＋丹参 20 mL 输注,可有效降低血黏度,促进血液循环,改善组织血供。

(三)抗凝治疗

急性羊水栓塞时 DIC 发生较急,多在数分钟内出现严重症状,如急性呼吸衰竭、低血压、子宫强烈收缩及昏迷等,应及时给予肝素治疗。低分子质量肝素(LMWH)与普通肝素相比较具有较多优点,近年来已普遍应用于临床,但是否影响胎儿尚待探讨。

1.肝素

肝素可抑制凝血活酶和凝血酶的形成,是 DIC 时常用的抗凝剂,剂量应个体化。

(1)适应证:①严重出血且 DIC 诱因不能迅速去除者;②DIC 高凝期或不能确定分期者,可先给肝素后用抗纤溶药物及补充凝血因子,或同时应用上述几种制剂;③慢性及亚急性 DIC 者。

(2)禁忌证:①颅内或脊髓内出血;②伴有血管损伤及新鲜创面,如消化性溃疡;③肝病并 DIC;④DIC 后期,以纤溶为主者。

(3)肝素用量与用法。①用量:首次剂量 1 mg/kg 静脉推注,以后 0.5 mg/kg,每 6 小时静脉滴注一次,1 小时内滴完,疗程宜短,一般 1～2 天。预防 DIC 时剂量宜小,0.25～0.5 mg/kg,每 12 小时皮下注射一次。治疗期间一般以试管法对凝血时间进行监测,凝血时间以 20 分钟为宜,如大于 30 分钟,提示肝素过量,应停用。如出血加重,以鱼精蛋白静脉注射中和肝素,一般按 1∶1 用药,每次不超过 50 mg。有研究者不主张使用肝素,有研究者主张在应用纤溶抑制剂基础上使用。②肝素用量的分级:中山医科大学第一附属医院血液科温春光教授提出了应用肝素的分级标准及方法。微剂量为 10～25 mg/d。小剂量:50～120 mg/d。中剂量:121～300 mg/d。大剂量:大于 300 mg/d。超大剂量:大于 500 mg/d。③间歇滴注法:肝素每次 0.5～1 mg/kg(1 mg＝125 IU),首次用量为 4 000～6 000 IU(32～50 mg),加入 5% 葡萄糖液 250 mL,静脉滴注,在 30～60 分钟内滴完。每 4～6 小时静脉滴注一次,用试管法凝血时间来监测肝素用量。紧急时可稀释后静脉推注。④持续滴注法:首用肝素 50 mg,以后每 24 小时用肝素 100～200 mg,加入 5% 葡萄糖中持续缓慢滴注,仍用试管法凝血时间来监测肝素用量。

（4）小剂量肝素治疗：目前治疗 DIC 新观点。间歇静脉给药或持续静脉滴注。主张肝素剂量 6 000～12 000 U（50～100 mg）/d。也有人提出每 2 小时一次，每次用 500 U 静脉给药。多数人认为小剂量肝素治疗的优点有以下几点：①可较长时间用药；②可防止输液过多和出血的不良反应；③小剂量肝素对内、外科疾病并发的 DIC 有良效。

（5）微量肝素的治疗：近年有人采用每次静脉注射 500 IU（250～750 IU 即 4～6.25 mg），每 6 小时一次。用前测试管法凝血时间，若凝血时间 12～15 分钟，肝素可减至 250 IU；若大于 20 分钟，则停止注射一次。或皮下小剂量肝素来治疗 DIC，当患者持续出血时给予肝素钙 80 IU/kg 体重，每 6 小时一次，有时可发现低剂量肝素钙皮下注射在治疗 DIC 表现出的疗效可能好于大剂量肝素静脉注射。小剂量肝素皮下注射优于静脉注射，具有最小的出血性；与大剂量一样有效。

（6）低分子肝素治疗 DIC 作用特点：分子量小于 10 000（平均分子量 4 000）时抗凝作用较弱，而抗栓作用较强。其药理作用特点：①抗因子 Ⅹa 活性强，而抗凝血酶活性弱；②有促进纤溶的作用；③增强血管内皮细胞的抗血栓作用。常用剂量为低分子肝素 75～150 IU/（kg·d），一次或分两次皮下注射，连用 3～5 天。

禁忌证：①既往有严重遗传性或获得性出血性疾病如血友病等；②有明显的出血倾向或潜在性出血性疾病；③近期有咯血、呕血、脑出血或可疑脑出血或高血压病等；④手术后短期内有巨大的出血创面而未完全止血者；⑤严重肝病、多种凝血因子合成障碍者。

注意事项：①肝素监护最常用指标 APTT，正常值为 40±5 秒。②肝素治疗使其延迟 60%～100% 为最佳剂量变。③经常性查血生化，及时纠正酸中毒，必要时补充叶酸及维生素 K。④严密观察肝素出血的不良反应，最早出血常为肾脏和消化道出血，剂量应尽可能个体化。

（7）肝素过量的处理：若肝素仅是轻度过度，不一定需要处理，通过加大输注凝血因子或新鲜血的用量和速度，就可以逐步纠正，因为肝素的半衰期较短，仅 9 小时。若是明显的肝素过量所致的出血，则可以用鱼精蛋白中和。剂量：1 mg 鱼精蛋白中和 1 mg 肝素。必须指出，鱼精蛋白是促凝物质，在急性 DIC 时主要用于中和过量的肝素，决不能作为一般的止血药。其使用不当，可导致凝血加重，血栓（包括较大血管）广泛形成，加重 DIC 患者脏器功能障碍而死亡。

（8）产科 DIC 肝素剂量及用法：①活动的 DIC 与不能直接去除原因的 DIC 是使用肝素的适应证，如 DIC 已非活动性，继发性纤溶已成为主要矛盾时，使用肝素要慎重。②引起 DIC 的产科疾病中，病因大都能及时去除，为治疗 DIC 的有利条件。③在 DIC 早期，导致出血原因的主要因素是血小板减少和 FDP 增加，故肝素的应用必须及时，特别是在起病急骤的羊水栓塞患者，及时应用肝素是必要的。

肝素首次剂量一般用 25～50 mg，加入葡萄糖液 100～250 mL，静脉滴注，30～60 分钟滴完，总量为 75～100 mg。栓塞患者早期用肝素或许能为以后的抢救争得时机和主动。在应用肝素过程中每 2～4 小时应测凝血时间（试管法）。凝血时间延长至 15～30 分钟最为合时，如凝血时间小于 12 分钟、大于 30 分钟则提示肝素用量不足或过量。

胎死宫内，有凝血功能障碍的患者，在采取排空子宫措施之前设法使凝血功能恢复正常，在血管床完整的条件下，DIC 所耗损的凝血因子（特别是纤维蛋白原）有恢复的机会，可给少量的肝素（25 mg/d）经 48 小时的处理，消耗的凝血因子可恢复至有效的止血水平，应停用肝素开始引产。

理论上胎盘早剥高凝期可应用小剂量肝素，但临床上所见胎盘早剥多以凝血因子消耗特别是纤维蛋白原减少明显，一般不需用肝素而是补充凝血因子，终止妊娠阻断 DIC 多能奏效。胎盘早剥发生后,及时终止妊娠常可避免、阻断 DIC 的发生。一般认为胎盘早剥发生后 6 小时可发生 DIC。

妊娠期高血压疾病、感染性休克、重症肝炎并发 DIC 等非急性 DIC,以积极治疗原发病,输新鲜血、新鲜冰冻血浆、补充凝血因子等措施,去除病因,则可阻断 DIC 发展、发生,常不需使用肝素。

产科 DIC 肝素应用参考意见:①急性 DIC 羊水栓塞,肝素 25～50 mg 加入生理盐水 100 mL 静脉滴注,然后,根据血凝功能观察再给 15～20 mg,每天总量不超过 75 mg。②去除病因后 DIC 无发展,应迅速减少或停用肝素,严防过度出血。③肝功能障碍时肝素不能被灭活、排泄,改用 25 mg 肝素加新鲜血 200 mL 或新鲜冰冻血浆。④慢性 DIC、预防 DIC 或不肯定 DIC 肝素用 15～20 mg/d 或 12.5 mg/d,量要少。⑤酸中毒抑制肝素活性、肝素耐受量增加。⑥监护肝素指标:凝血时间(试管法)25～30 分钟为适量,小于 12 分钟为肝素用量不足,大于 30 分钟为肝素过量,以 20%鱼精蛋白对抗。PT(凝血酶时间)延长一倍为适量,APTT 延长 60%～100%,CT(凝血时间)不宜超过 30 分钟。⑦低分子右旋糖酐:500～1 000 mL/d,可解除红细胞和血小板聚集,并可疏通微循环,扩充血容量,用于早期 DIC 及轻症患者。⑧AT-Ⅲ:可加强肝素的抗凝效果,文献报道可按 AT-Ⅲ 30 U/(kg·d),每天用药 1～2 次,连用 3～5 天。日本研究者采用静脉输注抗凝血酶治疗急性 DIC 取得了明显效果。⑨阿司匹林:阿司匹林通常用量是1.2～1.5 g/d。⑩抗血小板药物:DIC 时均有血小板凝集活化,使用肝素联合抗血小板药有利于阻断 DIC 的进展。常用的药物有噻氯匹定 250 mg,每天 2 次。双嘧达莫 400～600 mg/d 分 4～6 次静脉滴注。

2.补充凝血因子及血小板

DIC 时大量凝血因子被消耗,造成消耗性出血,及时补充凝血因子是治疗 DIC 的重要措施。经验证明,补充凝血因子不会加重体内凝血过程。多数研究者认为在抗凝治疗的基础上给予适当的凝血因子补充较为适宜,目前多用成分输血,凝血因子的补充此项治疗措施几乎所有急性 DIC 患者均需要。

新近的观点认为在活动性未控制的 DIC 患者,输下列成分是安全的。

(1)血小板浓缩液(血小板悬液):血小板计数低于 $30×10^9$/L 时补充血小板,24 小时 12 U(单采),使血小板迅速达到安全水平。剂量至少 1 U/10 kg 体重。

(2)新鲜全血、新鲜血浆或新鲜冷冻血浆:有补充血容量的作用,还可补充被消耗的凝血因子,新鲜的冰冻血浆不但含有纤维蛋白原,更含有所有的凝血因子,天然的抗凝血物质(如蛋白 C 及抗凝血酶),剂量至少 15 mL/kg 体重。最好在有中心静脉压监护下进行补充,以达到有效补给量而又不致发生心肺并发症。

(3)纤维蛋白原及冷沉淀物:当纤维蛋白原小于 1.5 g/L,可输注纤维蛋白原或冷沉淀,可在肝素化的前提下使用。纤维蛋白原首次剂量 2.0～4.0 g,静脉滴注,24 小时内给予 8.0～12.0 g,每输入 1 g 可使血中纤维蛋白原浓度升高 0.5 g/L,纤维蛋白原的半衰期较长,一般每 3 天用药一次;冷沉淀物含有纤维蛋白原和因子Ⅷ,可有效提高血中纤维蛋白原水平,每单位冷沉淀包括 200 mg 的纤维蛋白原。若输注新鲜血浆不能维持纤维蛋白原超过 1.5 g/L,则应加输冷沉淀。

(4)AT-Ⅲ:有研究者强调早期补充 AT-Ⅲ 的必要性,特别是在肝素治疗开始时,它既可以提高肝素疗效,又可以恢复正常的凝血与抗凝的平衡。国外有单独 AT-Ⅲ 制剂,国内已有产品,亦可用正常人血浆或全血代替。

补充凝血因子应在成功抗凝治疗及 DIC 过程停止后仍有持续出血(DIC 过程停止的指征是

观察AT-Ⅲ水平被纠正),则凝血因子缺乏具有高度可能性,此时补充凝血因子既必要又安全。凝血因子补充的量的指标应视病情而定,一般认为成功抗凝治疗以后,输注血小板及凝血因子剂量,应使血小板计数大于 $80 \times 10^9/L$,凝血酶原时间小于 20 秒,纤维蛋白原大于 1.5 g/L。若未达到上述标准,应继续补充凝血因子和输注血小板。

3.注射维生素 K

注射维生素 K 140 mg/d,有利于维生素 K 依赖凝血因子合成。如 DIC 病因未去除,可与小量肝素及凝血酶原复合物并用。

4.纤溶抑制剂

纤溶抑制剂应用于 DIC 晚期,如不能确定血管内凝血过程是否已中止,可同时应用小剂量肝素。抗纤溶疗法不提倡给产科 DIC 患者单独使用抗纤维蛋白溶解药物,除非有客观证据表明体内凝血过程完全停止,同时纤溶仍有亢进。常用纤溶抑制剂有以下几种。

(1)6-氨基己酸:首剂 4～6 g 溶于 100 mL 生理盐水或葡萄糖液中 15～30 分钟内滴完,以后每小时1 g,可持续 12～24 小时。口服每次 2 g,每天 3～4 次,可连续服用数天。

(2)对羧基苄胺:每次 100～200 mg,加 5％葡萄糖或生理盐水,每天最大剂量 600～800 mg。口服每次 250～500 mg,每天 2～3 次。每天最大剂量为 2 g。

(3)氨甲环酸:静脉注射或静脉滴注,每次 250～500 mg,每天 1～2 次,每天总量 1～2 g。口服0.25 g,每天 3～4 次。

5.肾上腺皮质激素

DIC 时无常规应用指征,应视原发病情况而定。对各种变态反应性疾病或合并有肾上腺皮质功能不全者可应用。痊愈标准:①基础疾病及诱因消除或控制;②DIC 的症状与体征消失;③实验室指标恢复正常。好转表现为上述指标中一项未达标准或两项未能完全达到标准者。无效则为上述指标均未能达标或患者因 DIC 死亡。

## 十二、产科 DIC 的预后与预防

DIC 的治愈率为 50％～80％,好转率为 20％～30％,病死率为 20％～40％。积极预防和迅速去除导致 DIC 的致病因素是防治 DIC、提高治愈率的一项重要措施,可针对 DIC 的不同病因进行防治。积极改善微循环,疏通被微血栓阻塞的微循环,增加、改善其血液灌注量。可采用扩充血容量的方法解除血管痉挛;应用阿司匹林等抗血小板药,以稳定血小板膜,抑制血小板黏附和聚集等措施,能有效地改善微循环,提高 DIC 的治愈率。在 DIC 的高凝期和消耗性低凝期合理应用抗凝疗法,适当应用肝素、AT-Ⅲ 及其他新型抗凝剂来及时阻断高凝血状态的恶性循环。紧密配合抗凝治疗,及时应用新鲜全血或血浆、浓缩血小板血浆或凝血因子制剂,力求尽快建立凝血与纤溶之间新的动态平衡,积极有效地控制感染及早清宫等,提高 DIC 患者的治愈率。

(王晓丽)

# 第四节　子 宫 翻 出

子宫翻出是分娩时比较少见的以子宫内面翻出为特征的严重并发症,如拖延过久未予治疗可导致产妇死亡。

## 一、病因

在新生儿娩出后,接生者在腹部的子宫底猛力加压,同时向下强力牵引脐带以致种植于子宫底正中的胎盘与子宫的内面一同向外翻出于宫颈口或宫颈口外而脱落于阴道中或阴道外,这是主要因素;胎盘与其子宫附着部的粘连紧密,甚至有胎盘植入可能,脐带又较为坚韧而不断是发生子宫翻出的附加因素。

## 二、症状与临床表现

（一）症状

患者面色苍白,部分患者诉曾有一阵剧痛（即翻出时）,有时呈休克状态,脉速、血压下降,并有阴道出血,其出血量因子宫翻出于阴道外而难于计量。如就诊过迟,子宫翻出部可因感染而有臭味。

（二）临床表现

根据子宫翻出的程度不同,分部分翻出和完全翻出两种。

1.部分翻出

宫底翻出于子宫下段及子宫颈口,此种情况较少,可通过阴道检查及 B 超做出诊断。

2.完全翻出

子宫体部及下段完全翻出而暴露于阴道外,一般患者常属此类,常有胎盘与子宫底部相连,如就诊过迟,子宫内膜表面可有脓性分泌物等感染表现。

需注意的是,极少数子宫翻出,胎盘早已剥离,从急性翻出逐渐进入慢性状态,子宫已缩成近正常大小,宛如一脱垂于阴道外的黏膜下子宫肌瘤。此时做阴道检查可以从子宫颈与此块物的关系疑及子宫翻出,并可借 B 超以协助诊断。

## 三、处理

如为急性期,即在第三产程就发现子宫翻出,应做紧急处理。

（一）纠正休克及失血

应积极补液、输血,并准备两个静脉通道,以便及时给其他药物。

（二）麻醉

麻醉科协助抢救。

（三）胎盘尚未剥离者处理

胎盘尚未剥离者在补液、麻醉齐备后,再开始剥离胎盘。

麻醉可用氟烷或安氟醚。然后用子宫松弛剂使子宫松弛,以便复位,如硫酸镁、硫酸叔丁喘宁、利托君,所有准备工作完成后再行剥离胎盘,否则将增加出血。胎盘剥离后,用手掌托住宫底,以手指扩展开宫颈,将宫底逐步推送回原来位置。在宫体回纳前禁用缩宫素,回纳后可用缩宫素使子宫收缩以减少出血,同时保持其正常轮廓,有一定张力以减少再度外翻的可能。回纳后仍需做阴道检查,警惕其再度翻出。

在急性子宫翻出期,有时为部分性者,在阴道检查发现后,可立即试以手法将宫底送回原来位置;如胎盘已经剥离,但为完全子宫翻出,而宫颈较松,亦可直接以手掌托之将其复位,然后用缩宫素使子宫收缩。

一般而言，急性子宫翻出经阴道复位的成功率较高，如沙赫-哈塞尼（Shah-Hasseini）等报告的 11 例中 9 例急性阴道复位成功。

阴道复位失败，可考虑经腹手术，进腹腔后，在子宫翻出者的盆底往往仅可见两侧尚未完全被牵入的部分输卵管和卵巢。此时可以用粗丝线逐次缝于翻出的子宫体上向上牵引，另一术者同时将在外阴部的子宫向上托送，以此合力将子宫复位。但有时仍难以复位，主要原因是宫颈部已收缩成一较厚的收缩环，此时可以小心地切开后壁正中以松解此环，并逐步暴露宫底，再以缝线法或以长鼠齿钳逐次将宫体肌层向上牵引，而另一术者则在外阴、阴道用力将子宫向上托送，一般均能成功。术后均用缩宫素使子宫收缩，以免再次翻出。

凡以上各种手术，在术后均应用抗生素以预防感染。

（四）凡有明显感染、发臭、组织腐败者的处理

凡有明显感染、发臭、组织腐败者均可以在外阴消毒后切除翻出的子宫，因此种情况难以复位，即使子宫复位后，感染亦有难以控制之虞。

（王晓丽）

# 第五节　产　后　出　血

产后出血是指胎儿娩出后 24 小时内阴道流血量超过 500 mL。产后出血是分娩期严重的并发症，是产妇四大死亡原因之首。产后出血的发病数占分娩总数的 2%～3%，如果先前有产后出血的病史，再发风险增加 2～3 倍。

每年全世界孕产妇死亡 51.5 万，99% 在发展中国家；因产科出血致死者 13 万，2/3 没有明确的危险因素。产后出血是全球孕产妇死亡的主要原因，更是导致我国孕产妇死亡的首位原因，占死亡原因的 54%。

我国产后出血防治组的调查显示，阴道分娩和剖宫产后 24 小时内平均出血量分别为 400 mL 和 600 mL。当前国外许多研究者建议，剖宫产后的失血量超过 1 000 mL 才定义为产后出血。但在临床上如何测量或估计出血量存在困难，有产科研究者提出临床上估计出血量只是实际出血量的 1/2 或 1/3。因此康布斯（Combs）等主张以测定分娩前后血细胞比容来评估产后出血量，若产后血细胞比容减少 10% 以上，或出血后需输血治疗者，定为产后出血。但在急性出血的 1 小时内血液常呈浓缩状态，血常规不能反映真实出血情况。

产后出血可导致失血性休克、产褥感染、肾衰竭及继发垂体前叶功能减退等，直接危及产妇生命。

## 一、病理机制

胎盘剥离面的止血是子宫肌纤维的结构特点和血液凝固机制共同决定的。子宫平滑肌分三层，内环、外纵、中层多方交织，子宫收缩可关闭血管及血窦。妊娠期血液处于高凝状态。子宫收缩的动因来自内源性缩宫素和前列腺素的释放。细胞内游离钙离子是肌肉兴奋-收缩耦联的活化剂，缩宫素可以释放和促进钙离子向肌细胞内流动，而前列腺素是钙离子载体，与钙离子形

成复合体,将钙离子携带入细胞内。进入肌细胞内的钙离子与肌动蛋白、肌浆蛋白的结合引起子宫收缩与缩复,对宫壁上的血管起压迫止血的作用。同时由于肌肉缩复使血管迂回曲折,血流阻滞,有利于血栓形成,血窦关闭。但是子宫肌纤维收缩后还会放松,因而受压迫的血管可以再度暴露开放并继续出血,因而根本的止血机制是血液凝固。在内源性前列腺素作用下血小板大量聚集,聚集的血小板释放血管活性物质,加强血管收缩,同时亦加强引起黏性变形形成血栓,导致凝血因子的大量释放,进一步发生凝血反应,形成的凝血块可以有效地堵塞胎盘剥离面暴露的血管达到自然止血的目的。因此,凡是影响子宫肌纤维强烈收缩,干扰肌纤维之间血管压迫闭塞和导致凝血功能障碍的因素,均可引起产后出血。

## 二、病因

产后出血的原因依次为子宫收缩乏力、胎盘因素、软产道裂伤及凝血功能障碍。这些因素可互为因果,相互影响。

(一)子宫收缩乏力

子宫收缩乏力是产后出血最常见的原因。胎儿娩出后,子宫肌收缩和缩复对肌束间的血管能起到有效的压迫作用。影响子宫肌收缩和缩复功能的因素,均可引起子宫收缩乏力性产后出血。常见因素如下。

1.全身因素

产妇精神极度紧张,对分娩过度恐惧,尤其对阴道分娩缺乏足够信心;临产后过多使用镇静剂、麻醉剂或子宫收缩抑制剂;合并慢性全身性疾病;体质虚弱等均可引起子宫收缩乏力。

2.产科因素

产程延长、产妇体力消耗过多,或产程过快,可引起子宫收缩乏力。前置胎盘、胎盘早剥、妊娠期高血压疾病、严重贫血、宫腔感染等产科并发症及合并症可使子宫肌层水肿或渗血,引起子宫收缩乏力。

3.子宫因素

子宫肌纤维发育不良,如子宫畸形或子宫肌瘤;子宫纤维过度伸展,如巨大胎儿、多胎妊娠、羊水过多;子宫肌壁受损,如有剖宫产、肌瘤剔除、子宫穿孔等子宫手术史;产次过多、过频可造成子宫肌纤维受损,均可引起子宫收缩乏力。

(二)胎盘因素

根据胎盘剥离情况,胎盘因素所致产后出血类型如下。

1.胎盘滞留

胎儿娩出后,胎盘应在15分钟内排出体外。若30分钟仍不排出,影响胎盘剥离面血窦的关闭,导致产后出血。常见的情况有:①胎盘剥离后,由于宫缩乏力、膀胱膨胀等因素,使胎盘滞留在宫腔内,影响子宫收缩;②胎盘剥离不全:多因在第三产程胎盘完全剥离前过早牵拉脐带或按压子宫,已剥离的部分血窦开放出血不止;③胎盘嵌顿:胎儿娩出后子宫发生局限性环形缩窄及增厚,将已剥离的胎盘嵌顿于宫腔内,多为隐性出血。

2.胎盘粘连

胎盘粘连指胎盘全部或部分粘连于宫壁不能自行剥离,多次人工流产、子宫内膜炎或蜕膜发育不良等是常见原因。若完全粘连,一般不出血;若部分粘连,则部分胎盘剥离面血窦开放而胎盘滞留影响宫缩造成产后出血。

3.胎盘植入

胎盘植入指胎盘绒毛植入子宫肌层。部分胎盘绒毛植入使血窦开放,出血不易止住。

4.胎盘胎膜残留

胎盘胎膜残留多为部分胎盘小叶或副胎盘残留在宫腔内,有时部分胎膜留在宫腔内也可影响子宫收缩,导致产后出血。

(三)软产道裂伤

分娩过程中软产道裂伤,常与下述因素有关:①外阴组织弹性差;②急产、产力过强、巨大儿;③阴道手术助产操作不规范;④会阴切开缝合时,止血不彻底,宫颈或阴道穹隆的裂伤未能及时发现。

胎儿娩出后,立即出现阴道持续流血,呈鲜红色,检查发现子宫收缩良好,应考虑软产道损伤,需仔细检查软产道。

(四)凝血功能障碍

凝血功能障碍见于:①与产科有关的并发症所致,如羊水栓塞、妊娠期高血压疾病、胎盘早剥及死胎均可并发 DIC;②产妇合并血液系统疾病,如原发性血小板减少、再生障碍性贫血等。由于凝血功能障碍,可造成产后切口及子宫血窦难以控制的流血不止,特征为血液不凝。

## 三、临床表现

产后出血主要表现为阴道流血或伴有失血过多引起的并发症如休克、贫血等。

(一)阴道流血

不同原因的产后出血临床表现不同。胎儿娩出后立即出现阴道流血,色鲜红,应先考虑软产道裂伤;胎儿娩出几分钟后开始流血,色较暗,应考虑为胎盘因素;胎盘娩出后出现流血,其主要原因为子宫收缩乏力或胎盘、胎膜残留。若阴道流血呈持续性,且血液不凝,应考虑凝血功能障碍引起的产后出血。如果子宫动脉阴道支断裂可形成阴道血肿,产后阴道流血虽不多,但产妇有严重失血的症状和体征,尤其产妇诉说会阴部疼痛时,应考虑为隐匿性软产道损伤。

(二)休克症状

如果阴道流血量多或量虽少但时间长,产妇可出现休克症状,如头晕、脸色苍白、脉搏细数、血压下降等。

## 四、诊断

产后出血容易诊断,但临床上目测阴道流血量的估计往往偏少。较客观检测出血量的方法如下。

(一)称重法

事先称重产包、手术包、敷料包和卫生巾等,产后再称重,前后重量相减所得的结果,换算为失血量毫升数(血液比重为 1.05 g/mL)。

(二)容积法

收集产后出血(可用弯盘或专用的产后接血容器),然后用量杯测量出血量。

(三)面积法

将血液浸湿的面积按 10 cm×10 cm 为 10 mL 计算。

(四)休克指数(shock index,SI)

SI 用于未做失血量收集或外院转诊产妇的失血量估计,为粗略计算。休克指数(SI)＝脉率/收缩压。

SI 为 0.5,血容量正常;SI 为 1.0,失血量 10%~30%(500~1 500 mL);SI 为 1.5,失血量 30%~50%(1 500~2 500 mL);SI 为 2.0,失血量 50%~70%(2 500~3 500 mL)。

## 五、治疗

根据阴道流血的时间、数量和胎儿、胎盘娩出的关系,可初步判断造成产后出血的原因,根据病因选择适当的治疗方法。有时产后出血几个原因可互为因果关系。

### (一)子宫收缩乏力

胎盘娩出后,子宫缩小至脐平或脐下一横指;子宫呈圆球状,质硬;血窦关闭,出血停止。若子宫收缩乏力,宫底升高,子宫质软呈水袋状。子宫收缩乏力有原发性和继发性,有直接原因和间接原因,对于间接原因造成的子宫收缩乏力,应及时去除原因。按摩子宫或用缩宫剂后,子宫变硬,阴道流血量减少,是子宫收缩乏力与其他原因出血的重要鉴别方法。

### (二)胎盘因素

胎盘在胎儿娩出后 10 分钟内未娩出,并有大量阴道流血,应考虑胎盘因素,如胎盘部分剥离、胎盘粘连、胎盘嵌顿等。胎盘残留是产后出血的常见原因,故胎盘娩出后应仔细检查胎盘、胎膜是否完整。尤其应注意胎盘胎儿面有无断裂血管,警惕副胎盘残留的可能。

### (三)软产道损伤

胎儿娩出后,立即出现阴道持续流血,应考虑软产道损伤,仔细检查软产道。

#### 1.宫颈裂伤

产后应仔细检查宫颈,胎盘娩出后,用两把卵圆钳钳夹宫颈并向下牵拉,从宫颈 12 点处起顺时针检查一周。初产妇宫颈两侧(3、9 点处)较易出现裂伤。如裂口不超过 1 cm,通常无明显活动性出血。有时破裂深至穹隆伤及动脉分支,可有活动性出血,隐性或显性。有时宫颈裂口可向上延伸至宫体,向两侧延至阴道穹隆及阴道旁组织。

#### 2.阴道裂伤

检查者用中指、食指压迫会阴切口两侧,仔细查看会阴切口顶端及两侧有无损伤及损伤程度和有无活动性出血。阴道下段前壁裂伤时出血活跃。

#### 3.会阴裂伤

会阴裂伤按损伤程度分为三度。Ⅰ度指会阴部皮肤及阴道入口黏膜撕裂,未达肌层,一般出血不多;Ⅱ度指裂伤已达会阴体肌层、累及阴道后壁黏膜,甚至阴道后壁两侧沟向上撕裂使原解剖结构不易辨认,出血较多;Ⅲ度是指肛门外括约肌已断裂,甚至直肠阴道隔、直肠壁及黏膜的裂伤,裂伤虽较严重,但出血可能不多(图 12-1)。

### (四)凝血功能障碍

若产妇有血液系统疾病或由于分娩引起 DIC 等情况,产妇表现为持续性阴道流血,血液不凝,止血困难,同时可出现全身部位出血灶。实验室诊断标准应同时有下列三项以上异常。

(1)血小板(PLT)进行性下降小于 $100 \times 10^9$/L,或有 2 项以上血小板活化分子标志物血浆水平升高:①β-甘油三酯(β-TG);②血小板因子 4(PF$_4$);③血栓烷 B$_2$(TXB$_2$);④P$_2$ 选择素。

(2)血浆纤维蛋白原(Fg)含量小于 115 g/L 或大于 410 g/L,或呈进行性下降。

(3)3P 试验阳性,或血浆 FDP 大于 20 mg/L 或血浆 D-D 水平较正常增高 4 倍以上(阳性)。

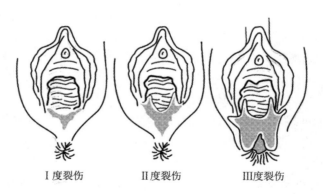

Ⅰ度裂伤     Ⅱ度裂伤     Ⅲ度裂伤

**图 12-1 会阴裂伤**

(4)PT 延长或缩短 3 秒以上,部分活化凝血时间(APTT)延长或缩短 10 秒以上。

(5)AT-Ⅲ:A 小于 60%或蛋白 C(PC)活性降低。

(6)血浆纤溶酶原抗原(PLG:Ag)小于 200 mg/L。

(7)因子Ⅷ:C 活性小于 50%。

(8)血浆内皮素-1(ET-1)水平大于 80 ng/L 或凝血酶调节蛋白(TM)较正常增高 2 倍以上。

为了抢救患者生命,DIC 的早期诊断显得尤为重要。如果能在 DIC 前期做出诊断,那么患者的预后会有明显改善。

## 六、处理

产后出血的处理原则为针对原因,迅速止血,补充血容量纠正休克及防治感染。

(一)子宫收缩乏力

加强宫缩是最迅速有效的止血方法。具体方法如下。

1.去除引起宫缩乏力的原因

若由于全身因素,则改善全身状态;若为膀胱过度充盈应导尿等。

2.按摩子宫

助产者一手在腹部按摩宫底(拇指在前,其余 4 指在后),同时压迫宫底,将宫内积血压出,按摩必须均匀而有节律(图 12-2)。如果无效,可用腹部-阴道双手按摩子宫法,即一手握拳置于阴道前穹隆顶住子宫前壁,另一手在腹部按压子宫后壁使宫体前屈,双手相对紧压子宫并做节律性按摩(图 12-3)。按压时间以子宫恢复正常收缩为止,按摩时注意无菌操作。

3.应用宫缩剂

(1)缩宫素:能够选择性的兴奋子宫平滑肌,增加子宫平滑肌的收缩频率及收缩力,有弱的血管加压和抗利尿作用。用药后 3～5 分钟起效,缩宫素半衰期为 10～15 分钟,作用时间 0.5 小时。肌内注射或缓慢静脉推注 10～20 U,然后 20 U 加入 0.9%生理盐水或 5%葡萄糖液 500 mL 中静脉滴注。24 小时内用量不超过 40 U。宫体、宫颈注射等局部用药法效果则更佳。大剂量使用应注意尿量。卡贝缩宫素为长效缩宫素,是九肽类似物,100 μg 缓慢静脉推注或肌内注射,与持续静脉滴注缩宫素 16 小时的效果相当。

(2)麦角新碱:直接作用于子宫平滑肌,作用强而持久,稍大剂量可引起子宫强直性收缩,对子宫体和宫颈都有兴奋作用,2～5 分钟起效。

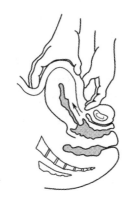

图 12-2   腹部按摩子宫

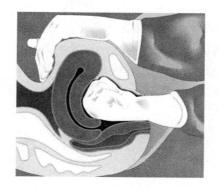

图 12-3   腹部-阴道双手按摩子宫

用法:肌内注射(IM)/静脉注射(IV)均可,IV 有较大的不良反应,紧急情况下可以使用。部分患者用药后可发生恶心、呕吐、出冷汗、面色苍白等反应,有妊娠高血压疾病及心脏病者慎用。

(3)米索前列醇:是前列腺素 E₁ 的类似物,口服后能转化成有活性的米索前列醇酸,增加子宫平滑肌的节律收缩作用。5 分钟起效,口服 30 分钟达血药浓度高峰;半衰期 1.5 小时,持续时间长,可有效解决产后 2 小时内出血问题,对子宫的收缩作用强于缩宫素。

给药方法:在胎儿娩出后立即给予米索前列醇600 μg口服,直肠给药效果更好。

(4)卡前列甲酯栓:对子宫平滑肌有很强的收缩作用。1 mg 直肠给药用于预防产后出血。

(5)卡前列素氨丁三醇注射液,引发子宫肌群收缩,发挥止血功能,疗效好,止血迅速安全,不良反应轻微。难治性产后出血起始剂量为 250 μg 欣母沛无菌溶液(1 mL),深层肌内注射。某些特殊的病例,间隔 15~90 分钟后重复注射,总量不超过 2 000 μg(8 支)。对欣母沛无菌溶液过敏的患者、急性盆腔炎的患者、有活动性心肺肾肝疾病的患者忌用。

不良反应:主要由平滑肌收缩引起,血压升高、呕吐、腹泻、哮喘、瞳孔缩小,眼内压升高、发热、脸部潮红。约 20% 的病例有各种不同程度的不良反应,一般为暂时性,不久自行恢复。

(6)垂体后叶素:使小动脉及毛细血管收缩,同时也有兴奋平滑肌并使其收缩的作用。在剖宫产术中胎盘剥离面顽固出血病例,将垂体后叶素 6 U(1 mL)加入生理盐水 19 mL,在出血部位黏膜下多点注射,每点 1 mL,出血一般很快停止;如再有出血可继续注射至出血停止,用此方法 10 分钟之内出血停止者未发现不良反应。

(7)葡萄糖酸钙:钙离子是子宫平滑肌兴奋的必需离子,而且参与人体的凝血过程。静脉推注 10% 葡萄糖酸钙 10 mL,可使子宫平滑肌对宫缩剂的效应性增强,胎盘附着面出血减少,降低缩宫素用量。

4.宫腔填塞

宫腔填塞主要有两种方法:填塞纱布或填塞球囊。

(1)剖宫产术中遇到子宫收缩乏力,经按摩子宫和应用宫缩剂加强宫缩效果不佳时、前置胎盘或胎盘粘连导致剥离面出血不止时,直视下填塞宫腔纱条可起到止血效果。但是胎盘娩出后子宫容积比较大,可以容纳较多的纱条,也可以容纳较多的出血,而且纱布填塞不易填紧,且因纱布吸血而发生隐匿性出血。可采用特制的长 2 m,宽 7~8 cm 的 4~6 层无菌脱脂纱布条,一般宫腔填塞需要 2~4 根,每根纱条之间用粗丝线缝合连接。术者左手固定子宫底部,右手或用卵圆钳将纱条沿子宫腔底部自左向右,来回折叠填塞宫腔,留足填塞子宫下段的纱条后(一般需1根),将最尾端沿宫颈放入阴道内少许,其后填满子宫下段,然后缝合子宫切口。若系子宫下段出血,也应先填塞宫腔,然后再用足够的纱条填充子宫下段。纱条需为完整的一根或中间打结以便于完整取出,缝合子宫切口时可在中间打结,注意勿将纱条缝入。24～48小时内取出纱布条,应警惕感染。经阴道宫腔纱条填塞法,因操作困难,常填塞不紧反而影响子宫收缩,一般不采用(图12-4)。

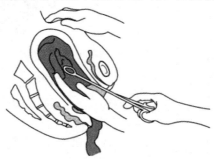

图12-4　宫腔纱条填塞

(2)可供填塞的球囊有专为宫腔设计的,能更好适应宫腔形态,如巴克里(Bakri)紧急填塞球囊导管;原用于其他部位止血的球囊,但并不十分适合宫腔形态,如森-布管,鲁施(Rusch)泌尿外科静压球囊导管;产房自制的球囊,如手套或避孕套。经阴道放置球囊前,先置导尿管以监测尿量。用超声或阴道检查大致估计宫腔的容量,确定宫腔内无胎盘胎膜残留、动脉出血或裂伤。在超声引导下将导管的球囊部分插入宫腔,球囊内应注入无菌生理盐水,而不能用空气或二氧化碳,也不能过度充盈球囊。

所有宫腔填塞止血的患者应严密观察生命体征和液体出入量,观测宫底高度和阴道出血情况,必要时行超声检查排除有无宫腔隐匿性出血。缩宫素维持12～24小时,促进子宫收缩;预防性应用广谱抗生素。8～48小时取出宫腔填塞物,抽出前做好输血准备,先用缩宫素、麦角新碱或前列腺素等宫缩剂。慢慢放出球囊内液体后再取出球囊,或缓慢取出纱布条,避免再次出血的危险。

5.盆腔动脉结扎

经上述处理无效,出血不止,为抢救产妇生命可结扎盆腔动脉。妊娠子宫体的血液90％由子宫动脉上行支供给,故结扎子宫动脉上行支后,可使子宫局部动脉压降低,血流量减少,子宫肌壁暂时缺血,子宫迅速收缩而达到止血目的。子宫体支、宫颈支与阴道动脉、卵巢动脉的各小分支、左右均有吻合,故结扎子宫动脉上行支或子宫动脉总支,子宫卵巢动脉吻合支、侧支循环会很快建立,子宫组织不会发生坏死;并且采用可吸收缝合线结扎,日后缝线吸收、脱落,结扎血管仍可再通,不影响以后的月经功能及妊娠分娩。具体术式如下。

(1)子宫动脉上行支结扎术:主要适用于剖宫产胎盘娩出后子宫收缩乏力性出血,经宫缩药物及按摩子宫无效者,胎盘早剥致子宫卒中发生产后出血者,剖宫产胎儿娩出致切口撕伤,局部止血困难者。方法为一般在子宫下段进行缝扎,结扎为子宫动静脉整体结扎,将2～3cm子宫肌层结扎在内非常重要;若已行剖宫产,最好选择在子宫切口下方,在切口下2～3cm进行结扎,如膀胱位置较高时应下推膀胱。第一次子宫动脉缝扎后如效果不佳,可以再缝第二针,多选择在第一针下3～5cm处。这次结扎包括了大部分供给子宫下段的子宫动脉支,宜采用2-0可吸收线或肠线,避免"8"字缝合,结扎时带入一部分子宫肌层,避免对血管的钳扎与分离,以免形成血肿,增加手术难度。如胎盘附着部位较高,近宫角部,则尚需结扎附着侧的子宫卵巢动脉吻合支。

(2)子宫动脉下行支结扎术:是以卵圆钳钳夹宫颈前或(和)后唇并向下牵引,暴露前阴道壁与宫颈交界处,在宫颈前唇距宫颈阴道前壁交界处下方约1 cm处做长约2 cm横行切口,将子宫向下方及结扎的对侧牵拉,充分暴露视野,食指触摸搏动的子宫动脉作为指示进行缝扎,注意勿损伤膀胱,同法缝扎对侧。子宫动脉结扎后子宫立即收缩变硬,出血停止。但在下列情况下不宜行经阴道子宫动脉结扎:由其他病因引起的凝血功能障碍(感染、子痫前期等);阴道部位出血而非宫体出血。

经阴道子宫动脉下行支结扎特别适用于阴道分娩后子宫下段出血患者。对剖宫产术结束后,如再发生子宫下段出血,在清除积血后也可尝试以上方法,避免再次进腹。对前置胎盘、部分胎盘植入等患者可取膀胱截石位行剖宫产手术,必要时采用以上两种方法行子宫动脉结扎,明显减少产后出血。

(3)髂内动脉结扎术(图12-5):髂内动脉结扎后血流动力学改变的机制,不是因结扎后动脉血供完全中止而止血,而是由于结扎后的远侧端血管动脉内压降低,血流明显减缓(平均主支局部脉压下降75%,侧支下降25%),局部加压后易于使血液凝成血栓而止血即将盆腔动脉血循环转变为类似静脉的系统,这种有效时间约1小时。髂内动脉结扎后极少发生盆腔器官坏死现象,主要是因腹主动脉分出的腰动脉、髂总动脉分出的骶中动脉、来自肠系膜下动脉的痔上动脉、卵巢动脉、股动脉的旋髂动脉、髂外动脉的腹壁下动脉均可与髂内动脉的分支吻合,髂内动脉结扎后45~60分钟侧支循环即可建立,一般仍可使卵巢、输卵管及子宫保持正常功能。

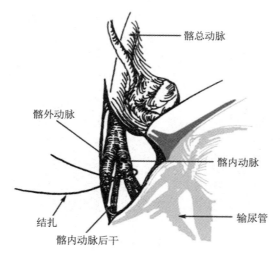

**图 12-5　髂内动脉结扎**

髂内动脉结扎的适应证包括产后出血、行子宫切除术前后;保守治疗宫缩乏力失败;腹腔妊娠胎盘种植到盆腔,或胎盘粘连造成难以控制的出血;盆腔、阔韧带基底部持续出血;子宫破裂、严重撕伤,可能撕伤到子宫动脉。方法为确认髂总动脉的分叉部位,该部位有两个骨性标志:骶骨岬和两侧髂前下棘连线,输尿管由此穿过。首先与输尿管平行,纵行切开后腹膜3~5 cm,分离髂总及髂内动动脉分叉处,然后在距髂内外分叉下2.5 cm处,用直角钳轻轻从髂内动脉后侧穿过,钳夹两根 7 号丝线,间隔 1.5～2.0 cm 分别结扎,不剪断血管。结扎前后为防误扎髂外动脉,术者可提起缝线,用食、拇指收紧,使其暂时阻断血流,常规嘱台下两人触摸患者该侧足背动脉或股动脉,确定有搏动无误,即可结扎两次。必须小心勿损伤髂内静脉,否则会加剧出血程度。多数情况下,双侧结扎术比单侧效果好,止血可靠。

上述方法可逐步选用,效果良好且可保留生育功能。但应注意,结扎后只是使血流暂时中断,出血减少,应争取时间抢救休克。

6.子宫背带式缝合术(B-Lynch suture)

B-Lynch 缝合术治疗产后出血,对传统产后出血的治疗来说是一个里程碑式的进展,如果正确使用,将大大提高产后出血治疗的成功率。B-Lynch 缝合术操作简单、迅速、有效、安全、能保留子宫和生育功能,易于在基层医院推广。B-Lynch 缝合术原理是纵向机械性压迫使子宫壁弓状血管被有效地挤压,血流明显减少、减缓、局部血栓形成而止血;同时子宫肌层缺血,刺激子宫收缩进一步压迫血窦,使血窦关闭而止血。此方法适用子宫收缩乏力、前置胎盘、胎盘粘连、凝血功能障碍引起的产后出血以及晚期产后出血。B-Lynch 缝合术用于前置胎盘、胎盘粘连引起的产后出血时,需结合其他方法,例如胎盘剥离面做"8"字缝合止血后再行子宫 B-Lynch 缝合术;双侧子宫卵巢动脉结扎再用 B-Lynch 缝合术。

剖宫产术中遇到子宫收缩乏力,经按摩子宫和应用宫缩剂加强宫缩效果不佳时,术者可用双手握抱子宫并适当加压以估计施行 B-lynch 缝合术的成功机会。此方法较盆腔动脉缝扎术简单易行,并可避免切除子宫,保留生育能力。具体缝合方法为距子宫切口右侧顶点下缘 3 cm 处进针,缝线穿过宫腔至切口上缘 3 cm 处出针,将缝线拉至宫底,在距右侧宫角约 3 cm 处绕向子宫后壁,在与前壁相同的部位进针至宫腔内;然后横向拉至左侧,在左侧宫体后壁(与右侧进针点相同部位)出针,将缝线垂直绕过宫底至子宫前壁,分别缝合左侧子宫切口的上、下缘(进出针的部位与右侧相同)。子宫表面前后壁均可见 2 条缝线。收紧两根缝线,检查无出血即打结,然后再关闭子宫切口。子宫放回腹腔观察 10 分钟,注意下段切口有无渗血,阴道有无出血及子宫颜色,若正常即逐层关腹(图 12-6)。

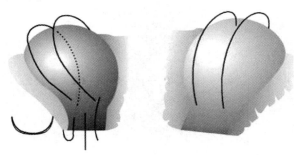

图 12-6　子宫背带式缝合

7.动脉栓塞术

当以上治疗产后出血的方法失败后,动脉栓塞术是一个非常重要的保留子宫的治疗方法。产后出血动脉栓塞的适应证应根据不同的医院、实施动脉栓塞的手术医师的插管及栓塞的熟练程度,而有所不同。总的来讲,须遵循以下原则:①各种原因所致的产后出血,在去除病因和常规保守治疗无效后;②包括已经发生 DIC(早期)的患者;③生命体征稳定或经抢救后生命体征稳定,可以搬动者;④手术医师应具有娴熟的动脉插管和栓塞技巧。

禁忌证：①生命体征不稳定,不宜搬动的患者;②DIC 晚期的患者;③其他不适合介入手术的患者,如造影剂过敏。

在放射科医师协助下,行股动脉穿刺插入导管至髂内动脉或子宫动脉,注入直径 1～3 mm 大小的新胶海绵颗粒栓塞动脉,栓塞剂 2～3 周被吸收,血管复通。动脉栓塞术后还应注意:①在动脉栓塞后立即清除宫腔内的积血,以利于子宫收缩;②术中、术后应使用广谱抗生素预防感染;③术后应继续使用宫缩剂促进子宫收缩;④术后应监测性激素分泌情况,观测卵巢有没有损伤;⑤及时防止宫腔粘连,尤其在胎盘植入患者及合并子宫黏膜下肌瘤的患者。但应强调的是动脉栓塞治疗不应作为患者处于危机情况的一个避免子宫切除的措施,而是应在传统保守治疗无效时,作为一个常规止血手段尽早使用。

8.切除子宫

经积极治疗仍无效,出血可能危及产妇生命时,应行子宫次全切术或子宫全切除术,以挽救产妇生命。但产科子宫切除术对产妇的身心健康有一定的影响,特别是给年轻及未有存活子女者带来伤害。因此,必须严格掌握手术指征,只有在采取各种保守治疗无效,孕产妇生命受到威胁时,才采用子宫切除术。而且子宫切除必须选择最佳时机,过早切除子宫,虽能有效地治疗产后出血,但会给患者带来失去生育能力的严重后果。相反,若经过多种保守措施,出血不能得到有效控制,手术者仍犹豫不决,直至患者生命体征不稳定,或进入 DIC 状态再行子宫切除,已错失最佳手术时机,还可能遇到诸如创面渗血、组织水肿、解剖不清等困难,增加手术难度,延长手术时间,加重患者 DIC、继发感染或多脏器衰竭的发生。

目前,虽然子宫收缩乏力是产后出血的首要原因,但较少成为急症子宫切除的主要手术指征。尽管如此,临床上还有下列几种情况须行子宫切除术:宫缩乏力性产后出血,对于多种保守治疗难以奏效,出血有增多趋势;子宫收缩乏力时间长,子宫肌层水肿,对一般保守治疗无反应;短期内迅速大量失血导致休克、凝血功能异常等产科并发症,已来不及实施其他措施,应果断行子宫切除手术。值得强调的是,对于基层医疗机构,在抢救转运时间不允许、抢救物品和血液不完备、相关手术技巧不成熟的情况下,为抢救产妇生命应适当放宽子宫切除的手术指征。胎盘因素引起的难以控制的产科出血,是近年来产科急症子宫切除术最重要的手术指征。穿透性胎盘植入,合并子宫穿孔并感染;完全胎盘植入面积大于 1/2;做楔形切除术后仍出血不止者;药物治疗无效或出现异常情况者;胎盘早剥并发生严重子宫卒中等情况均应果断地行子宫切除。其次子宫破裂引起的产后出血是急症子宫切除的重要指征,特别是发生破裂时间长,估计已发生继发感染;裂口不整齐,子宫肌层有大块残缺,难以行修补术或即使行修补但缝合后估计伤口愈合不良;裂口深,延伸到宫颈等情况。而当羊水栓塞、重度或未被发现的胎盘早剥导致循环障碍及器官功能衰竭,凝血因子消耗和继发性纤维蛋白溶解而引起的出血、休克,甚至脏器功能衰竭时进行手术,需迅速切除子宫。

（二）胎盘因素

1.胎盘已剥离未排出

膀胱过度膨胀应导尿排空膀胱,用手按摩使子宫收缩,另一手轻轻牵拉脐带协助胎盘娩出。

2.胎盘剥离不全或胎盘粘连伴阴道流血

此类情况应徒手剥离胎盘(图 12-7)。

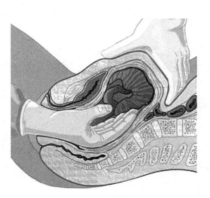

图 12-7　徒手剥离胎盘

3.胎盘植入的处理

若剥离胎盘困难，切忌强行剥离，应考虑行子宫切除术。若出血不多，需保留子宫者，可保守治疗，目前用甲氨蝶呤(MTX)治疗，效果较好。

4.胎盘胎膜残留

胎盘胎膜残留可行钳刮术或刮宫术。

5.胎盘嵌顿

在子宫狭窄环以上发生胎盘嵌顿者，可在静脉全身麻醉下，待子宫狭窄环松解后再用手取出胎盘。

(三)软产道裂伤

一方面彻底止血，另一方面按解剖层次缝合。宫颈裂伤小于 1 cm 时，若无活动性出血，则不需缝合；若有活动性出血或裂伤大于 1 cm，则应缝合。若裂伤累及子宫下段时，缝合应注意避免损伤膀胱及输尿管，必要时经腹修补。修补阴道裂伤和会阴裂伤，应注意解剖层次的对合，第一针要超过裂伤顶端 0.5 cm(图 12-8)，缝合时不能留有无效腔，避免缝线穿过直肠黏膜。外阴、阴蒂的损伤，应用细丝线缝合。软产道血肿形成应切开并清除血肿，彻底止血、缝合，必要时可放置引流条。

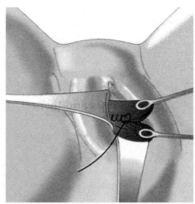

图 12-8　宫颈裂伤的缝合

（四）凝血功能障碍

首先应排除子宫收缩乏力、胎盘因素、软产道裂伤引起的出血，明确诊断后积极输新鲜全血、血小板、纤维蛋白原或凝血酶原复合物、凝血因子等。若已并发 DIC，则按 DIC 处理。

在治疗过程中应重视以下几方面：早期诊断和动态监测；积极治疗原发病；补充凝血因子，包括输注新鲜冰冻血浆、凝血酶原复合物、纤维蛋白原、冷沉淀（含Ⅷ因子和纤维蛋白原）、单采血小板、红细胞等血制品来解决；改善微循环和抗凝治疗；重要脏器功能的维持和保护。

在治疗产后出血，补充血容量，纠正失血性休克，甚至抢救 DIC 患者方面，目前仍推广采用传统早期大量液体复苏疗法。即失血后立即开放静脉，最好有两条开放的静脉通道，快速输入复方乳酸林格液或林格溶液加 5％碳酸氢钠溶液 45 mL 混合液，输液量应为出血量的 2～3 倍。

处理出血性休克的原则如下：①止血，止痛。②补血，扩张血容量。③纠正酸中毒，改善微循环，有时止血不是立即成功，而扩充血容量较容易，以维护主要脏器的血供，防止休克恶化，争取时间完成各种止血方法。

休克早期先输入 2 000～3 000 mL 平衡液（复方乳酸林格液等），以后尽快输全血和红细胞。如无血，可以使用胶体液作权宜之计。尤其在休克晚期，组织间蛋白贮存减少，继续输晶体液会使胶体渗透压明显下降产生组织水肿。胶体液除全血外还有血浆、清蛋白血浆代用品。血液稀释可降低血液黏度，增加心排出量，减少心脏负荷和增加组织灌注，但过度稀释又可使血液携氧能力降低，使组织缺氧，最佳稀释度一般认为是血细胞比容在 30％以上。

另一方面，产科失血性休克的早期液体复苏还应涉及合理的输液种类问题。有关低血容量性休克液体复苏中使用晶体还是胶体的问题争论已久，但目前尚无足够的证据表明晶体液与胶体液用于低血容量休克液体复苏的疗效与安全性方面有明显差异。近年研究发现，氯化钠高渗盐溶液（7.5％）早期用于抗休克，较常规的林格氏液、平衡盐液有许多优势，且价格便宜，使用方便，适合于急诊抢救，值得在临床一线广泛推广。新型的羧甲淀粉注射液-高渗氯化钠羟乙基淀粉 40 溶液引起了国内外研究者的广泛关注，其具有我国自主知识产权并获得国家食品药品监督管理局（SDFA）新药证书。临床研究表明其可以较少的输液量迅速恢复机体的有效循环血容量，改善心脏功能，减轻组织水肿，降低颅内压。

## 七、预防

加强围生期保健，严密观察及正确处理产程可降低产后出血的发生率。

（一）重视产前保健

（1）加强孕前及孕期妇女保健工作，对有凝血功能障碍和可能影响凝血功能障碍疾病的患者，应积极治疗后再受孕，必要时应于早孕时终止妊娠。

（2）具有产后出血危险因素的孕妇，如多胎妊娠、巨大胎儿、羊水过多、子宫手术史、子宫畸形、妊娠期高血压疾病、妊娠合并血液系统疾病及肝病等，要加强产前检查，提前入院。

（3）宣传计划生育，减少人工流产次数。

（二）提高分娩质量

严密观察及正确处理产程。第一产程：合理使用子宫收缩药物和镇静剂，注意产妇饮食，防止产妇疲劳和产程延长。第二产程：根据胎儿大小掌握会阴后-斜切开时机，认真保护会阴；阴道检查及阴道手术应规范、轻柔，正确指导产妇屏气及使用腹压，避免胎儿娩出过快。第三产程：是预防产后出血的关键,不要过早牵拉脐带;胎儿娩出后,若流血量不多,可等待 15 分钟,若阴道流血量多应立即查明原因,及时处理。胎盘娩出后要仔细检查胎盘、胎膜,并认真检查软产道有无撕裂及血肿。

（三）加强产后观察

产后 2 小时是产后出血发生的高峰。产妇应在产房中观察 2 小时:注意观察会阴后-斜切开缝合处有无血肿;仔细观察产妇的生命体征、宫缩情况及阴道流血情况,发现异常及时处理。离开产房前要鼓励产妇排空膀胱,鼓励母亲与新生儿早接触、早吸吮,能反射性引起子宫收缩,减少产后出血。

**（王晓丽）**

# 第十三章 产褥期并发症

## 第一节 产褥感染

产褥感染是指分娩时及产褥期生殖道受病原体感染，引起局部和全身的炎性变化。其发病率为1‰～7.2‰，是产妇死亡的四大原因之一。产褥病率是指分娩24小时以后的10天内用口表每天测量4次，体温有2次达到或超过38℃。可见产褥感染与产褥病率的含义不同。虽然造成产褥病率的原因以产褥感染为主，但也包括产后生殖道以外的其他感染与发热，如泌尿系感染、乳腺炎、上呼吸道感染等。

### 一、病因

（一）感染来源

1.自身感染

正常孕妇生殖道或其他部位的病原体，当出现感染诱因时使机体抵抗力低下而致病。孕妇生殖道病原体不仅可以导致产褥感染，而且在孕期即可通过胎盘、胎膜、羊水间接感染胎儿，并导致流产、早产、死胎、宫内生长受限（IUGR）、胎膜早破等。有些病原体造成的感染，在孕期只表现出阴道炎、宫颈炎等局部症状，常常不被患者重视，而在产后机体抵抗力低下时发病。

2.外来感染

外来感染是由被污染的衣物、用具、各种手术器械、物品等接触患者后引起感染，常常与无菌操作不严格有关。产后住院期间探视者、陪伴者的不洁护理和接触，是引起产褥感染极其重要的来源，也是极容易被疏忽的感染因素，应引起产科医师、医院管理者的高度重视。

（二）感染病原体

引起产褥感染的病原体种类较多，较常见者有链球菌、大肠埃希菌、厌氧菌等，其中内源性需氧菌和厌氧菌混合感染的发生有逐渐增高的趋势。需氧性链球菌是外源性感染的主要致病菌，有极强的致病力、毒力和播散力，可致严重的产褥感染。大肠埃希菌属包括大肠埃希菌及其相关的革兰氏阴性杆菌、变形杆菌等，亦为外源性感染的主要致病菌之一，也是菌血症和感染性休克最常见的病原体。大肠埃希菌属在阴道、尿道、会阴周围均有寄生，平常不致病，产褥期机体抵抗力低下时可迅速增生而发病。厌氧性链球菌存在于正常阴道中,当产道损伤、机体抵抗力下降,可迅速大量繁殖,并与大肠埃希菌混合感染,其分泌物异常恶臭。

（三）感染诱因

1.一般诱因

机体对入侵的病原体的反应,取决于病原体的种类、数量、毒力以及机体自身的免疫力。女性生殖器官具有一定的防御功能,任何削弱产妇生殖道和全身防御功能的因素均有利于病原体的入侵与繁殖,如贫血、营养不良,各种慢性疾病,如肝功能不良、妊娠合并心脏病、糖尿病等,以及临近预产期前性交、羊膜腔感染。

2.与分娩相关的诱因

（1）胎膜早破:完整的胎膜对病原体的入侵起着有效的屏障作用,胎膜破裂导致阴道内病原体上行性感染,是病原体进入宫腔并进一步入侵输卵管、盆腔、腹腔的主要原因。

（2）产程延长、滞产、多次反复的肛查和阴道检查增加了病原体入侵机会。

（3）剖宫产操作中无菌措施不严格、子宫切口缝合不当,导致子宫内膜炎的发生率为阴道分娩的20倍,并伴随严重的腹壁切口感染,尤以分枝杆菌所致者为甚。

（4）产程中宫内仪器使用不当或使用次数过多、使用时间过长,如宫内胎儿心电监护、胎儿头皮血采集等,将阴道及宫颈的病原体直接带入宫腔而感染。宫内监护超过8小时者,产褥病率可达71%。

（5）各种产科手术操作（产钳助产、胎头吸引术、臀牵引等）,以及产道损伤、产前产后出血、宫腔填塞纱布、产道异物、胎盘残留等,均为产褥感染的诱因。

## 二、分型及临床表现

发热、腹痛和异常恶露是最主要的临床表现。由于机体抵抗力不同,炎症反应程度、范围和部位的不同,临床表现有所不同。根据感染发生的部位可将产褥感染分为以下几种类型。

（一）急性外阴、阴道、宫颈炎

此常由于分娩时会阴损伤或手术产、孕前有外阴阴道炎者而诱发,表现为局部灼热、坠痛、肿胀,炎性分泌物刺激尿道可出现尿痛、尿频、尿急。会阴切口或裂伤处缝线嵌入肿胀组织内,针孔流脓。阴道与宫颈感染者其黏膜充血、水肿、溃疡、化脓,日久可致阴道粘连甚至闭锁。病变局限者,一般体温不超过38 ℃,病情发展可向上或宫旁组织,导致盆腔结缔组织炎。

（二）剖宫产腹部切口、子宫切口感染

剖宫产术后腹部切口的感染多发生于术后3～5天,局部红肿、触痛。组织侵入有明显硬结,并有浑浊液体渗出,伴有脂肪液化者其渗出液可呈黄色浮油状,严重患者组织坏死,切口部分或全层裂开,伴有体温明显升高,超过38 ℃。索珀（Soper）报道剖宫产术后的持续发热主要为腹部切口的感染,尤其是普通抗生素治疗无效者。

据报道,3.97%的剖宫产术患者有切口感染、愈合不良,常见的原因有合并糖尿病、妊娠期高血压疾病、贫血等。剖宫产术后子宫切口感染者则表现为持续发热,早期低热多见,伴有阴道出血增多,甚至晚期产后大出血,子宫切口缝合过紧过密是其因素之一。妇检子宫复旧不良、子宫切口处压痛明显,B超检查显示子宫切口处隆起呈混合性包块,边界模糊,可伴有宫腔积液（血）,彩色多普勒超声检查显示有子宫动脉血流阻力异常。

（三）急性子宫内膜炎、子宫肌炎

此为产褥感染最常见的类型，由病原体经胎盘剥离而侵犯至蜕膜所致者为子宫内膜炎，侵及子宫肌层者为子宫肌炎，两者常互相伴随。临床表现为产后 3～4 天开始出现低热，下腹疼痛及压痛，恶露增多且有异味，如早期不能控制，病情加重，出现寒战、高热、头痛、心率加快、白细胞及中性粒细胞计数增高，有时因下腹部压痛不明显及恶露不一定多而容易误诊。菲古克罗亚（Figucroa）报道急性子宫内膜炎的患者 100％有发热，61.6％其恶露有恶臭，60％患者子宫压痛明显。最常培养分离出的病原体主要有溶血性葡萄球菌、大肠埃希菌、链球菌等。当炎症波及子宫肌壁时，恶露反而减少，异味亦明显减轻，容易误认为病情好转。感染逐渐发展可于肌壁间形成多发性小脓肿，B超检查显示子宫增大复旧不良、肌层回声不均，并可见小液性暗区，边界不清。如继续发展。可导致败血症甚至死亡。

（四）急性盆腔结缔组织炎、急性输卵管炎

此多继发于子宫内膜炎或宫颈深度裂伤，病原体通过淋巴道或血行侵及宫旁组织，并延及输卵管及其系膜。临床表现主要为一侧或双侧下腹持续性剧痛，妇检或肛查可触及宫旁组织增厚或有边界不清的实质性包块，压痛明显，常常伴有寒战和高热。炎症可在子宫直肠聚积形成盆腔脓肿，如脓肿破溃则向上播散至腹腔。如侵及整个盆腔，使整个盆腔增厚呈巨大包块状，不能辨别其内各器官，整个盆腔似乎被冻结，称为"冰冻骨盆"。

（五）急性盆腔腹膜炎、弥散性腹膜炎

炎症扩散至子宫浆膜层，形成盆腔腹膜炎，继续发展为弥散性腹膜炎，出现全身中毒症状：高热、寒战、恶心、呕吐、腹胀、下腹剧痛，体检时下腹明显压痛、反跳痛。产妇因产后腹壁松弛，腹肌紧张多不明显。腹膜炎性渗出及纤维素沉积可引起肠粘连，常在直肠子宫陷凹形成局限性脓肿，刺激肠管和膀胱导致腹泻、里急后重及排尿异常。病情不能彻底控制者可发展为慢性盆腔炎。

（六）血栓性静脉炎

细菌分泌肝素酶分解肝素导致高凝状态，加之炎症造成的血流淤滞静脉脉壁损伤，尤其是厌氧菌和类杆菌造成的感染极易导致血栓性静脉炎，可累及卵巢静脉、子宫静脉、髂内静脉、髂总静脉及下腔静脉。病变常为单侧性，患者多在产后 1～2 周继子宫内膜炎之后出现寒战、高热、反复发作，持续数周，不易与盆腔结缔组织炎鉴别。下肢血栓性静脉炎者病变多位于一侧股静脉和腘静脉及大隐静脉，表现为弛张热、下肢持续性疼痛、局部静脉压痛或触及硬索状包块，血液循环受阻，下肢水肿，皮肤发白，称为股白肿。可通过彩色多普勒超声血流显像检测确诊。

（七）脓毒血症及败血症

病情加剧则细菌进入血液循环引起脓毒血症、败血症，尤其是当感染血栓脱落时，可致肺、脑、肾脓肿或栓塞死亡。

## 三、处理原则

治疗原则是抗感染，辅以整体护理、局部病灶处理、手术或中医中药治疗。

（一）支持疗法

纠正贫血与电解质紊乱，增强免疫力。半卧位以利脓液流于陶氏腔，使之局限化。进食高蛋白、易消化的食物，多饮水，补充维生素，纠正贫血和水、电解质紊乱。发热者以物理退热方法为主，高热者酌情给予 50～100 mg 双氯芬酸栓塞肛门退热，一般不使用安替比林退热，以免体温不升。重症患者应少量多次输新鲜血或血浆、清蛋白,以提高机体免疫力。

（二）清除宫腔残留物

有宫腔残留者应予以清宫,对外阴或腹壁切口感染者可采用物理治疗,如红外线或超短波局部照射,有脓肿者应切开引流,盆腔脓肿者行阴道后穹隆穿刺或切肿引流,并取分泌物培养及药物敏感试验。严重的子宫感染,经积极的抗感染治疗无效,病情继续扩展恶化者,尤其是出现败血症、脓毒血症者,应果断及时地行子宫全切术或子宫次全切除术,以清除感染源,拯救患者的生命。

（三）抗生素的应用

应注意需氧菌与厌氧菌以及耐药菌株的问题。感染严重者,首选广谱高效抗生素,如青霉素、氨苄阿林、头孢类或喹诺酮类抗生素等;必要时进行细菌培养及药物敏感试验,并应用相应的有效抗生素。可短期加用肾上腺糖皮质激素,提高患者应激能力。

（四）抗凝

血栓性静脉炎者产后在抗感染同时,加用肝素 48～72 小时,即肝素 50 mg 加入 5％葡萄糖溶液静脉滴注,6～8 小时一次,体温下降后改为每天 2 次,维持 4～7 天,并口服双香豆素、双嘧达莫（潘生丁）等;也可用活血化瘀中药及溶栓类药物治疗。若化脓性血栓不断扩散,可考虑结扎卵巢静脉、髂内静脉等,或切开病变静脉直接取栓。

（郑美玲）

# 第二节　产　褥　中　暑

中暑是一组在高温环境中发生的急性疾病,包括热射病、热痉挛及热衰竭三型。其中以热射病最为常见。产妇在高温闷热环境下体内积热不能散发,引起中枢性体温调节功能障碍的急性热病,表现为高热、水电解质紊乱、循环衰竭和神经系统功能损害等而发生中暑表现者为产褥期中暑。

## 一、病因及发病机制

产后,产妇在妊娠期内积存的大量液体需排出,部分通过尿液,部分通过汗腺排出。在产褥期,体内的代谢旺盛,必然产热,汗的排出及挥发也是一种散热方式,因此,产妇在产后的数天内都有多尿、多汗的表现。夏天产妇更是大汗淋漓,衣服常为汗液浸湿。所以在产褥期,对产妇的科学调养方式应该是将产妇安置在房间宽大,通风良好的环境中,衣着短而薄,以利汗液的挥发。当外界气温超过 35 ℃时,机体靠汗液蒸发散热。而汗液蒸发需要空气流通才能实现。但旧风俗习惯怕产妇"受风"而要求关门闭窗,妇女在分娩后,即将头部缠上白布,身着长袖、长裤衣服,并全身覆以棉被,门窗紧闭,俗称"避风寒",以免以后留下风湿疾病。如时值夏天,高温季节,湿度大,而住房狭小,室内气温极高,则产妇体表汗液无由散发,体温急骤升高,体温调节中枢失控,心功能减退,心排血量减少,中心静脉压升高,汗腺功能衰竭,水和电解质紊乱,体温更进一步升高,而成为恶性循环。当体液高达 42 ℃以上时可使蛋白变性,时间一长病变常趋于不可逆性,即经抢救存活,常留有神经系统的后遗症。

## 二、临床表现

（一）先驱症状

患者全身软弱、疲乏、头昏、头痛、恶心、胸闷、心悸、出汗较多。

（二）典型症状

典型症状为面色潮红、剧烈头痛、恶心、呕吐、胸闷加重、脉搏细数、血压下降；严重者体温继续上升常在 40 ℃以上，有时高达 42 ℃，甚至超越常规体温表的最高水平。继而谵妄、昏迷、抽搐；皮肤温度极高，但干燥无汗。如不及时抢救，数小时即可因呼吸循环衰竭死亡。

（三）诊断

发病时间常在极端高温季节，患者家庭环境及衣着情况均有助于诊断，其高热、谵妄及昏迷、无汗为产褥期中暑的典型表现。本病需与产后子痫、产褥感染做鉴别诊断，而且产褥感染的产妇可以发生产褥中暑，产褥中暑的患者又可以并发产褥感染。

（四）预防及治疗

预防产前宣教时应告诉孕妇，产后的居室宜宽大、通风良好，有一定的降温设备，其衣着宜宽松，气温高时要多饮水，产褥期中暑是完全可以预防的。

## 三、治疗

产褥期中暑治疗原则是迅速降温，纠正水、电解质与酸碱紊乱，积极防治休克。

（一）先兆及轻症

如有头昏、头痛、口渴、多汗、疲乏、面色潮红、脉率快、出汗多、体温升高至 38 ℃，首先应迅速降温，置患者于室温 25 ℃或以下的房间中，同时采用物理降温，在额部、二侧颈、腋窝、腹股沟、胭窝部有浅表大血管经过处置冰袋，全身可用酒精擦浴、散风，同时注意水和电解质的平衡，适时补液及给予镇静剂。

（二）重症

1. 物理降温

若患者体温为 40 ℃或以上，出现痉挛、谵妄、昏迷、无汗的患者，为达到迅速降温的目的，可使患者躺在恒温毯上，按摩四肢皮肤，使皮肤血管扩张、加速血液循环以散热。降温过程中以肛表测体温，若肛温已降至 38.5 ℃，即将患者置于室温 25 ℃的房间内，用冰袋置于前面已述的颈、腋窝、腹股沟部继续降温。

2. 药物降温

氯丙嗪是首选的良药，它有调节体温中枢、扩张血管、加速散热、松弛肌肉、减少震颤、降低器官的代谢和氧消耗量的功能，能防止身体产热过多。剂量为 25～50 mg 加入生理盐水 500 mL 补液中静脉滴注 1～2 小时，用药时需动态观察血压；情况紧急时可将氯丙嗪 25 mg 或异丙嗪 25 mg 溶于 5%生理盐水 100～200 mL 中于 10～20 分钟滴入。若在 2 小时内体温并无下降趋势，可重复用药。降温过程中应加强护理，注意体温、血压、心脏情况，一待肛温降至 38 ℃左右时，应即停止降温。

3. 对症治疗

（1）积极纠正水、电解质紊乱，24 小时补液量控制在 2 000～3 000 mL，并注意补充钾、钠盐。

（2）抽搐者可用安定。

（3）血压下降者用升压药物，一般用多巴胺及间羟胺。

（4）疑有脑水肿者，用甘露醇脱水。

（5）有心力衰竭者，可用快速洋地黄类药物，如毛花苷 C。

（6）有急性肾衰竭者，在适度时机用血透。

（7）肾上腺皮质激素有助于治疗脑水肿及肺水肿，并可减轻热辐射对机体的应激和组织反应，但用量不宜过大。

（8）预防感染：患者在产褥期易有产褥感染，同时易并发肺部其他感染，可用抗生素预防。

（9）重症产褥期中暑抢救时间可以长达 1～2 个月或更多，有时需用辅助呼吸，故需有长期抢救的思想准备。

4.预后

有先兆症状及轻症者预后良好，重症者则有可能死亡，特别是体温达 42 ℃以上伴有昏迷者，存活后亦可能伴有神经系统损害的后遗症。

（郑美玲）

# 第三节　产后尿潴留

尿潴留是指膀胱积有大量尿液不能排出。产后 6 小时不能自行排尿或排尿甚少，残余尿大于 100 mL 者诊断为产后尿潴留，发生率为 2.3％。高危因素包括初产妇、会阴侧切、第二产程延长、镇痛分娩的使用等，临床上易被忽视。一般鼓励顺产的产妇在产后 4 小时内排尿。而剖宫产术后尿潴留，是指膀胱容量600 mL（超声诊断）且在 30 分钟内不能自行排尿。

## 一、病因和病理生理

（一）生理情况

产后膀胱与非孕期相比，膀胱内张力的感受敏感度下降。产程中常规补液，分娩期和产后 2 小时大量缩宫素的使用引起抗利尿作用之后就是多尿期，均可导致膀胱很快充盈并过度膨胀；而诱导麻醉短时扰乱膀胱神经中枢，产妇腹壁于妊娠时扩张松弛，产后腹压下降，逼尿肌收缩乏力，致无力排尿，造成充盈失禁和尿潴留。

（二）病理情况

（1）产程延长，胎先露长时间压迫膀胱和尿道，膀胱和尿道黏膜充血、水肿、张力下降，尿道括约肌水肿。

（2）产妇畏惧伤口疼痛不愿排尿，或产后体质虚弱，不习惯在床上排尿，又或者会阴侧切或会阴裂伤导致会阴部创伤性疼痛，以及镇痛分娩均可使支配膀胱的神经功能发生紊乱，反射性引起膀胱括约肌痉挛发生排尿困难。

（3）阿片类药物的使用，抑制脑内和脊髓排尿中枢，抑制排尿反射。

（4）生殖道创伤，尤其是大血肿，使膀胱的神经和肌肉功能受损。

## 二、对产妇的影响

产后尿潴留不仅影响子宫的收缩,使产后出血的发生率增加,而且长时间的尿潴留会引起泌尿系统的感染,甚至导致膀胱破裂。另外,导尿或留置导尿管可增加泌尿系统 30%～90% 的感染率。

## 三、分类

产后尿潴留按排尿程度,分为完全性和部分性。

（一）完全性

完全性尿潴留是指患者完全不能自行排尿,尿液完全潴留膀胱。

（二）部分性

部分性尿潴留是指患者可以自行排尿,但排尿少,排尿后仍有尿意,膀胱内残余尿大于 100 mL 者。

## 四、临床表现

顺产或剖宫产拔出导尿管后 6 小时不能自行排尿或排尿甚少,下腹坠胀不适伴有明显尿意。腹部检查:下腹正中压痛,无反跳痛,耻骨上方可触及边界清晰的囊性包块,叩诊为实音;按压之会阴部坠痛不适,有尿意。患者常伴有宫底升高,超声或导出尿液可以证实。另外,当有尿潴留存在时,应常规行盆腔检查,排除生殖道创伤并血肿形成的可能。

## 五、诊断和鉴别诊断

根据产后的病史和典型临床表现,诊断本病并不困难,主要应与产后子宫、卵巢肿瘤相鉴别。

## 六、治疗

产后尿潴留的治疗包括心理治疗、物理治疗和药物治疗。

（一）心理治疗

鼓励产妇不惧疼痛并协助产妇采用习惯姿势排尿。

（二）物理治疗

（1）诱导排尿,温水冲洗外阴,或便器盛温水,利用蒸汽熏外阴,以及如厕听流水声等诱导排尿。

（2）热敷按摩法,热水袋内盛 60 ℃ 热水,装入布套,置于产妇下腹部热敷并轻按摩 20 分钟。

（3）针刺三阴交等穴位和中药治疗。

（4）膀胱部位红外线理疗。

（三）药物治疗

1.新斯的明

新斯的明 0.25～0.5 mg,肌内注射或足三里穴位注射。

2.开塞露纳肛法

开塞露 2 个（40 mL）挤入肛门,15～20 分钟后有便意才排泄。

在物理和药物治疗无效时,在严格无菌操作下行导尿术,必要时留置导尿管,注意防止尿路感染。

## 七、预防

(1)产前孕妇学校宣教,消除妊娠和分娩的恐惧心理。

(2)按产程图指导产程处理,避免产程延长。

(3)产程中鼓励饮食和定时排尿,并督促产妇产后 2 小时内多饮水,量达 1 000~1 500 mL,及早下床活动和自行排尿,伤口疼痛明显者予以止痛治疗。

(4)对于产程延长和阴道助产的产妇应予以重视,及早发现并处理尿潴留。

(郑美玲)

# 第四节　晚期产后出血

晚期产后出血是指分娩 24 小时后,在产褥期内发生的子宫大量出血,出血量超过 500 mL。产后1~2 周发病最常见,亦有迟至产后 6 周发病,又称产褥期出血。晚期产后出血发生率的高低与各地产前保健及产科质量水平密切相关。近年来,随着各地剖宫产率的升高,晚期产后出血的发生率有上升趋势。

## 一、病因

### (一)胎盘、胎膜残留

胎盘、胎膜残留是最晚期产后出血常见的病因,多发生于产后 10 天左右。黏附在子宫腔内的小块胎盘组织发生变性、坏死、机化,可形成胎盘息肉。当坏死组织脱落时,基底部血管开放,引起大量出血。

### (二)蜕膜残留

产后 1 周内正常蜕膜脱落并随恶露排出,若蜕膜剥离不全或剥离后长时间残留在宫腔内诱发子宫内膜炎症,影响子宫复旧,可引起晚期产后出血。

### (三)子宫胎盘附着部位复旧不全

胎盘娩出后,子宫胎盘附着部位即刻缩小,可有血栓形成;随着血栓机化,可出现玻璃样变,血管上皮增厚,管腔变窄、堵塞;胎盘附着部位边缘有内膜向内生长,内膜逐渐修复,此过程需6~8 周。如果胎盘附着面复旧不全,可使血栓脱落,血窦重新开放,导致子宫大量出血。

### (四)感染

以子宫内膜炎为多见,炎症可引起胎盘附着面复旧不全及子宫收缩不佳,导致子宫大量出血。

### (五)剖宫产术后

子宫切口裂开多见于子宫下段剖宫产横切口两侧端,其主要原因有感染与伤口愈合不良。

### (六)其他

妊娠合并凝血功能障碍性疾患;胎盘部位滋养细胞肿瘤、子宫黏膜下肌瘤、子宫内膜息肉、宫腔内异物、宫颈糜烂、宫颈恶性肿瘤等均可能引起晚期产后出血。诊断依靠妇科检查血或尿

HCG 测定、X 线或 CT 检查、B 超检查及宫腔刮出物病理检查等。

## 二、临床表现

产后出血的主要临床表现为阴道流血过多,产后 24 小时内流血量超过 500 mL,继发出血性休克及易于发生感染。随病因的不同,其临床表现亦有差异。

（一）阴道流血

胎盘胎膜残留、蜕膜残留表现为血性恶露持续时间延长,以后反复出血或突然大量流血。检查发现以下几种表现。①子宫复旧不全:宫口松弛,有时可触及残留组织。②子宫胎盘附着面感染或复旧不全:表现为突然大量阴道流血,检查发现子宫大而软、宫口松弛,阴道及宫口有血块堵塞。③剖宫产术后:子宫伤口裂开多发生于术后 2～3 周,出现大量阴道流血,甚至引起休克。

（二）腹痛和发热

常合并感染,伴有恶露增加,有恶臭。

（三）全身症状

继发性贫血,甚至出现失血性休克而危及生命。

## 三、处理原则

针对不同出血原因引起的产后出血,采取以下相应的措施。

（一）少量或中等量阴道流血

少量或中等量产后出血应给予足量广谱抗生素及子宫收缩剂。

（二）疑有胎盘、胎膜、蜕膜残留或胎盘附着部位复旧不全者

此时应行刮宫术。刮宫前做好备血,建立静脉通路及开腹手术准备,刮出物送病理检查,以明确诊断。刮宫后应继续给予抗生素及子宫收缩剂。

（三）疑有剖宫产后子宫切口裂开

仅少量阴道流血可先住院给予广谱抗生素及支持疗法,密切观察病情变化;若阴道流血多量,可做剖腹探查;若切口周围组织坏死范围小,炎症反应轻微,可做清创缝合及髂内动脉、子宫动脉结扎止血或行髂内动脉栓塞术;若组织坏死范围大,酌情做子宫次全切除术或子宫全切术。

（郑美玲）

# 第五节 子宫复旧不全

正常分娩后,由于子宫体肌纤维收缩及缩复作用,肌层内的血管管腔狭窄甚至栓塞,使局部血液供应明显减少,子宫肌细胞因缺血发生自溶而逐渐缩小,胞质减少,因而子宫体积明显缩小;子宫腔内的胎盘剥离面随着子宫的逐渐缩小而相应缩小,加之子宫内膜的再生使剥离面得以修复,子宫通常在产后 5～6 周时恢复到接近非孕时状态,这个过程称为子宫复旧。当上述复旧功能受到阻碍时,即发生子宫复旧不全。

国外有研究表明,晚期产后出血 20％是胎盘床复旧不良引起。国内研究者报道,经阴道分娩者及剖宫产分娩者子宫复旧不全发生率分别为 7.2％和 11.0％。

## 一、病因

(1)胎盘、胎膜残留,蜕膜脱落不完全。

(2)子宫内膜炎、子宫肌炎或盆腔感染。

(3)子宫肌瘤、子宫腺肌瘤。

(4)子宫过度后屈或侧屈,恶露排出不畅,致使恶露滞留在宫腔内。

(5)胎盘面积过大(如多胎妊娠、前置胎盘等),胎盘附着位置异常,胎盘附着部位的肌层较薄,子宫收缩力明显减弱。

(6)多产妇因多次分娩使子宫纤维组织相对增多,影响子宫收缩力。

(7)产后尿潴留。

(8)劳累或全身情况不佳等。

## 二、病理、病理生理

正常妊娠时,子宫内膜螺旋动脉扩张变成低阻力及高传导血管。在早期妊娠,中间型滋养层细胞沿着螺旋动脉游走并进入其中代替内皮。胎盘娩出后其附着处血管即有血栓形成,继而血栓机化,出现玻璃样变,血管上皮增厚,管腔变窄、堵塞。胎盘附着部边缘有内膜向内生长,底蜕膜深层残留腺体和内膜重新生长,子宫内膜修复,此过程需 6～8 周。正常情况下胎盘附着部位的复旧较其他部位子宫内膜的复旧延迟,原因不明。子宫肌层及血管床退化的步骤在胎盘部位可能不完全,可引起延迟出血。免疫细胞化学结果提示,复旧不全的血管缺乏免疫反应和血管内皮,且有连续存在的血管周围及血管内滋养层细胞,提示子宫胎盘动脉的重新内皮化失败可能是胎盘床螺旋动脉复旧不全的病理基础而发生延迟出血。若胎盘附着面感染、复旧不全,可引起血栓脱落,血窦重新开放,导致子宫出血,多发生在产后 2 周左右。

## 三、分类

(1)子宫复旧不全。

(2)胎盘附着部位复旧不全。

## 四、临床表现

(一)血性恶露、腹痛

血性恶露持续时间延长,从正常的约持续 3 天,延长至 7～10 天,甚至更长。也有少数患者血性恶露量极少,而主要是下腹部出现剧烈疼痛。患者亦可表现为产后 2 周左右突然阴道大量流血。

(二)妇科检查

阴道及宫颈口有血块堵塞,宫颈软,宫口松弛,子宫较同期正常产褥子宫稍大稍软,呈后倾后屈位,轻压痛。

（三）辅助检查

1.B超检查

声像图示子宫较正常产褥期子宫大，肌层不均，内膜层厚薄不均。有时伴有宫腔积血或子宫腔内有残留胎盘或胎膜影像，或见到子宫肌壁间肌瘤或子宫腺肌瘤影像。

2.诊断性刮宫术

将刮出组织送病理检查确诊。病理检查示不见绒毛，只见坏死的蜕膜，可混有纤维索、玻璃样变性的蜕膜细胞、红细胞。

## 五、诊断

根据上述症状和体征，可诊断子宫复旧不全，确诊主要靠刮宫术病理证实。

## 六、鉴别诊断

（1）胎盘残留。

（2）剖宫产术后伤口愈合不良。

（3）其他原因所致产褥期出血：①软产道损伤或血肿；②胎盘、胎膜滞留；③不洁分娩史伴发热、恶露多而有臭味、子宫复旧不良、压痛等，应考虑有产褥感染；④子宫黏膜下肌瘤，妇科检查或经B超显示；⑤绒癌出血，发生于产褥期任何阶段，可伴有肺、脑等转移灶的症状及体征，血HCG高值为其特征。

## 七、治疗

控制出血，予以子宫收缩剂促进子宫收缩，应用广谱抗生素预防感染。综合治疗后出血持续或再次出血者，行诊刮术。

（一）子宫收缩剂

麦角新碱 0.2～0.4 mg，每天2次肌内注射；缩宫素 10～20 U，每天2次肌内注射；麦角流浸膏 2 mL，每天3次口服；益母草颗粒剂 2 g，每天3次冲服；生化汤 25 mL，每天2～3次口服；产复康冲剂 20 g，每天3次冲服。以上各药至少应连续用2～3天。

（二）广谱抗生素预防感染

部分胎盘残留或大部分胎膜残留所致子宫复旧不全时，因常伴有子宫内膜和（或）子宫肌层轻度感染，故应先口服头孢氨苄 1 g 和甲硝唑 0.2 g，每天4次口服，连服2天后再行刮宫术，以免发生感染扩散。

（三）刮除残留组织及子宫蜕膜

在开放静脉通道输液、备血及准备手术的条件下，在超声引导下刮宫，彻底地刮除残留组织及子宫蜕膜，以达到止血和进行病理检查的双重目的，还应注意排除子宫绒毛膜癌。术后应给予子宫收缩剂促进子宫收缩，并继续应用广谱抗生素1～2天。

（四）切除子宫或子宫动脉栓塞术

若为子宫肌壁间肌瘤致子宫复旧不全，应用子宫收缩剂治疗数天无显著效果，阴道仍持续较多量流血，则应考虑切除子宫或子宫动脉栓塞术。

## 八、预防

（1）重视妊娠期保健，增强孕妇体质。

（2）正确处理胎盘及胎膜的娩出，仔细检查娩出的胎盘胎膜是否完整，并注意检查胎盘胎儿面边缘有无断裂血管，以便能够及时发现副胎盘，并及时清宫。

（3）鼓励产妇早期下床活动，避免产后尿潴留。

（4）嘱产妇避免长时间仰卧位。若确诊为子宫后倾后屈位，每天应行胸膝卧位 2 次，每次 15～20 分钟予以纠正。

**（马忠青）**

# 第十四章 产前及产后保健

## 第一节 产前保健

### 一、产前检查

（一）频率

孕28～36周，每2周一次；孕36周后，每周一次。有妊娠合并症和并发症者，应增加复诊频率。

（二）内容

1.病史询问

（1）月经史及末次月经时间。

（2）既往孕育史：人工流产次数及流产时孕周；自然流产次数及流产时孕周；有无早产史，若有应询问早产次数以及分娩孕周；有无死胎、死产和新生儿死亡史，若有则询问可能原因；有无分娩畸形新生儿或胎儿史，若有，尽量清楚具体畸形诊断；有无分娩史，若有，应询问前次分娩方式、具体时间、新生儿出生体重、出生时情况等。

（3）本次妊娠后情况：有无恶心、乏力、喜食酸食、头晕等早孕反应，末次月经后有无阴道流血、头痛、眼花、发热、下肢水肿、心悸、呕吐等。

（4）既往病史：系统回顾性询问过去曾经患过的疾病，重点询问有无糖尿病、高血压、心脏病、血液病、肝脏病、肾病、甲亢、抑郁、结核病、红斑狼疮、恶性肿瘤、药物过敏史、盆腔手术史、不孕症及治疗史等。

（5）家族史：有无确诊的遗传性疾病或传染性疾病患者以及具体的疾病诊断，有无高血压、糖尿病、多胎妊娠等。丈夫有无肝炎、梅毒、艾滋病、结核、尖锐湿疣等。

（6）个人史：是否有吸烟、酗酒、吸毒等不良嗜好，目前的婚姻状况和家庭和谐状况，工作种类、性质以及压力情况。

（7）确定预产期及当前孕周：末次月经月份大于4时则减3，小于4时则加9为预产期月份，末次月经日数加7为预产期日数（超过30则月份加1，日数减30）。因此种预产期计算为40周预产期，故以预产期减去就诊日期而余下的周数（就诊日期已过孕产期，则以超过周数加40）为目前孕周数。如末次月经为 2011 年 12 月 10 日,则预产期为明年(2012)的 9(12－3)月 17(10＋7)日。若末次月经为 2012 年 1 月 26 日,则预产期为当年(2012)的 10(1＋9)月 33(26＋7)日,即 2012 年 11 月 3 日。

**2.体格检查**

身高、体重、血压、脉搏;甲状腺、乳房、乳头、心脏触诊和听诊、肝脏触诊。

**3.产科检查**

(1)宫底高度测量:用软皮尺测量自耻骨联合上缘中点到子宫底的长度,正常宫底高度(cm)为孕周加减 2。

(2)腹围测量:用软皮尺测量腹脐部一周的长度。

(3)腹部四步触诊:产妇排空膀胱,仰卧,腹部放松、双腿略屈曲,医师站在产妇右侧开始检查(图 14-1)。

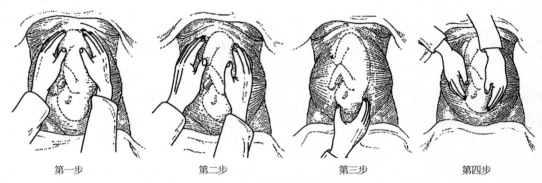

| 第一步 | 第二步 | 第三步 | 第四步 |

**图 14-1　腹部四步触诊**

第一步:首先确定子宫底高度,以剑突为标记,以检查者手指宽度为尺度,确定子宫底位于剑突下的横指数,或在确定子宫底的位置后,用软尺自耻骨联合上缘中点至子宫底测定其距离。其次确定子宫底部的胎儿部分是头或臀部,胎头圆且硬、有浮球感,而宽且软的部分为胎儿臀部。子宫底为胎头,则胎先露为臀位,子宫底为臀部,胎先露为头位。

第二步:确定胎儿背侧和肢体侧。双手置于产妇腹部两侧,一手固定,一手轻按,交替进行。宽平饱满侧为胎背,凹凸不平侧为胎儿肢体,有时可感觉到胎儿肢体活动。

第三步:进一步确定胎先露。右手拇指和其余四指分开,在产妇耻骨联合上握住胎儿先露部,确定是胎头或胎臀部。先露部可自由移动说明胎先露尚未入盆,胎先露已经固定则提示其已经衔接入盆。

第四步:再次确定胎先露及其是否入盆。医师面向产妇足部,双手置于胎先露两侧,沿骨盆入口向下深按,确定胎先露是胎头或胎臀部,双手如能在耻骨联合上方合拢,说明胎先露尚未入盆,不能合拢则提示其已经衔接入盆。

(4)胎心听诊:用专用胎心听筒或多普勒胎心听诊器在孕妇腹部听取胎心,正常胎心率为每分钟120～160 次。有时胎心可能难以听清楚,若能听到与母亲脉搏不一致的吹风样杂音(脐带动脉杂音),也能判断胎心率频率。

(5)下肢水肿。

**4.超声检查**

胎头双顶径、股骨长度、胎位、胎心率、胎盘位置、羊水平段或羊水指数,估计胎儿大小(现代超声仪器一般均配置有自动胎儿大小估计和报告程序）。16～24周应注意无脑儿、脑膨出、开放性脊柱裂、胸腹壁缺损内脏外翻、单腔心、致命性软骨发育不全等六种致命畸形。

5.实验室检查

尿绒毛膜促性腺激素定性、血常规、尿常规、血型（ABO及Rh）测定、乙型肝炎病毒、丙型肝炎病毒、梅毒螺旋体、人类免疫缺陷病毒相关标志物检查、肝肾功能测定。

## 二、保健教育

（1）饮食：多摄取水果和蔬菜、谷物和粗粮；适当摄取天然脂肪和瘦肉类；尽量少摄取糖类和人造黄油及奶油。

（2）戒烟、戒酒、禁止滥用药物。患病后用药应先咨询产科专科医师意见。

（3）性生活虽不受限制，但应避免男上位性交。

（4）日常生活不受限制，应保证足够的休息和睡眠。

（5）28周后避免长途旅行尤其是长途飞行，乘坐交通工具时一定要系好安全带。

（6）衣着宽松、穿脱方便、质地柔软。

（7）孕期应避免的工作：重体力劳动和长时间工作、接触有胚胎毒性或致畸危险的化学物质或放射线的工作、剧烈振动或冲击可能波及腹部的工作、中途无法休息或高度紧张的流水线工作、长时间站立或寒冷或高温下的工作。

（8）指导胎动计数：确定12小时作为胎动计数时段，每间隔3小时进行一次，每次1小时，将3小时胎动数相加后乘以4，作为12小时胎动数。小于30次或感觉明显减少或增加应及时就医。

## 三、识别高危妊娠

高危妊娠是指对母儿生存构成高度危险性的妊娠，即可能导致死胎、死产、新生儿患病甚至死亡、增加孕产妇患病概率或死亡风险的妊娠状态。

（1）40岁以上。

（2）不良孕产史：流产、早产、死胎、死产、新生儿死亡、畸形儿生育等。

（3）前次剖宫产。

（4）妊娠合并症：心脏病、高血压、肾炎、慢性肝炎或肝硬化、甲亢、系统性红斑狼疮、糖尿病、血液病、结核病、肥胖症等。

（5）妊娠并发症：子痫前期、前置胎盘或胎盘前置状态、妊娠期肝内胆汁淤积症、羊水过多或过少、胎儿宫内生长受限、胎膜早破、脐带缠绕等。

（6）身材矮小，低于145 cm。

（7）助孕技术受孕者。

（8）骨盆异常。

（马忠青）

# 第二节 产后保健

产褥期保健的重点是防止产后出血和产后感染,指导合理的营养,保护产妇的哺乳功能,以及促进产妇正常生理与劳动能力的恢复。

## 一、一般生活指导

(一)起居环境

居室应清洁、通风,保证空气新鲜。

(二)个人卫生

指导产妇保持身体清洁,应常擦身、洗淋浴,勤换内衣,产后4周内不可坐浴。

(三)注意休息

至少3周以后才能进行全部家务劳动。

## 二、产妇的营养

(一)摄入足够的总热量

产妇和哺乳妇女每天摄入的总热量不低于12 250 kJ(3 000 kcal)。

(二)合理膳食

饮食中应有足够的蔬菜、水果和谷类食品。补充足够的钙、铁、硒、碘等必需的无机盐类。控制食物中总的脂肪摄入,合理的脂肪摄入量是指脂肪提供的热量占总热量的25%,胆固醇每天的摄入量应低于300 mg。

(三)维持正常合理的体重

通过合理的饮食和适当的锻炼,以维持正常合理的体重,避免由于过量的摄入而导致产后肥胖。

## 三、适当活动及做产后康复锻炼

(一)运动

运动有助于产妇体力恢复,避免或减少静脉血栓形成,促进盆底和腹部肌张力的恢复。

1.经阴道自然分娩的产妇

此类产妇产后6~12小时内即可起床轻微活动,产后第2天可在室内随意走动。

2.行会阴切开或行剖宫产的产妇

此类产妇应适当推迟活动时间。

3.不应过早的做重体力劳动

产妇过早地做重体力劳动,可能造成日后的阴道膨出和子宫脱垂。

(二)产后体操

产后体操主要是针对盆底肛提肌、腹肌、臀肌和腰肌的锻炼。运动量应由小到大,逐渐增加,循序渐进。

1.盆底肛提肌的锻炼

开始时先教会产妇做肛门收缩和憋尿的动作。产妇取仰卧位,髋和腿稍屈曲,双膝分开,然后用力合起,助手将两手放在产妇双膝的内侧,并嘱产妇有节律的用力收缩和放松肛门。能坐起时,产妇可坐在椅子上,双腿交叉,反复进行无支撑的起立、坐下。开始时每天 3～4 次,每次每个动作做 5～10 次,以后逐渐增加运动量。

2.腹肌的锻炼

(1)深吸气:产妇仰卧,两臂放在头上做深吸气,使腹壁下陷,将内脏引向上方。

(2)伸腿运动:两腿平伸、高举,离开床面,两腿可以同时进行,也可以交替进行。

(3)仰卧起坐:根据情况也可选用。

3.臀肌的锻炼

产妇仰卧,髋及腿均屈曲,脚底放在床上,尽力抬高臀部和背部使之离开床面。

4.腰肌的锻炼

(1)腰肌回转:产妇以一手和膝支撑,另一手和头尽可能地做大回转运动。

(2)骨盆扭转运动:产妇坐在床上,髋及腿均屈曲,两臂平伸,头和躯干向两侧做有力的大回转。

(3)膝胸卧位:分娩两周以后可以做膝胸卧位,每天 2～3 次,每次 10 分钟,有助于防止产后子宫后倾。

## 四、产后计划生育指导

(一)产褥期性生活

明确告知产后 6～8 周应禁止性交。

(二)产后避孕措施

1.工具避孕

哺乳者最好用工具避孕,不宜用口服避孕药。

2.工具避孕或口服避孕药

不哺乳者工具避孕或口服避孕药均可。

3.宫内避孕器

宫内避孕器可选择产后立即放置,不增加感染和异位妊娠的危险,但有较高的脱落率。

4.绝育术

绝育术安全、便利、费用低,不延长住院时间,但应注意自愿原则。

## 五、产后检查

(一)住院期间产后检查

(1)住院期间每天都应检查产妇情况,包括体温、脉搏、血压和子宫底高度、恶露以及会阴情况。

(2)了解乳房和乳汁分泌的情况,并指导哺乳的方法,防止产后乳腺炎。

(3)外阴部伤口缝合线,根据缝合线的成分决定如何拆线处理。如为可吸收缝线,产后不需要拆线,如为丝线缝合,会阴伤口于产后 3～5 天拆除,腹部伤口缝合一般在产后 7 天拆除。

（二）产后访视

1.产后访视时间分配

产妇出院后 3 天、产后 14 天和产后 28 天由社区医疗保健人员分别做三次产后访视。

2.产后访视内容

（1）了解产妇饮食、睡眠等一般状况。

（2）检查乳房，了解哺乳情况。

（3）观察子宫复旧及恶露。

（4）观察会阴切口、剖宫产腹部切口。

（5）了解产妇心理状况。若发现异常应及时给予指导。

（6）在家中分娩者，在产后第 1 周应隔天访视一次，内容与住院产妇相同，并在产后 2 周和 4 周时各再访视一次，了解产妇和婴儿的健康和哺乳情况等。

（三）产后健康检查

产后 42 天应对产妇做一次全面的检查。

1.全身检查

（1）血压、脉搏和血、尿常规检查，心、肺情况。

（2）了解乳房及哺乳情况。

（3）产后运动及其坚持的情况。

（4）若有内科合并症或产科合并症应做相应检查。

2.盆腔检查

（1）外阴伤口的愈合情况。

（2）阴道窥器检查：子宫颈有无裂伤、炎症，注意阴道分泌物检查，注意分泌物的量、颜色、气味和性质。

（3）双合诊：检查子宫大小、位置以及附件和子宫周围组织有无炎症、包块等。了解盆底和肛提肌恢复的情况，有无阴道和（或）直肠膨出等。

## 六、母乳喂养

大力提倡母乳喂养，坚持按需哺乳的原则，医护人员有责任帮助产妇做好乳房护理，并指导产妇掌握正确的哺乳方法。

（一）注意乳房和乳头的保护

每次哺乳前后应用温开水洗净乳头，如发生乳头皲裂，轻度者仍可继续哺乳，哺乳后局部涂擦 10％鱼肝油铋剂或 10％复方苯甲酸酊，至下次哺乳前洗净；重度者可借助乳头罩间接哺乳，或用吸奶器吸出乳汁。

（二）哺乳期用药应慎重

已证明多种药物可以进入乳汁，但一般用量不大，持续时间不长，对婴儿的生长发育无大影响。

（马忠青）

# 第十五章 产 科 护 理

## 第一节 产科一般护理

产科一般护理包括入院护理、住院护理和出院护理,是产科责任护士(助产士)的基本工作范畴,具体包括入院接诊、床位安置、护理评估、治疗处置、病情和产程观察、健康教育和出院指导等内容。由于孕产妇不是一般意义上的患者,且任何问题都有可能涉及胎儿和家庭,故产科护理与其他临床科室的护理相比有其特色和不同的专科护理要求,应全面考虑孕产妇、胎婴儿、家庭经济、文化背景、社会心理等。

### 一、护理评估

(一)健康史

1.年龄

孕妇年龄过小易发生难产;年龄过大,尤其是 35 岁以上的高龄初产妇,易并发妊娠期高血压疾病、产力异常等。

2.职业

孕妇是否接触有毒、有害、放射性物质。

3.本次妊娠经过

妊娠早期有无病毒感染及用药史、发热及出血史。饮食营养、运动、睡眠、大小便情况。胎动开始时间。

4.推算预产期

按末次月经推算预产期。如孕妇记不清末次月经日期或哺乳期月经尚未来潮而受孕者,可根据早孕反应开始出现时间、胎动开始时间、子宫底高度和 B 超检查的胎囊大小、头臀长度、胎头双顶径及股骨长度值推算出预产期。

5.月经史和孕产史

初潮年龄,月经周期、持续时间。初产妇了解孕次和流产史;经产妇应了解既往孕产史,如有无难产史、早产史、死胎死产史、分娩方式、有无产后出血和会阴三度裂伤史等,了解出生时新生儿情况。

**6.既往史和手术史**

重点了解妊娠前有无高血压、心脏病、血液病、肝肾疾病、结核病、糖尿病和甲状腺功能亢进等内分泌疾病;做过何种手术;有无食物、药物过敏史。

**7.家族史**

询问孕妇家族中有无妊娠合并症、双胎及其他遗传性疾病。

**8.配偶情况**

着重询问孕妇配偶有无不良嗜好、健康状况和有无遗传性疾病。

**(二)生理状况**

**1.症状**

(1)疼痛:询问发生时间、部位、性质及伴随症状。鉴别生理性疼痛与病理性疼痛、临产与假临产。

(2)阴道流血:根据出血的量、颜色和性状,鉴别病理性出血(胎盘/血管前置、胎盘早剥等)和临产前征兆(见红)。

(3)阴道流液:观察阴道流液时间、量、颜色、性状、pH 及能否自主控制,判断是破膜还是一过性尿失禁。

(4)其他:有无头昏、头痛、视物模糊等自觉症状。

**2.体征**

(1)宫缩:通过触诊法或胎儿电子监护仪监测,观察宫缩的规律性,持续时间、间歇时间和强度,确定是否临产。假临产特点为宫缩持续时间短(小于 30 秒)且不恒定,间歇时间长且不规律,宫缩强度不增加,宫缩时宫颈管不短缩,宫口不扩张,常在夜间出现,清晨消失,给予强镇静药物能抑制宫缩。临产开始的标志为规律且逐渐增强的子宫收缩,持续约 30 秒,间歇 5～6 分钟,同时伴随进行性宫颈管消失、宫口扩张和胎先露部下降;用强镇静药物不能抑制宫缩。随着产程进展,宫缩持续时间渐长(50～60 秒),强度增加,间歇期渐短(2～3 分钟),当宫口近开全时,宫缩持续时间可长达 1 分钟或以上,间歇期仅 1～2 分钟。

(2)宫口扩张:通过阴道检查或肛查(不建议使用),确定宫口扩张程度。当宫缩渐频繁并增强时,宫颈管逐渐缩短直至消失,宫口逐渐扩张。潜伏期扩张速度较慢,活跃期后加快,当宫口开全时,宫颈边缘消失。

(3)胎先露下降:通过阴道检查明确颅骨最低点与坐骨棘平面之间的关系。潜伏期胎头下降不明显,活跃期加快。

(4)胎膜破裂:胎膜多在宫口近开全时自然破裂,前羊水流出。未破膜者,阴道检查时触及有弹性的前羊水囊;已破膜者,则直接触及先露部,推动先露部时流出羊水。

**3.辅助检查**

(1)实验室检查:血常规、尿常规、出凝血时间、血型(ABO 和 Rh)、肝肾功能、乙肝抗原抗体、糖耐量、梅毒螺旋体、HIV 筛查、阴道分泌物等。

(2)B 超检查。

(3)胎儿电子监护。

(4)其他:心电图等。

（三）高危因素

（1）年龄：小于18岁或大于等于35岁。

（2）疾病：妊娠合并症与并发症。

（3）异常分娩史。

（4）其他：酗酒、吸毒等。

（四）心理-社会因素

**1.分娩意愿**

询问孕妇选择自然分娩还是剖宫产，了解其原因。

**2.宗教信仰**

了解孕妇有无因宗教信仰的特殊要求。

**3.家庭及社会支持度**

家庭及社会支持度包括家族成员对分娩的看法和对医院提供的服务的看法。

**4.对分娩过程的感知**

对分娩过程的感知包括对分娩的恐惧、对自身和胎儿安全的担忧、对自我形象的要求、母亲角色适应和行为反应。

**5.对医院环境感知**

对医院环境感知包括隐私保护、环境舒适性要求等。

## 二、护理措施

（一）入院护理

（1）接诊：热情接待孕产妇，询问就诊原因，初步评估孕产妇情况，包括面色、体态、精神状态，根据情况安排护理工作流程。

（2）安置孕产妇：依孕产妇自理能力，协助送达已准备好的房间和床位；协助安放母婴生活用品。

（3）收集资料：①入院证；②门诊资料（包括围生期保健手册）；③历次产检记录及辅助检查报告单；④分娩计划书。

（4）建立病历，填写床头卡、手腕带并完成放置和佩戴。

（5）测量生命体征、体重，填写三测单，完成首次护理评估单的书写。

（6）通知管床医师，协助完成产科检查，遵医嘱完成相应辅助检查及处理；根据孕产妇的情况和自理能力，与医师共同确定护理级别，提供相应级别的护理。

（7）介绍管床医师、责任护士、病房环境、生活设施及使用方法、作息时间及家属探视陪伴相关制度。

（8）根据入院评估情况，制订个性化护理计划。

（二）基础护理

（1）观察生命体征：每天测量体温、脉搏、呼吸、血压，如血压升高或妊娠期高血压疾病等，应酌情增加测量次数，并报告医师给予相应处理。每周测一次体重。

（2）遵医嘱进行相应治疗处理。

（3）活动与休息：指导孕产妇保证足够的睡眠，护理活动应不打扰其休息。鼓励适当活动，有合并症或并发症等应征求医师意见。

（4）清洁与舒适：病室每天开窗通风；指导孕产妇穿棉质衣服，保持个人卫生和会阴部清洁；

协助并指导家属为生活不能自理的孕产妇进行脸部清洁、口腔护理、会阴护理、足部护理。

（5）排尿与排便：了解每天排便情况，指导产妇勤排尿，多吃含纤维素的食物，增加饮水量，适当活动。

（6）晨晚间护理：观察和了解孕产妇夜间睡眠质量及产科情况，整理床单位，满足孕产妇清洁、舒适和安全的需要，创造良好的环境，保障母婴休息。

（三）阴道分娩孕产妇的护理

1.产前护理

（1）指导并协助孕妇采取舒适体位，以左侧卧位为宜，增加胎盘血供。

（2）指导孕妇数胎动，每天 3 次，每次 1 小时。

（3）听胎心每 4 小时一次，胎膜破裂和有异常时酌情增加；必要时行胎儿电子监护。如胎心异常及时给予氧气吸入，左侧卧位，并通知医师及时处理。

（4）密切观察产兆，了解宫缩开始和持续时间、频率及强度；适时阴道检查了解宫口软硬度、扩张情况和是否破膜。

（5）观察阴道流液：发现破膜立即听胎心，观察羊水的量、色及性状；保持外阴清洁，避免不必要的阴道检查，预防感染。若先露高浮，应取头低足高位，预防脐带脱垂。

（6）营养和休息：鼓励进食、适当活动、保存体力，指导应对和放松技巧。

2.产时护理

确诊临产且满足产房转入标准时，转入产房分娩。

3.产后护理

（1）每天测量生命体征 4 次，体温超过 38 ℃及时报告医师。

（2）子宫复旧和恶露：产后入病房，2 小时内每 30 分钟按压宫底一次，观察阴道出血量、颜色和性状，准确测量产后 24 小时出血量。每天在同一时间评估宫底高度、子宫收缩情况，同时观察恶露量、颜色和气味，如发现异常，及时排空膀胱，按摩子宫，遵医嘱给宫缩剂。如恶露有异味，提示有感染的可能，配合医师做好血标本和组织标本的采集及使用抗生素。

（3）会阴护理：保持局部清洁干燥。产后数小时内用冰袋冷敷减轻疼痛不适，24 小时后红外线治疗。每天用 0.05% 聚维酮碘消毒液或用 2‰ 苯扎溴铵擦洗或冲洗会阴 2～3 次，大便后清洗外阴，保持局部清洁干燥。会阴有缝线者，每天检查有无红肿、硬结、分泌物，取伤口对侧卧位。如有会阴伤口疼痛剧烈或有肛门坠胀感，应报告医师，排除阴道壁或会阴血肿；如出现伤口感染者遵医嘱处理，提前拆线，定时换药；会阴水肿者予 50% 硫酸镁湿热敷。

（4）排尿和排便护理：保持大小便通畅。鼓励多饮水，多吃蔬菜及含纤维素食物。产后 4～6 小时内尽早排尿，排尿困难时可改变体位，解除思想顾虑，温水冲洗、热敷下腹部、针灸或新斯的明注射，无效时导尿。

（5）产后 1 小时进流食或清淡半流饮食，以后进普通饮食。乳母应注意增加蛋白质、维生素和铁的摄入。

（6）给予活动指导，鼓励尽早下床活动。

（7）乳房护理和母乳喂养指导。

（四）剖宫产分娩孕产妇的护理

1.术前护理

（1）术前禁饮食：择期手术前 6 小时禁食，手术前 4 小时禁饮水，急诊手术即刻禁食禁饮。

（2）术前皮肤准备：备皮（新的观念不主张），孕妇情况及医院条件允许可时指导或协助孕产妇沐浴、更换手术衣、剪指甲，取下义齿、首饰等物品交家属保管。

（3）药物过敏试验：遵医嘱进行抗生素、局麻药皮试并详细记录结果。

（4）遵医嘱完善相关辅助检查，必要时备血。

（5）送孕妇至手术室前，听胎心、测血压、完善病历。

（6）与手术室工作人员核查身份和物品，做好交接并记录。

2.术后护理

（1）手术结束，由麻醉师和产科医师或手术室助产士送产妇及新生儿回母婴休息室，与病区责任护士进行入室交接，包括手术和麻醉方式、手术过程和术中出血情况；目前产妇神志及生命体征；镇痛、输液（血）及用药情况；新生儿情况。

（2）安置床位，搬移尽量平稳，注意保护伤口、导管，防止滑脱或污染。

（3）根据麻醉方式选择适当卧位。全麻未清醒者专人守护，去枕平卧，头偏向一侧；腰麻、硬膜外麻醉患者术后平卧 6 小时，血压平稳，可用枕头或抬高床头；6 小时后协助翻身，定期检查皮肤受压情况，鼓励产妇肢体活动，防止下肢静脉血栓形成。

（4）观察生命体征和病情变化：持续心电监护测血压、脉搏、氧饱和度，30 分钟记录一次直至平稳。

（5）切口护理：观察腹部伤口有无渗血、渗液，保持局部清洁干燥。

（6）观察子宫收缩及阴道出血情况：定时观察宫底位置、软硬度，观察阴道流血的量、色和性状，准确估计出血量，有异常及时报告医师。

（7）加强管道护理：标识清晰，避免管道折叠，确保通畅；观察并记录引流液的量及性质。

（8）饮食与排泄：术后 6 小时内禁食禁饮，之后进食无糖无乳流质，肛门排气后逐步过渡到半流质、普食。适当补充维生素和纤维素，保证营养，有利于乳汁的分泌。术后 24 小时拔除导尿管，鼓励产妇下床活动，适量饮水，尽早排尿。

（9）指导母乳喂养：分娩后 1 小时内行母婴皮肤接触、早吸吮不少于 30 分钟。

（五）心理护理

（1）主动沟通，介绍住院环境、分娩手术相关知识、可能出现的情况和配合方法，缓解因陌生环境、分娩、手术等引起的不良情绪。

（2）观察情绪变化，鼓励孕妇表达分娩经历和内心感受，给予帮助和疏导。

（3）根据母亲角色适应阶段进行对应护理。①依赖期：产后 3 天内，让产妇休息，医护人员和家属共同完成产妇和新生儿的日常护理。②依赖-独立期：产后 3 天开始，医护人员及家属加倍关心产妇，耐心指导并鼓励产妇参与照护新生儿，促进产妇接纳孩子与自己。③独立期：指导产妇及丈夫正确应对压力、照护新生儿、家庭模式和生活方式的改变等，培养新的家庭观念。

（六）危急状况处理

1.阴道流水

密切观察阴道流液时间、量、性质、伴随症状，测定 pH，判断是否破膜。若确诊破膜，立即让产妇平卧、听胎心、检查胎先露是否固定，同时报告医师进行相应处理。

2.阴道流血

密切观察流血时间，正确估计出血量、性质及伴随症状，同时报告医师进行相应处理。

3.头昏、头痛

立即监测血压、脉搏等生命体征，警惕子痫等疾病发生，同时报告医师进行相应处理。

4.胎心、胎动异常

判断是否出现胎儿宫内窘迫及脐带脱垂。

（七）出院护理

（1）按常规完成出院体检，去除手腕带；评估产妇产后/术后恢复情况、饮食及睡眠情况、自护和护理新生儿的能力。

（2）进行新生儿沐浴和体检，评估新生儿情况，包括体重、生理性黄疸消退及母乳喂养情况，更换襁褓，去除手腕带。

（3）完成出院宣教，发放出院指导手册；有出院带药者，详细说明使用方法及注意事项；交代产后随访，定期复查。

（4）签署并执行出院医嘱，完善住院病历；审核住院项目，通知住院处结账。

（5）整理床单位，进行终末消毒；铺好备用床，准备迎接新入院者。

## 三、健康指导

（一）入院指导

（1）了解是否接受过门诊和孕妇学校的健康教育，针对其不足给予针对性指导。

（2）指导异常症状的判断，出现阴道流血、腹痛、头昏、眼花、胸闷、心悸、气短、发热、突然阴道大量流液、胎动减少等，应及时呼叫医护人员。

（3）告知胎动计数及吸氧的意义，学会识别异常情况并及时向责任护士报告。

（4）做好入院告知、安全宣传和安全防护，防止发生跌倒、坠床等。

（二）住院指导

（1）讲述分娩知识，进行自然分娩指导，包括非药物分娩镇痛方法。鼓励家属参与陪伴分娩，树立自然分娩信心。

（2）加强饮食和营养指导，保证充足营养、水分和纤维素，满足母婴需求。

（3）指导住院期间的饮食、休息、活动、卧位及安全，促进自然分娩及产后恢复。

（4）产后和术后给予个性化活动指导：鼓励经阴道分娩的产妇及早下床活动。剖宫产分娩的产妇于术后6小时开始下肢活动，24小时后鼓励下床并逐渐增加活动量，预防下肢静脉血栓形成。

（5）进行自我护理及婴儿护理指导，包括产妇会阴部清洁、婴儿沐浴及更换尿布等。

（三）出院指导

1.休息

产妇应避免重体力劳动，调整睡眠时间，尽量与新生儿保持同步休息。

2.饮食

产妇应进食营养丰富、易消化吸收食物，饮食多样化，粗细搭配。

3.个人卫生

产妇应保持口腔、身体清洁；穿棉质衣物；生理分娩24小时后可淋浴，剖宫产术后2周可淋浴，禁止盆浴；保持会阴清洁干燥，勤更换会阴垫。

4.性生活及避孕

产褥期内禁止性生活，采取合适的避孕措施。

5.自我护理

指导产妇每天观察恶露的量、色、气味的变化,有异常及时随诊;观察会阴伤口情况,出现红肿、渗血、渗液,或阴道出血超过月经量,应及时就诊。

6.产后恢复

指导产妇做产后操及盆底康复训练,促进腹壁、盆底肌肉张力的恢复,预防尿失禁、膀胱直肠膨出及子宫脱垂。

7.随访

出院前将产妇信息转给社区支持组织,由社区医疗保健人员分别在产后7天、14天、28天进行上门访视;产后42天进行母婴健康体检。

### 四、注意事项

(1)收集资料应客观全面,密切关注分娩安全的4个评估关键时机:入院时、临产、新生儿出生1小时内、出院前,及时捕捉疾病征象,保障母婴安全。

(2)如产妇出现不明原因的阴道流血及明确诊断前置胎盘者,应根据类型禁止或慎做阴道检查。

(3)有高危因素的孕产妇,应严密观察胎心的变化,必要时行胎儿电子监护。

(4)所有孕产妇均有发生子宫破裂的可能性,尤其瘢痕子宫和使用催、引产药物者,应做好全面评估和严密观察。

(5)产后出血多发生在产后2小时内,应严格监测生命体征、宫底高度、阴道出血量、膀胱充盈情况,及早发现、及时处理。

(6)完善消毒隔离措施,做好医院感染防控。

(7)注意沟通交流技巧,保护孕产妇隐私,提供个性化服务及人文关怀。

(卜彩霞)

# 第二节　母婴同室新生儿护理

母婴同室是指新生儿自出生起24小时在母亲身边,因治疗、护理需要,与母亲分离时间不超过1小时,母婴同室让母亲尽可能多地接触新生儿并按自己的愿望照顾新生儿,使母亲顺利完成角色转换,促进母乳喂养。新生儿是指出生后至满28天内的婴儿。母婴同室新生儿护理,包括新生儿护理评估、临床观察、日常护理及健康指导等内容。

### 一、护理评估

(一)健康史

1.既往史

了解胚胎及胎儿期情况,包括自然受孕还是人工辅助生殖技术受孕、有无保胎治疗、其母有无妊娠期及分娩期合并症与并发症、其母有无妊娠高危因素,包括年龄、职业、疾病等。

2.家族史及遗传史

了解新生儿有无家族性及遗传相关性疾病。

3.现病史

(1)胎龄:是否早产、过期产。

(2)分娩方式:阴道分娩(正常产、胎头吸引器助产、产钳助产、臀位牵引、肩难产等)、剖宫产。

(3)胎儿数:单胎、双胎及多胎。

(4)宫内情况:有无胎儿宫内窘迫(即胎儿在宫内因急性或慢性缺氧危及其健康和生命的综合症状)。

(5)出生情况:有无新生儿窒息(即胎儿娩出后 1 分钟,仅有心跳而无呼吸或未建立规律呼吸的缺氧状态)、羊水情况、出生体重、出生时抢救处理方法及结果。

(6)早期皮肤接触及早吸吮情况。

(二)生理状况

1.症状

(1)生理性黄疸:新生儿由于胆红素代谢特点,50%～60%的足月儿和80%以上的早产儿于生后 2～3 天出现黄疸,4～5 天达高峰,足月儿在 2 周内消退,早产儿可延到 3～4 周。

(2)体温波动:体温中枢发育尚不完善,皮下脂肪薄,体表面积相对较大,易散热,早产儿尤甚。新生儿正常的体表温度为 36.0～36.5 ℃,正常核心(直肠)体温为 36.5～37.5 ℃,腋窝温度可能低 0.5～1.0 ℃。体温低于 35 ℃为体温过低或不升,核心温度超过 37.5 ℃为体温过高。

(3)胎便:新生儿出生后 10 小时内首次排出胎粪,呈墨绿色、无臭味,2～3 天内逐渐过渡为正常粪便。

(4)吐奶与溢奶:新生儿食管下部括约肌松弛,胃呈水平位,幽门括约肌较发达,易溢乳甚至呕吐。

(5)哭闹:生理性哭闹的哭声有力、时间短,间歇期面色如常,消除原因后哭闹停止。病理性哭闹的哭声剧烈,呈持续性、反复性,不能用抱或进食及玩具等方法让其停止哭闹,有伴随症状。

2.体征

了解正常新生儿的外观特点。

(1)皮肤:较薄嫩,血管丰富,呈红色,出生 2～3 天进入黄疸期会变黄。皮肤表层有灰白色胎脂,对皮肤有保护作用,不用强行洗去,但皱褶处宜用温水或植物油拭去。头面部、躯干、四肢、臀部可见"新生儿红斑"或"胎生青记"。

(2)头面部:新生儿头相对较大(头围生长速度为每个月生长 1.1 cm,至生后 40 周逐渐减缓),前囟未闭。面部可见皮脂栓,口腔黏膜可见"上皮珠",在齿龈上者俗称"马牙",是上皮细胞堆积和黏液腺分泌物潴留而成。

(3)胸腹部:胸部两侧对称,呼吸时胸腹起伏协调,无吸气三凹征。由于呼吸中枢发育尚不成熟,呼吸节律常不规则,频率较快,安静时 40 次/分左右。心率波动范围较大,在 100～180 次/分,平均 120～140 次/分。血压平均为 70/50 mmHg(9.3/6.7 kPa)。乳晕明显,有结节,结节大于 4 cm。新生儿腹部相对较大,脐带出生后结扎,残端一般于出生后 3～7 天脱落。

(4)脊柱、四肢:四肢对称,相对短小呈屈曲状,指(趾)甲长到超过指端。足底有较深的足纹。脊柱正常,无脊柱裂、尾椎膨隆、骨折或关节脱位。

(5)肛门、外生殖器:肛门外观正常,无闭锁;外生殖器无异常,男孩睾丸已降至阴囊,女婴大阴唇完全遮住小阴唇。

（6）反射、肌张力：新生儿大脑对下层控制较弱，常出现不自主和不协调动作，出生时已具备多种暂时性原始反射，如觅食反射、吸吮反射、握持反射、拥抱反射等，于数月后自行消失。新生儿肌张力正常，如中枢神经系统受损可表现为肌张力异常。

（7）活动与排泄：足月儿大脑皮层兴奋性低，睡眠时间长，觉醒时间一昼夜为 2~3 小时，反应灵敏，哭声洪亮。出生时肾结构发育已完成，一般在生后 24 小时内开始排尿，一周内每天可达 20 次；出生后 4 小时内排胎便，2~3 天排完。

3.辅助检查

（1）阿氏评分（Apgar 评分）：以出生后 1 分钟内的心率、呼吸、肌张力、喉反射及皮肤颜色 5 项体征为依据，每项为 0~2 分，满分为 10 分。8~10 分属正常婴儿；4~7 分为轻度窒息，又称青紫窒息；0~3 分为重度窒息，又称苍白窒息。对缺氧较严重的新生儿，应在出生后 5 分钟、10 分钟时再次评分，直至连续两次评分均大于等于 8 分。1 分钟评分是出生当时的情况，反映在宫内的状况；5 分钟及以后的评分，反映复苏效果，与预后关系密切。

（2）脐血 pH 测定：正常情况下，脐动脉碱剩余小于 12 mmol/L，pH 小于 7，碱缺失大于等于 12 mmol/L，提示代谢性酸中毒。

（3）新生儿胆红素测定：在生后 24 小时、24~48 小时、大于 48 小时，足月儿血清胆红素分别为小于 102.6 $\mu$mol/L、153.9 $\mu$mol/L、206.7 $\mu$mol/L；早产儿分别为小于 136.8 $\mu$mol/L、205.2 $\mu$mol/L、256.5 $\mu$mol/L，其中结合胆红素不超过 34.2 $\mu$mol/L。

（4）其他检查：血糖、血氧饱和度及感染性指标监测，必要时行 B 超、心电图。

（三）高危因素

1.母亲因素

妊娠合并症与并发症、异常分娩、精神疾病、镇静催眠类药物应用、吸烟、酗酒、吸毒等。

2.遗传及环境因素

宫内感染、胎儿生长受限、先天畸形与发育不全。

3.分娩因素

新生儿产伤，包括颅内出血、臂丛神经损伤、骨折等。

（四）心理-社会因素

（1）分娩观念：择时分娩和社会因素剖宫产分娩。

（2）喂养观念：各种喂养误区，放弃母乳喂养。

（3）母婴协调性差，家庭支持系统不力。

## 二、护理措施

（一）入室护理

（1）接诊：接诊前调整室温至 26~28 ℃，将新生儿置于温暖的操作台或辐射台上，解开新生儿襁褓，取仰卧位，初步查看新生儿外观，判断有无外伤及明显外观畸形。

（2）交接核对：产房助产士、母婴同室责任护士、家属共同核对新生儿身份，查看新生儿腕带，核对母亲姓名、床号、住院号、婴儿性别及出生时间。

（3）全身体格检查：①观察新生儿精神状态、面色、体温（首次测量肛温）、呼吸。②检查有无产伤、畸形，重点观察头颅有无产瘤、血肿、锁骨骨折，有无生殖道畸形、肛门闭锁、指（趾）畸形等。③检查皮肤完整性：观察皮肤颜色，用消毒纱布擦净新生儿皮肤上的羊水和血迹，查看有无胎记、瘀斑、产伤或感染灶。④检查脐带结扎情况：查看脐带残端有无渗血，如有应立即压迫止血，并及时通知产房处理。⑤测量体重：正常新生儿体重为 2 500～4 000 g，出生 7～10 天内，会出现生理性体重下降，但下降幅度一般不超过出生体重的 10%。

（4）垫尿布，穿衣，填写好胸牌并佩戴。记录新生儿查体结果，完善婴儿病历。

（5）指导母乳喂养：提倡母婴皮肤接触、完成早吸吮，促进早开奶。

（6）保暖：调整室温，预热婴儿褥袄，在母婴情况许可时可放在母亲怀中，采取"袋鼠式"护理。

（7）按规定进行预防接种：遵医嘱 24 小时内进行乙肝疫苗 10 μg 右侧上臂三角肌下缘肌内注射，卡介苗 0.1 mL 左侧上臂三角肌下缘皮内注射，并填写新生儿接种信息卡。

（二）日常护理

（1）密切监测生命体征：包括精神、神志状况，每天测量体温 2 次，体温超过 37.5 ℃者，每天测量 4 次，直至体温正常后 3 天。

（2）保持呼吸通畅：新生儿宜取侧卧位，密切观察新生儿面色、呼吸情况（至少每 4 小时 1 次），出现发绀时应立即报告儿科医师，查找原因，积极处理。

（3）体格检查：每天于沐浴前后进行，包括测量体重，监测黄疸指数，关注波动情况。

（4）皮肤护理：出生 24 小时后可使用消毒植物油清除新生儿身体各部位的胎脂，再用温水沐浴。温水沐浴每天 1 次，每次均应观察皮肤颜色、完整性、清洁度及有无皮疹。

（5）眼、耳、鼻、喉、口腔五官护理，保持清洁。

（6）脐部护理：每次沐浴后，用 75% 的乙醇消毒，并以消毒棉签蘸干，以保持脐部清洁干燥。注意观察脐窝渗出和脐轮周围皮肤，注意与局部感染相鉴别。

（7）臀部护理：新生儿大小便后，应及时更换尿片，保持臀部皮肤清洁干燥。观察排泄情况，记录排泄次数、量、颜色。

（8）母乳喂养：指导并协助按需喂养，观察新生儿吸吮力及含接姿势的正确性，吸吮和吞咽动作是否协调；每次喂奶后新生儿取侧卧位，观察有无溢奶。

（9）顺产 48 小时，剖宫产 72 小时后，遵医嘱配合完成新生儿疾病筛查，观察采血部位情况。

（10）保证新生儿 20 小时的充足睡眠。

（三）症状护理

1.黄疸

生理性黄疸，除皮肤黄染外，一般情况良好，无临床症状，指导加强母乳喂养，促进黄疸消退，不需特殊处理。有下列情况之一时应考虑病理性黄疸：①黄疸出现过早，于生后 24 小时内出现。②黄疸进展快，每天胆红素上升 85 μmol/L。③黄疸程度重，足月儿血清胆红素在生后 24 小时、24～48 小时、大于 48 小时，分别为大于 102.6 μmol/L、153.9 μmol/L、206.7 μmol/L；早产儿分别为大于 136.8 μmol/L、205.2 μmol/L、256.5 μmol/L，结合胆红素大于 34.2 μmol/L。④黄疸持续时间长，足月儿超过 2 周，早产儿超过 4 周，或黄疸退而复现，或进行性加重。若诊断为病理性黄疸，则应转送新生儿科进行治疗。

2.体温波动

（1）预防体温过低。分娩后立即将新生儿放在母亲胸腹部，皮肤直接接触，并用事先在辐射台上预热的毛巾被保暖；将新生儿皮肤表面的水分彻底吸干，防止蒸发散热；给新生儿戴上帽子；将新生儿包好，放入婴儿床或将健康足月新生儿用暖毯包好，直接放在母亲怀中。

（2）体温过高者先确定体温增高的原因，减少新生儿身上的包裹，行温水擦浴。

3.吐奶与溢奶

对吐奶与溢奶的新生儿,应适量喂食,少量多餐,以减少胃部承受的压力,无须特殊处理。

4.红臀

(1)保持皮肤干爽清洁是预防和治疗红臀的关键。

(2)若臀部皮肤出现红疹和水疱,可用 3%～5%鞣酸软膏;如皮疹已经溃破可涂以氧化锌软膏;暴露法等。

5.红斑粟粒疹

(1)新生儿红斑:生后 48 小时明显,可持续 7～10 天,自行吸收。

(2)粟粒疹:多在生后数周消失。

6.哭闹

(1)生理性哭闹:哭声有力、时间短、间歇期面色如常,多因饥饿、口渴、不舒适等引起,消除原因后哭闹停止。

(2)病理性哭闹:哭声剧烈,呈持续性、反复性、不能用抱或进食及玩具等方法让其停止,多有伴随症状,需请儿科医师诊查。

(四)危急重症护理

1.窒息

如新生儿突发青紫、呛咳,应立即取侧卧位,头偏向一侧,清理呼吸道,保持呼吸道通畅,必要时给氧,观察呼吸、皮肤颜色和反应,同时立即通知儿科医师。

2.低血糖

如患糖尿病母亲分娩的新生儿、巨大儿、早产儿、小于胎龄儿等高危新生儿,应根据医嘱定期监测血糖波动,密切观察新生儿,发现有嗜睡、反应和吸吮力差等低血糖表现时,即刻测血糖;若血糖值小于等于 2.6 mmol/L,在加强喂养的基础上应严密监测血糖波动;血糖值小于等于 2.2 mmol/L,应报告医师同时立即转运至新生儿科,进行后续的治疗和监测,直至血糖稳定。

(五)出院护理

1.出院前准备

责任护士与产妇、家属共同核对新生儿身份;评估新生儿生长发育和母乳喂养情况,完成出院评估并做好记录。

2.出院指导

做好出院指导,新生儿居家护理的内容及注意事项,包括新生儿沐浴、脐部及臀部护理、黄疸的观察、母乳喂养。

3.随诊

出院前将产妇信息转给社区支持组织,由社区医疗保健人员分别在产后 7 天、14 天、28 天进行上门访视,产后 42 天进行母婴健康体检。

## 三、健康指导

(1)告知产妇及家属新生儿体格特征及生理发育特点,发现异常及时就诊。

(2)告知吐奶是新生儿常见的现象,注意判断是生理性(新生儿胃肠道的解剖生理特点所致)还是病理性(全身性或胃肠道疾病时的症状)。注意喂奶不要过急、过快,应暂停片刻,以便新生儿的呼吸更顺畅。人工喂养儿所使用的奶瓶开孔要适中,开孔太小则需要大力吸吮,空气容易由嘴角处吸入口腔再进入胃中;开孔太大则容易被奶水淹住咽喉,阻碍气管呼吸的通路。每次喂奶中及喂奶后,让新生儿竖直趴在大人肩上,轻拍新生儿背部,帮助新生儿呃气;躺下时,也应将新生儿上半身垫高一些;喂食之后不要让新生儿有激动的情绪,也不要摇动或晃动。

(3)新生儿新陈代谢旺盛,要注意保持皮肤清洁,根据家庭条件,每周沐浴2~3次,每次大小便后,应清洗臀部,更换尿片。选择宽大、质软的棉质衣物,保证婴儿安全舒适。

(4)新生儿脐带残端不主张包裹,保持脐部干燥,等待自行脱落。发现脐部渗血,脐窝部有脓性分泌物或分泌物有异味时,应及时送医院诊治。

### 四、注意事项

(1)新生儿生后1周内发病率和病死率极高,护理重点是预防缺氧、窒息、低体温、寒冷综合征和感染的发生。

(2)新生儿应在24小时内完成体检及全身评价,发现异常应及时告知产妇及家属,并报告医师。

(3)交叉感染是新生儿的重要风险,医护人员应严格落实手卫生制度。

(4)胎脂对出生新生儿皮肤有保护作用,出生时只需要擦净表面羊水和血渍,24小时后再沐浴。

(5)新生儿沐浴时间应选在喂奶前或喂奶后1小时,操作中要尽量减少婴儿暴露,注意保暖,动作要迅速、轻柔,操作者中途不得离开新生儿。

(卜彩霞)

# 第三节 母乳喂养

母乳是符合婴儿生长需要的最完美天然食物。母乳喂养是为婴儿提供健康成长和发育所需营养的理想方式。系统、专业的母乳喂养指导对促进母乳喂养成功至关重要。本节包括母乳喂养评估和护理措施、常见问题、特殊情况下母乳喂养的指导和针对性护理、母乳喂养知识和技能,为护理人员开展母乳喂养指导和咨询提供参考。

### 一、护理评估

(一)健康史

1.产妇

年龄、文化、营养、饮食、睡眠、本次妊娠情况、分娩方式及经过、妊娠合并症和并发症、用药情况。

2.婴儿

胎龄、Apgar评分、羊水性状、出生体重、娩出方式及经过、皮肤早接触早吸吮落实情况。

(二)生理状况

1.母亲情况

(1)健康状况:包括有无身心疾病。

（2）乳房情况：包括乳房发育、乳头大小与形状、有无肿块等。

2.婴儿情况

婴儿情况：包括健康状况及吸吮能力。

3.辅助检查

产妇的血糖监测；肝功能检查；艾滋病、梅毒、乙肝筛查；婴儿胆红素测定、疾病筛查。

（三）高危因素

（1）晚期早产儿和早期足月儿。

（2）足月小样儿和巨大儿。

（3）胎膜早破大于 12 小时。

（4）有宫内窘迫史（胎心异常或羊水粪染）。

（5）新生儿有产伤。

（6）婴儿头面部解剖及结构异常，如唇腭裂、舌系带过短。

（7）母亲妊娠合并症，如产前或产时发热、羊膜炎等感染史。

（8）母亲合并产后抑郁症等精神疾病。

（9）母亲孕产史不良、子女中有新生儿期严重疾患或死亡者。

（10）母乳喂养禁忌证：新生儿苯丙酮尿症、枫糖尿病、半乳糖血症。

（四）心理-社会因素

母乳喂养意愿、信心和家人的支持；医护人员的态度及服务支持；社会环境及获得帮助的途径与可及性。

## 二、护理措施

（一）母乳喂养准备

1.观念教育

从产前开始，通过父母学校，进行母乳喂养知识教育，让产妇及家属了解母乳喂养对婴儿、母亲和家庭的意义，建立母乳喂养的信心及正确的婴儿喂养观念。

2.乳房保健

从产妇乳房发育、结构、形态、乳头大小、是否凹陷等进行全面评估，告知可能出现的问题和解决办法，消除错误的认知。

3.营养指导

制订合理的饮食计划，孕期以满足胎儿生长发育和孕妇新陈代谢的需要为目标；哺乳期应以满足新生儿生长发育、孕妇泌乳、身体修复和新陈代谢的需要为目标，提供全面、优质、均衡的营养素。

4.方法和技巧训练

从产妇喂哺姿势、婴儿含接姿势和母婴协调配合方面进行训练，直至掌握。

（二）早期指导

1.早期皮肤接触

阴道分娩的正常新生儿，出生即开始皮肤接触，擦干新生儿身上的羊水和血水，裸放在产妇怀中，可延迟结扎脐带，新生儿需急救者除外；剖宫产分娩的新生儿，也应想办法让产妇与新生儿有肌肤接触。在皮肤接触时，母婴应有目光交流，并注意新生儿保暖。

2.早吸吮

在早期皮肤接触的同时,让新生儿含接乳头,开始吸吮;剖宫产可于手术结束后,产妇有应答反应时开始早吸吮。

3.早开奶

早开奶指产妇和新生儿回到休息区后开始的真正意义上的喂哺。此时产妇多已产奶,新生儿能够正常吸吮。

(三)母婴同室新生儿的喂哺指导

(1)实行 24 小时母婴同室(除有医学指征的母婴分离外,产妇和新生儿应 24 小时在一起,每天分离的时间不超过 1 小时),为产妇和新生儿提供一个安静舒适的休养环境,保证母婴充分休息。

(2)推行床旁护理,尽量减少母婴分离,保证因治疗和护理导致母婴分离的时间不超过 1 小时。

(3)指导并帮助产妇采用正确的哺乳体位和姿势进行哺乳,直至掌握。

(4)观察一次完整的哺乳过程,了解产妇喂哺方法、新生儿含接姿势,评估新生儿吸吮、吞咽、呼吸是否协调,进行纠正并做好记录。

(5)喂哺过程中加强新生儿监护,每 4 小时观察一次并做好记录,如有特殊情况,及时处理并汇报医师。

(6)鼓励按需哺乳(新生儿哺乳间隔时间和持续时间没有限制,每天有效吸吮次数应不少于 8 次,包括夜间哺乳),每班评价母乳喂养效果并记录,对存在的问题及时纠正,提供个性化的指导和帮助,促进母乳喂养成功。

(7)除母乳外,禁止给新生儿吃任何食物或饮料,除非有医学指征。需要加配方奶的情况有以下几种。①婴儿问题:苯丙酮尿症、半乳糖血症、枫糖尿病;出生体重低于 1 500 g 的极低体重儿;早于 32 周出生的极早产儿;存在低血糖高危因素的婴儿。②母亲问题:HIV 感染;严重疾病导致产妇无法照顾婴儿;单纯疱疹病毒感染;产妇用药(镇静类精神治疗药物、放射性[131]I、化学治疗药物等)。

(四)母婴分离状态下的母乳喂养指导

(1)讲解母婴分离状态下,保持泌乳对母乳喂养的重要意义。

(2)于产后 6 小时内开始,进行手法挤奶的指导(每 3 小时挤一次奶,每次挤奶持续 20～30 分钟,每天不少于 8 次,注意夜间挤奶),直至掌握。

(3)指导产妇收集、保存母乳,并提供支持将挤出的乳汁送到新生儿科,让生病的婴儿吃母乳,促进康复。

(五)几种特殊情况下的母乳喂养指导

1.妊娠期糖尿病母亲母乳喂养

(1)无症状性低血糖(出生至生后 4 小时):生后 1 小时内开奶,第一次哺乳后 30 分钟监测血糖,如血糖小于 25 mg/dL,再次哺乳,1 小时后复查。如血糖仍小于 25 mg/dL,静脉推注葡萄糖;如血糖为 25～40 mg/dL,再次哺乳,必要时静脉推注葡萄糖。

(2)无症状性低血糖(生后 4～24 小时):哺乳每 2～3 小时一次,每次哺乳前监测血糖。如血糖小于 35 mg/dL,哺乳,1 小时后复查;如血糖仍小于 35 mg/dL,静脉推注葡萄糖;如血糖 35～40 mg/dL,再次哺乳,必要时静脉推注葡萄糖。生后第 1 天血糖目标值大于等于 45 mg/dL。

（3）症状性低血糖和血糖小于 40 mg/dL：转新生儿科，遵医嘱应用 10％葡萄糖 2 mL/kg，静脉推注或葡萄糖 5～8 mg/（kg·min），静脉输注。

2.甲状腺功能亢进母亲母乳喂养

（1）关心体贴母亲，心理护理，指导母亲的喂奶姿势和新生儿含接姿势。

（2）饮食应以高热量、高蛋白、高维生素，适量脂肪和钠盐摄入为原则。富含营养，不要多食高碘食物。

（3）监测母亲及婴儿的甲状腺功能。

（4）如出现怕热多汗、激动、消瘦、静息时心率过速、特殊眼征、甲状腺肿大等应警惕，并报告医师。

3.人类免疫缺陷病毒感染母亲母乳喂养

（1）HIV 感染的母亲所生婴儿应提倡人工喂养，避免母乳喂养，杜绝混合喂养。

（2）当人工喂养是可接受的、可行的、支付得起的、可持续性的和安全的，HIV 的母亲应避免所有形式的母乳喂养，而应进行人工喂养。

（3）当无法满足上述条件时，婴儿生后建议纯母乳喂养，并且尽快转为人工喂养。

4.乙型肝炎母亲母乳喂养

（1）单纯乙肝病毒携带者，新生儿出生后接种了乙肝疫苗，可以喂母乳。

（2）单阳：孕妇妊娠检测乙型肝炎病毒（HBV）DNA 的病毒复制量，如病毒量很低，或没有病毒复制，出生注射乙肝疫苗后，可进行母乳喂养。

（3）HBV DNA 阳性或双阳的母亲，可于妊娠 7～9 个月分别注射一支乙肝免疫球蛋白，以减少宫内垂直感染的机会，新生儿出生后 0 个月、1 个月、6 个月注射乙肝免疫球蛋白和乙肝疫苗实行联合免疫，可以母乳喂养。

5.早产儿及低体重儿母乳喂养

（1）母亲尽可能地与婴儿接触，早产儿应采用少量多餐的喂养方法。

（2）后奶的脂肪含量和热量均较前奶高，如果最初早产儿吃不完母亲提供的奶量，建议用后奶喂养有利于早产儿的体重增长。

（3）34～36 周或大于 36 周时出生的婴儿，一般能够直接从乳房得到所需的全部母乳，但偶尔需要用杯子辅助喂养。

（4）低出生体重儿最好的哺乳姿势是交叉势或环抱势。

6.唇裂、腭裂、唇腭裂婴儿的母乳喂养

（1）哺乳唇腭裂的婴儿时，可采用橄榄球式哺乳姿势，或让婴儿垂直坐在母亲大腿上，让婴儿头部略高于乳头。

（2）唇裂的婴儿，母乳喂养时可用手压住唇裂处。

（3）腭裂的婴儿，母乳喂养时可以佩戴腭托覆盖开裂处。

（4）重症者可用特需喂奶器等特殊奶瓶喂养。

7.新生儿黄疸期的母乳喂养

（1）保证母乳摄入量，增加哺乳频率，坚持夜间哺乳。

（2）母乳性黄疸如果血中胆红素水平低于正常的 20％时，不必停止母乳喂养；如果血中胆红素水平超过正常的 20％时，可暂停母乳喂养 24～48 小时，胆红素水平会明显降低。

（六）常见问题的处理

1.乳汁分泌量不足

坚持母婴同室、按需哺乳、夜间哺乳；采用正确的哺乳姿势，增加哺乳次数；增加营养和液体摄入。

2.乳腺肿胀

指导产妇判断乳房充盈度的方法；针对原因进行指导：如开奶晚或吸吮不够，指导勤喂哺；含接不良，调整喂奶体位和含接姿势；必要时挤出多余的乳汁，教会产妇乳汁保存的方法；乳腺肿胀疼痛可采用局部冷敷。

3.乳头皲裂和疼痛

变更哺乳体位，调整婴儿含接姿势；哺乳后挤出少许乳汁，涂抹于乳头上，自然晾干；建议使用水凝胶或羊脂膏，促进局部修复，减轻疼痛。

4.乳头扁平与凹陷

指导产妇喂哺前用手牵拉乳头，也可用空针或吸乳器将乳头吸出，使乳头凸起，便于婴儿含接。

5.乳头过长及过大

尝试不同的体位进行母乳喂养，对于早期不能亲喂的妈妈，可将乳汁挤出用喂杯喂养。

6.乳腺管阻塞、乳腺炎和乳腺脓肿

喂哺或挤奶前热敷乳房；哺乳时变换体位，先喂健侧后喂患侧，喂哺后采用冷敷，减轻水肿和疼痛；必要时遵医嘱使用抗生素。

（七）心理护理

（1）关心与体贴产妇，协助照顾新生儿，帮助产妇克服母乳喂养中的困难。

（2）强化家属母乳喂养意识，使产妇感受到家属对母乳喂养的支持。

（3）鼓励产妇交流和倾诉，指导产妇保持愉悦的心态，促进泌乳通畅。

（八）出院护理

（1）出院前评价产妇母乳喂养知识、技能的掌握情况及婴儿吸吮、生长发育情况，针对不足给予个性化指导。

（2）鼓励产妇出院后纯母乳喂养6个月，继续坚持母乳喂养至2岁或者更长时间。

（3）告知产妇遇到母乳喂养问题时的解决途径，将产妇转介到本地母乳喂养支持组织。

## 三、健康指导

（一）产前母乳喂养指导

1.母乳喂养的好处

（1）母乳喂养对婴儿的好处：母乳是婴儿的最佳食物，能够满足6个月内婴儿的全部营养需要；可提供生命最早期的免疫物质，减少婴儿疾病的发生；可促进胃肠道的发育和正常微生态系统的建立；促进神经系统的发育。

（2）母乳喂养对母亲的好处：促进子宫收缩，减少产后出血和贫血；帮助产妇恢复体形，降低肥胖发生率；减少乳腺癌和卵巢癌发病的概率；减少骨质疏松的风险；生育调节作用。

（3）母乳喂养对家庭的好处：方便、经济，增进母子感情和家庭和睦。

（4）母乳喂养对社会的好处：有利于提高全民族身体素质；有助于小儿智力、社交能力的发育;有利于女性情绪稳定,提高工作效率。

2.讲解《世界卫生组织促进母乳喂养成功十条标准》

(1)有书面的母乳喂养政策,并常规地传达到所有保健人员。

(2)对所有保健人员进行必要的技术培训,使其能实施这一政策。

(3)要把有关母乳喂养的好处及处理方法告诉所有的孕妇。

(4)帮助母亲在产后30分钟内开始母乳喂养。

(5)指导母亲如何喂奶以及在需与其婴儿分开的情况下如何保持泌乳。

(6)除母乳外,禁止给新生婴儿吃任何食物或饮料,除非有医学指征。

(7)实行母婴同室,让母亲与其婴儿1天24小时在一起。

(8)鼓励按需哺乳。

(9)不要给母乳喂养的婴儿吸人工奶头或使用奶头作安慰物。

(10)促进母乳喂养支持组织的建立,并将出院的母亲转给这些组织。

(二)分娩时母乳喂养指导

(1)母婴早期皮肤接触和新生儿早吸吮,可促进催乳素的分泌,刺激母亲早下奶,同时促进母亲子宫收缩,减少产后出血。

(2)新生儿与生俱来的觅食和吸吮反射,在刚出生1小时内最强烈,是新生儿吃奶本能得以强化的最佳时期。

(3)刚出生1~2小时内,也是母婴之间情感联系最强烈的时期,母亲的体温、心跳、气味和目光是新生儿安全感的重要来源,对新生儿心理的健康成长至关重要。

(4)母亲乳房的微生物和初乳,共同促进新生儿肠道微生态系统的形成,对新生儿提供了非常重要的保护。

(三)母婴同室母乳喂养指导

1.按需哺乳的重要意义

按需哺乳即当婴儿饿了或母亲乳房胀了就应喂哺,哺乳的时间、次数和间隔不受限制。按需哺乳的重要性表现在:①可刺激催乳素分泌,促进泌乳;②频繁有效地吸吮乳房,可促使乳汁增多,保证产妇有充足的乳汁;③预防奶胀;④提升母乳喂养信心。

2.母婴同室的重要意义

母婴同室是指除有医学指征的母婴分离外,产妇和新生儿应24小时在一起,每天分离的时间不超过1小时。24小时母婴同室的重要性表现在:①可以充分保证按需哺乳,促进乳汁分泌;②可加强亲子依附关系,提升母亲母乳喂养的信心;③母亲可以学到母乳喂养及新生儿护理知识;④减少新生儿交叉感染的机会。

3.母乳喂养的正确姿势

(1)产妇正确的哺乳姿势:体位舒适,包括卧位(侧卧或仰卧位)、坐位、坐位"环抱式";母婴必须紧密相贴(无论婴儿抱在哪一边,婴儿的身体与母亲身体应相贴,头与双肩朝向乳房,嘴处于乳头相同水平位置);拇指和四指分别放在乳房上、下方,托起整个乳房喂哺,避免"剪刀式"夹托乳房。

(2)婴儿正确的含接姿势:婴儿的头与身体成一条直线;婴儿的脸贴近乳房,鼻子对着乳头;婴儿的身体贴近母亲;婴儿头与颈得到支撑,如果是新生儿还应托着他(她)的臀部。含接正确的表现:婴儿嘴张大,下唇外翻;舌呈勺状环绕乳房;面颊鼓起呈圆形;可见到上方的乳晕比下方多;

慢而深地吸吮,有吞咽动作和声音。

4.指导产妇判断婴儿饥饿的征象

婴儿有觅食反射,寻找乳头,吸吮手指;睡觉不稳,眼球有快速运动;哭闹。

5.指导产妇判断婴儿吃饱的征象

(1)婴儿哺乳结束后自动吐出乳头,并安静入睡。

(2)婴儿每天更换 6 块或更多尿布,并有少量多次或大量一次质软大便。

(3)婴儿出生后 7～10 天,体重应恢复至出生的体重;此后体重持续增加,每周增长 150 g 左右,满月增长 600 g 及以上。

(4)婴儿精神好,表情满足,皮肤有弹性。

(5)母亲喂哺后乳房有排空的感觉,或者乳房有喷乳反射的感觉。

(四)出院指导

(1)判断母乳是否充足。①哺乳次数:24 小时内哺乳次数至少有 8 次。哺乳时尚可听见吞咽声。②排泄情况,婴儿每天更换 6 块或更多湿尿布,并有少量多次或大量一次质软大便。③睡眠:两次哺乳之间婴儿很满足、安静。④体重每周平均增重 150 g 左右(25～210 g);2～3 个月内婴儿每周增加 200 g 左右。⑤神情:可见婴儿眼睛亮,反应灵敏。此外,哺乳前母亲有乳房充满感,哺乳时有下乳感,哺乳后乳房较柔软。

(2)判断新生儿饥饿的征象:①新生儿有觅食反射,寻找乳头,吸吮手指;②睡觉不安稳,眼球有快速运动;③哭闹。

(3)鼓励产妇出院后纯母乳喂养 6 个月,继续坚持母乳喂养至 2 岁或者更长时间。告知遇到母乳喂养问题时可通过母乳喂养咨询电话、母乳喂养咨询门诊等途径寻求帮助。

## 四、注意事项

(1)遵守 WHO 的"双十条"及医院母乳喂养的政策和规范。

(2)正确掌握新生儿添加配方奶的医学指征:①在充分吸吮的情况下,新生儿有摄入不足的表现:体重下降过多,下降幅度大于出生体重 10%;尿量少,小于 6 次/天;尿色深,砖红色;黄疸加重、母乳喂养不足性黄疸;脱水热,多见于夏季。②有低血糖高危因素的新生儿:晚期早产儿(34～36[+6]周);足月小样儿[大于 37 周,体重(BW)小于 2 500 g];糖尿病母亲的新生儿;小于胎龄儿(大于等于 34 周)。③母婴分离的情况下,不能实现或不能完全母乳喂养的新生儿。④特殊需要的新生儿:患有代谢性疾病,如半乳糖症、苯丙酮尿症、枫糖尿病等;低出生体重早产儿,母乳不能完全满足生长需求(需要母乳强化或早产配方奶)。

(3)识别新生儿异常征象。①反应:精神、睡眠、哭声、对刺激的反应。②肤色:红润、苍白、青紫、黄疸。③体温:小于 36 ℃ 为低体温,大于 37.5 ℃ 为发热。④呼吸:频率和节律、三凹征、呻吟。⑤消化:吃奶情况、吸吮与吞咽是否协调,有无呕吐、腹胀、腹泻。⑥循环:肤色、肢端温度、毛细血管充盈时间、尿量、脉搏氧饱和度。

(4)掌握不同情况、不同疾病、不同问题下的母乳喂养知识和方法,为孕产妇提供个性化的母乳喂养指导。

(卜彩霞)

# 参 考 文 献

［1］王玲.妇产科诊疗实践［M］.福州：福建科学技术出版社，2020.

［2］赵楠楠.临床妇产科疾病综合诊治［M］.天津：天津科学技术出版社，2020.

［3］王超.临床妇科病诊治［M］.长春：吉林科学技术出版社，2019.

［4］汤继云.临床妇产科疾病诊断与治疗［M］.长春：吉林科学技术出版社，2019.

［5］徐瑞.妇产科常见病临床诊疗［M］.北京：科学技术文献出版社，2020.

［6］樊明英.临床妇产科诊疗［M］.北京：科学技术文献出版社，2020.

［7］王艳.妇产科常见疾病诊治基础与技巧［M］.长春：吉林科学技术出版社，2019.

［8］肖国仕，高积慧，陈露霞，等.妇科病诊疗手册［M］.郑州：河南科学技术出版社，2019.

［9］于莉.妇产科诊治问题与处理［M］.长春：吉林科学技术出版社，2019.

［10］汪期明.常见妇产科疾病诊断学［M］.天津：天津科学技术出版社，2020.

［11］韩颖.临床妇产科超声［M］.北京：科学技术文献出版社，2019.

［12］张茜.临床妇产科诊疗实践［M］.北京：科学技术文献出版社，2020.

［13］卢淮武，陈勍.妇科肿瘤诊治流程［M］.北京：人民卫生出版社，2019.

［14］李强.实用妇产科疾病手术学［M］.长春：吉林科学技术出版社，2019.

［15］梁金丽.临床妇产科疾病新进展［M］.天津：天津科学技术出版社，2020.

［16］陈艳.现代妇产科诊疗［M］.北京：中国纺织出版社，2019.

［17］初虹.妇产科常见疾病诊治实践［M］.天津：天津科学技术出版社，2020.

［18］吕刚.妇产科疾病诊治与进展［M］.天津：天津科学技术出版社，2020.

［19］胡相娟.妇产科疾病诊断与治疗方案［M］.昆明：云南科学技术出版社，2020.

［20］马晓晋.临床妇产科精要［M］.天津：天津科学技术出版社，2019.

［21］刘典芳.妇产科常见疾病诊断与治疗［M］.长春：吉林科学技术出版社，2019.

［22］张秋香.妇产科疾病诊疗思维［M］.沈阳：沈阳出版社，2020.

［23］李艳生.实用妇产科基础与疾病诊疗［M］.北京：科学技术文献出版社，2020.

［24］苗秀丽.妇产科临床病症诊断与处理［M］.上海：同济大学出版社，2019.

［25］常青.助产技能与产科急救［M］.郑州：河南科学技术出版社，2020.

［26］张井芳.现代妇产科临床常见病［M］.北京：科学技术文献出版社，2020.

［27］张凤.临床妇产科诊疗学［M］.昆明:云南科技出版社,2020.

［28］高炳春.临床妇科疾病诊疗实践［M］.北京:科学技术文献出版社,2019.

［29］陈红.妇产科基础与临床应对策略［M］.北京:科学技术文献出版社,2020.

［30］马丽.现代妇产科疾病诊治［M］.沈阳:沈阳出版社,2020.

［31］韩敏.现代妇科与产科诊疗进展［M］.上海:上海交通大学出版社,2019.

［32］马永静.临床妇产科诊疗精粹［M］.北京:科学技术文献出版社,2020.

［33］崔静.妇产科症状鉴别诊断与处理［M］.开封:河南大学出版社,2020.

［34］徐学娟.实用妇产科疾病临床诊治［M］.长春:吉林科学技术出版社,2020.

［35］孙铭.子宫腺肌病治疗的研究进展［J］.中国城乡企业卫生,2020,35(9):55-57.

［36］余燕芬,戴春燕,夏花.高催乳素血症患者情绪智力及影响因素研究［J］.全科医学临床与教育,2020,18(8):720-722.

［37］陆杨,孔祥.妊娠合并阑尾炎的诊断和治疗进展［J］.国际医药卫生导报,2020,26(19):2862-2865.

［38］池敏珊,周爱连,张晓敏.分娩期体位护理应用在矫正胎位异常中的临床效果［J］.中国实用医药,2019,14(25):164-166.

［39］杨怡珂,漆洪波,段涛.产后出血风险管理［J］.中国实用妇科与产科杂志,2019,35(9):978-982.

［40］张丽.盆腔炎性疾病的诊断及治疗［J］.大健康,2020(18):94-95.